¿SIEMPRE TIENES HAMBRE?

DAVID LUDWIG

¿SIEMPRE TIENES HAMBRE?

Controla tus antojos, entrena tus células y pierde peso para siempre

OCEANO

Este libro presenta las ideas e investigaciones del autor concernientes a la nutrición. No es su propósito reemplazar la consulta personal con un profesional de la salud. Si usted padece afecciones específicas, consulte a su médico sobre posibles modificaciones personalizadas, antes de iniciar este programa. Los editores no asumen ninguna responsabilidad por las páginas en internet ajenas a su propiedad, ni por el uso de la información contenida en este libro.

Diseño de portada: Jorge Matías Garnica / La Geometría Secreta
Ilustraciones de interiores: © 2016, Mary Goodin

¿SIEMPRE TIENES HAMBRE?
Controla tus antojos, entrena tus células y pierde peso para siempre

Título original: ALWAYS HUNGRY? Conquer Cravings,
    Retrain Your Fat Cells, and Lose Weight Permanently

© 2016, David S. Ludwig, MD, PhD

Traducción: Enrique Mercado

D. R. © 2017, Editorial Océano de México, S.A. de C.V.
Eugenio Sue 55, Col. Polanco Chapultepec
C.P. 11560, Miguel Hidalgo, Ciudad de México
Tel. (55) 9178 5100 • info@oceano.com.mx

Primera edición: 2017

ISBN: 978-607-527-125-5

Impreso en México / Printed in Mexico

A Benji, Joy, Dawn y "la abue Bettie",
con quienes he compartido muchas comidas maravillosas

Nota para los lectores

Todas las historias personales que se reproducen en este libro son reales y representan la experiencia genuina de individuos que participaron en el programa piloto. Cada uno de ellos dio autorización para incluir su nombre propio, la inicial de su apellido, su edad y su lugar de residencia. Todas las historias fueron editadas por motivos gramaticales así como por razones de brevedad.

Testimonios de la prueba piloto

Las medidas de peso y cintura reflejan los cambios ocurridos durante las dieciséis semanas de la prueba piloto. Véase la página 22 para más detalles.

Mi esposo dijo no creer que yo estuviera a régimen; que las dietas consisten en privación, y que como yo no me sentía privada ésa no era una dieta. ¡Me da mucho gusto ya no estar bajo el control de mi estómago! Me siento completamente distinta.

—*Donna A., 51 años, Selah, Washington*
Pérdida de peso: 10 kilogramos
Reducción de cintura: 12.7 centímetros

Llevo quince años trabajando en el mismo hospital y ahora la gente se me acerca dos, tres y hasta cinco veces al día para decirme: "¡Dios mío, qué bien te ves!", lo cual es una recompensa muy grata que no busqué. Hice esta dieta únicamente en mi beneficio personal. Pero muchas personas me abordan y me dicen: "Cuéntame qué hiciste, por favor. Quiero saber cómo lograrlo". Francamente, me siento increíble.

—*Eric F., 42 años, Needham, Massachusetts*
Pérdida de peso: 7.5 kilogramos
Reducción de cintura: 7.6 centímetros

Este programa no se reduce a un número en la báscula. Creo que deberían lla-marlo "La dieta que cambiará tu manera de pensar", porque ahora tengo un pun-to de vista muy diferente sobre la alimentación, mi cuerpo, mi travesía personal y el bienestar en general. Las tentaciones siguen ahí, pero no me siento cons-tantemente hambrienta ni privada. Antes creía que me pasaba algo, que carecía de voluntad o fortaleza. Esta dieta me enseñó que soy capaz de lograrlo; me dio algo intangible que no puedo describir, pero que espero que los demás sientan también. Creo que podré apegarme a ello el resto de mi vida.

—Lisa K., 52 años, Dedham, Massachusetts
Pérdida de peso: 8.5 kilogramos
Reducción de cintura: 15 centímetros

¡Este programa me demostró que una dieta es muy importante! Perdí peso sin necesidad de hacer ejercicio. Nunca creí que podría aprender a alimentarme de otra manera, bajar de peso y disfrutar la comida.

—Deborah W., 52 años, Tewksberry, Massachusetts
Pérdida de peso: 9.5 kilogramos
Reducción de cintura: 10 centímetros

Seguí esta dieta en cuerpo y alma. Nunca antes había podido hacer algo así en un programa de pérdida de peso o de salud. Era físicamente incapaz de hacerlo. Cedía y me propasaba, o consentía poco a poco todo tipo de alimentos y des-pués me sentía mal y me daba por vencida. La vida te ofrece muchas delicias para satisfacerte; si no te informas acerca de lo que tu cuerpo necesita y de sus límites, ¡comes a ciegas!

—Dominique R., 40 años, St. Paul, Minnesota
Pérdida de peso: 12.5 kilogramos
Reducción de cintura: 16.5 centímetros

Comer ya no controla cada momento de mi vida. Antes de seguir esta dieta, pensaba siempre en la siguiente comida o refrigerio. Nunca me sentía llena ni satisfecha. Ahora, a menudo tengo que recordarme que es momento de volver a comer. Me siento de maravilla, mucho mejor de lo que me he sentido desde hacía tiempo. No recuerdo cuándo fue la última ocasión que lucí tan bien: mi rostro tiene ahora un contorno definido, otra vez tengo cuello ¡y mis hombros no parecen ya los de un jugador de futbol americano! Me miro en el espejo y lo que veo me gusta.

—*Angelica G., 50 años, Sacramento, California*
Pérdida de peso: 5 kilogramos
Reducción de cintura: 7.5 centímetros

Estoy muy impresionada con mis resultados. Las recetas son deliciosas... y miren que lo dice alguien que antes no cocinaba nunca.

—*Mary L., 51 años, Quincy, Massachusetts*
Pérdida de peso: 8 kilogramos
Reducción de cintura: 5 centímetros

¡Ya me pongo jeans que no me quedaban desde hacía más de dos años! ¡La diferencia son los más de 10 centímetros que le quité a mi cintura! ¡Nunca más comeré de nuevo alimentos procesados! ¡Estoy muy motivada!

—*Joyce D., 70 años, Roswell, Georgia*
Pérdida de peso: 3.5 kilogramos
Reducción de cintura: 11.5 centímetros

Decidí participar en esta dieta porque estaba harta de no poder seguir con mi activo estilo de vida; me sentía agotada antes de empezar el día y sin motivación para hacer nada después del trabajo. Debido a mi apretada agenda, a menudo comía de más, y esto me hacía sentir abotagada y exhausta. En cuanto inicié el programa sentí aumentar mi energía y que descansaba bien. Para mí, lo más gratificante de esta dieta es que me siento fresca cuando despierto, y con energía para cumplir una jornada de dieciocho horas. También aprendí a tomar decisiones sanas y a escuchar mi cuerpo. ¡¿Por qué tardé tanto tiempo en hacerlo?!

—Amanda N., 28 años, Pepperell, Massachusetts
Pérdida de peso: 3.5 kilogramos
Reducción de cintura: 12.5 centímetros

Para mí, la finalidad de este programa es recuperar la salud; la pérdida de peso será un agradable efecto secundario. Puedes hacer una dieta pasajera y perder 10 kilos en 24 días aunque después regreses a tus antiguos hábitos alimenticios, o bajar unos kilos al mes a lo largo de un año y mantener ese peso el resto de tu vida mientras sigues disfrutando la comida.

—Matthew F., 36, Roslindale, Massachusetts
Pérdida de peso: 14 kilogramos
Reducción de cintura: 14 centímetros

Al principio me fue difícil dejar los postres, pero el programa resultó perfecto para mí porque me permitía comer todo lo que quería, aunque de manera inteligente. Cuando comía una pizza, o palomitas, o tomaba refrescos, sentía que reventaba. Esta dieta me ayudó a tener una relación mucho más sana y racional con la comida. Tengo una mente más despejada y me siento muy feliz. Recomendaría este programa a cualquier persona.

—Kristin Z., 24 años, Dorchester, Massachusetts
Pérdida de peso: 9 kilogramos
Reducción de cintura: no determinada

El invierno pasado fue terrible para mí. Había subido fácilmente de peso debido a la falta de ejercicio, mi antojo de carbohidratos a causa del frío y por ser más hogareña que de costumbre. Pero este programa fue un regalo del cielo, ¡y es el más fácil que he seguido hasta ahora!

—Katherine L., 56 años, Stoneham, Massachusetts
Pérdida de peso: 3 kilogramos
Reducción de cintura: 5 centímetros

Hubo muchos cambios en mí, ¡y me agradan! Bajé de peso, reduje mi cintura, aumentó mi energía, mi actitud mejoró y lo más impresionante de todo es que creo que seré capaz de mantener este estilo de vida. Aprendí a preparar platillos deliciosos. Me siento muy saciado después de comer, y ya no me siento privado. Este plan me ha dado resultados excelentes (¡y a mi esposa también!). No quiero que sea una dieta que termine cuando llegue a mi peso ideal. Estoy más sano que nunca y no deseo volver a ser quien era. Mi confianza crece cada semana.

—Dan B., 45 años, Lehi, Utah
Pérdida de peso: 7 kilogramos
Reducción de cintura: 2.5 centímetros

Tengo más energía todo el día, y en especial al caer la noche, cuando por lo general me sentía aletargado y necesitaba tomar café. Las recetas son fáciles de seguir, la pasé muy bien aprendiendo a cocinar todos esos platillos apetitosos ¡y sigo bajando de peso después de las 16 semanas de la prueba piloto!

—Benjamin P., 26 años, Natick, Massachusetts
Pérdida de peso: 6.5 kilogramos
Reducción de cintura: 5 centímetros

El cambio más importante fue mi nueva capacidad para tomar decisiones sobre mi alimentación. Ya no me siento martirizada ni privada. Ahora se me antojan las moras maduras tanto como antes se me antojaban las galletas. La aptitud para seleccionar mis alimentos me ha dado libertad y también me ha potenciado de otras maneras. Hace un año no tenía ninguna esperanza de que mi cuerpo cambiara. Pero si pude hacer esto, puedo hacer cualquier cosa.

—Kim S., 47 años, South Jordan, Utah
Pérdida de peso: 11.5 kilogramos
Reducción de cintura: 9 centímetros

Como ya no tengo "rachas de antojos" que sofoquen mis pensamientos y sensaciones físicas, percibo con serenidad lo que sucede en mi mente y en mi cuerpo. Sé lo que es sentirse bien (mental y físicamente), y resulta que esto tiene que ver con un número menos en la báscula de lo que yo esperaba. Me siento optimista... y eso es estupendo.

—Nancy F., 64 años, Eden Prairie, Minnesota
Pérdida de peso: 6.5 kilogramos
Reducción de cintura: 18 centímetros

Luego de varios años de aborrecer mi cuerpo —y de pensar que no tenía tan mal aspecto hasta que me veía en una fotografía—, un plan de alimentación sin culpa me parecía imposible. Pero a medida que pasa el tiempo, me es más fácil decir que no a algunos de los alimentos que antes comía en exceso. Tengo que admitir que es maravilloso poder decir que no, sin sentirme privada.

—Ruth S., 65 años, Stillwater, Minnesota
Pérdida de peso: 7 kilogramos
Reducción de cintura: 6.5 centímetros

Sinceramente, descubrí que este programa cambió mi vida. Lo inicié con la meta de bajar de peso, pero lo terminé con mucho más en términos de beneficios, y no sólo para mi salud y bienestar, sino también para mi familia.

—Lauren, 52 años, North Andover, Massachusetts
Pérdida de peso: 12.5 kilogramos
Reducción de cintura: 11.5 centímetros

Tiendo a sentirme en un atolladero cuando intento seleccionar los ingredientes de un plato. En momentos así, me es fácil recurrir a opciones rápidas y poco saludables como los alimentos procesados y la comida rápida. Las recetas renovaron mi amor por la cocina. Una gran sorpresa fue que les gustaron mucho a mis hijos, de ocho y diez años de edad. Supuse que ellos evitarían esos nuevos platillos, pero su gusto se amplió. Otra parte alentadora de este proceso fue saber que si me desviaba del programa, no todo estaba perdido, y que podía estar nuevamente en condiciones de alcanzar una mejor versión de mí.

—Esther K., 38 años, Flower Mound, Texas
Pérdida de peso: 5 kilogramos
Reducción de cintura: 9 centímetros

¡Es un cambio radical! Antes tomaba antidepresivos, a causa de mis intensos dolores, depresión moderada y sensación de confusión, ¡y todo eso desapareció como por arte de magia! Mi cansancio y fibromialgia se han esfumado, y despierto a diario con una sonrisa radiante. A mi esposo le sorprende que ya no recurra al Tylenol para aliviar mis frecuentes dolores de cabeza. ¿Qué sucedió? Yo digo que fue un milagro.

—Jyoti A., 59 años, Muskogee, Oklahoma
Pérdida de peso: 3 kilogramos
Reducción de cintura: 10 centímetros

Este programa me ayudó a comprender la relación entre mis antojos y mi nivel de azúcar en la sangre. Mis antojos desaparecieron y era muy raro que sintiera hambre, lo que antes había sido todo un reto para mí, en especial por mi afición al CrossFit y el triatlón. Aprendí mucho acerca de cómo comer para vivir y no lo contrario. Ahora duermo y entreno mejor que antes. ¡Las recetas resultaron increíblemente deliciosas!

—Amanda B., 35 años, Rolsindale, Massachusetts
Pérdida de peso: 3.5 kilogramos
Reducción de cintura: 6.5 centímetros

Índice

Prólogo

UNA NUEVA MANERA DE CONCEBIR LA PÉRDIDA DE PESO

La mayoría de los programas para bajar de peso te obligan a reducir el consumo de calorías. Éste no.

Muchos de ellos suponen que soportarás el hambre. Éste no.

Algunos requieren ejercicios agotadores. Éste no.

Si siempre tienes hambre, este libro usa un método de control de peso radicalmente diferente, basado en décadas de innovadoras, pero poco conocidas investigaciones.

El objetivo de las dietas convencionales es disminuir la grasa acumulada en el cuerpo, restringiendo el consumo de calorías. Pero, en realidad, ese método está condenado al fracaso, porque ataca los síntomas, no la causa última del problema. Después de unas semanas de restricción de calorías, el cuerpo se defiende y hace que nos sintamos hambrientos, cansados y limitados. Y aunque seamos capaces de ignorar esas desagradables sensaciones durante cierto tiempo, inevitablemente debilitarán nuestra motivación y fuerza de voluntad. Tarde o temprano sucumbiremos a la tentación y pronto recuperaremos el peso que perdimos, llevándonos, incluso, a pesar más que cuando comenzamos la dieta.

No más hambre pone esas dietas de cabeza, pues ignora las calorías y ataca directamente al tejido graso. Usando las clases y combinaciones correctas de alimentos (y otras técnicas de apoyo relacionadas con la reducción del estrés, el sueño y la realización de actividades físicas placenteras), este método reprograma las células grasas para que

21

liberen sus calorías almacenadas. Cuando esto sucede, las calorías acumuladas vuelven en torrente al cuerpo, con lo cual el metabolismo cambia al modo de pérdida de peso. En consecuencia, experimentarás un repentino aumento de tu nivel de energía y mucha mayor saciedad, la grata sensación de estar lleno después de comer. Te sentirás bien y empezarás a bajar de peso, sin que pases hambre ni tengas antojos.

En nuestro programa piloto de dieciséis semanas con 237 participantes, algunos de ellos, como Donna A., Dominique R. y Matthew F., bajaron rápidamente de peso desde el principio (véanse páginas 11 y siguientes). Para otros, la pérdida de peso fue paulatina, junto con importantes beneficios de salud, como reducción de cintura y menos factores de riesgo de enfermedades del corazón. Además, todos los participantes reportaron sistemáticamente la mayoría o totalidad de los siguientes síntomas: menos hambre, menos antojos, prolongada saciedad después de comer, más placer al comer, más energía y mayor bienestar general. Estas positivas experiencias —contrarias a las normales en una dieta de restricción de calorías— anuncian el éxito a largo plazo y el final de las dietas yo-yo.

Para una pérdida de peso sensacional, pasa hambre. Para una pérdida de peso sostenible, ¡alimenta bien a tus células grasas!

No más hambre contiene sabrosas fuentes de proteínas (con opciones para quienes comen carne y para vegetarianos), exquisitas salsas y aderezos, llenadoras nueces y sus diferentes cremas y una amplia variedad de fuentes de carbohidratos naturales. Esta manera de comer es tan abundante y deja tan satisfecho que ofrece poco margen al consumo de los carbohidratos muy procesados que se integraron en nuestra dieta durante la fiebre del bajo contenido de grasas de los últimos decenios. Quizá notarás que algunas recetas tienen un aire "retro", que evoca los sustanciosos platillos de la década de 1950, aunque todas fueron puestas al día con sabores modernos y ajustadas a las revelaciones científicas más recientes. Comprender correctamente la ciencia nos permite alcanzar un máximo de pérdida de peso y beneficios generales de salud con un mínimo de esfuerzo. Ésta es, por eso, una dieta sin privaciones.

No es la usual dieta baja en carbohidratos. En la "Fase 1: vence tus antojos", dejarás de comer —por sólo dos semanas— almidones y azúcar. Pero en la "Fase 2: reeduca a tus células grasas", añadirás cantidades moderadas de cereales integrales, verduras con almidón (salvo papa blanca) y un poco de endulzantes. Luego, en la "Fase 3: pierde peso en forma permanente", podrás reintroducir con prudencia pan, productos de la papa y otros carbohidratos procesados, dependiendo de la capacidad de tu cuerpo para manejarlos, con lo que crearás una dieta personalizada, ideal para ti.

Si estás listo para comenzar de una vez, toma en cuenta que todos los conceptos clave aparecen en el capítulo 1, "El panorama". Léelo y, después, pasa directamente si quieres a la parte 2, "No más hambre". Los capítulos 2 a 4 brindan una exploración más profunda del problema de las dietas convencionales y la nueva ciencia de bajar de peso sin pasar hambre. El programa de la parte 2 tiene todo lo que necesitas para poner en acción este plan, como recetas, planes de comidas, herramientas de seguimiento, listas de compras, guías para la preparación de alimentos y más. Por último, el epílogo ofrece ideas para establecer una sociedad más sana para todos.

Espero que disfrutes las deliciosas y nutritivas recetas de estas páginas. Estoy seguro de que este libro te ayudará a bajar de peso de manera perdurable, a experimentar más vitalidad y a gozar de una vida sana.

Y por favor, escríbeme a drludwig@alwayshungrybook.com para contarme tus experiencias.

DR. DAVID S. LUDWIG
Brookline, Massachusetts
Junio de 2015

Parte uno

Siempre tienes hambre
y nunca bajas de peso

En 1905, durante su periodo como secretario de Guerra de Estados Unidos, William Taft pesaba poco más de 142 kilos. Por recomendación de su médico, inició una dieta baja en calorías y grasas y un programa de ejercicios muy similares al actual tratamiento estándar para adelgazar. Pronto dijo que tenía "hambre continuamente". Al pronunciar tres años después su discurso de toma de posesión como presidente, pesaba 160.5 kilos.[1]

1 El panorama

Cuando concluí mi formación como médico, en la década de 1990, la epidemia de obesidad estaba a punto de alcanzar proporciones críticas. Por increíble que parezca, dos de cada tres estadunidenses adultos padecían exceso de peso. Por primera vez en la historia de la medicina, la diabetes tipo 2 (antes llamada "diabetes adulta") aquejaba a niños de apenas diez años. Y los pronósticos económicos preveían que el costo médico anual de la obesidad rebasaría pronto los 100 mil millones de dólares. En medio de esos preocupantes acontecimientos, decidí especializarme en la prevención y tratamiento de la obesidad.

Como muchos otros jóvenes médicos, yo no había recibido prácticamente ninguna instrucción en nutrición. Entonces, como ahora, las escuelas de medicina se concentraban, casi por completo, en fármacos y cirugías, pese a que el estilo de vida es la causa de la mayoría de las enfermedades del corazón y otras afecciones crónicas incapacitantes. En retrospectiva, mi falta de conocimientos formales de nutrición fue en realidad una bendición.

La década de 1990 fue el apogeo de las dietas bajas en grasas, representadas por la pirámide de los alimentos, la cual se publicó en 1992 (véase la figura de la página 28). Con base en la noción de que todas las calorías son iguales, esa pirámide aconsejaba evitar todo tipo de grasas, porque contienen el doble de calorías que otros importantes nutrientes. En su lugar, recomendaba que nos hartáramos de carbohidratos, por ejemplo, con seis a once porciones diarias de pan, cereales, galletas saladas, pastas y otros productos derivados de granos. Por suerte, no fui adoctrinado en esas enseñanzas convencionales y con una mente abierta (y en gran medida vacía) empecé mi carrera en la investigación y el cuidado de pacientes en lo que se refiere a la nutrición.

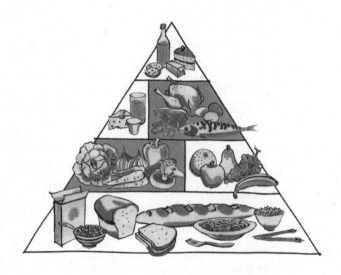

La pirámide de los alimentos de 1992

Ocupé mi primer puesto como investigador profesional en un laboratorio de ciencias básicas en el que se hacían experimentos con ratones. Poco después de iniciarme en este empleo, me maravilló la eficacia y complejidad de los sistemas que controlan el peso en los seres vivos. Si hacía ayunar a un ratón durante varios días, desde luego, éste bajaba de peso. Después, cuando le permitía acceder con libertad a la comida, se alimentaba en forma voraz hasta recuperar todo el peso que había perdido, ni más ni menos. También ocurría lo contrario. La alimentación forzosa podía hacer engordar temporalmente a un ratón, pero él evitaba más tarde el alimento hasta que su peso volvía a la normalidad. Con base en éste y otros experimentos, daba la impresión de

28

que el cuerpo de un animal sabía exactamente cuánto quería pesar, y de acuerdo con esto alteraba automáticamente su consumo de alimentos y su metabolismo hasta alcanzar una especie de punto fijo interno, a la manera en que un termostato mantiene una habitación en la temperatura correcta.

Mis experimentos científicos más interesantes consistieron en explorar cómo manipular este "punto fijo del peso". Si modificaba ciertos genes, administraba medicinas o alteraba la dieta en formas particulares, los ratones subían predeciblemente de peso a un nuevo nivel estable. Otros cambios causaban un adelgazamiento permanente, sin signos visibles de aflicción. Estos experimentos comprobaron un principio fundamental de los sistemas físicos de control de peso: que si se impone un cambio de *conducta* (restringiendo la alimentación, por ejemplo), la biología se defenderá (con más hambre), mientras que si, por el contrario, se hace un cambio en la *biología*, la conducta se adaptará de manera natural a él, lo cual sugiere que es un método más eficaz para el control de peso a largo plazo.

La temporada que pasé en la investigación básica, me ayudó a desarrollar, en mi hospital, en la recién establecida clínica familiar de control de peso, el programa Optimal Weight for Life (owl). Al igual que prácticamente todos los especialistas de la época (y muchos de los de hoy), nuestro equipo de médicos y dietistas se concentró, en primer término, en el balance calórico, e instruía a los pacientes a "comer menos y moverse más". Recetábamos una dieta baja en calorías y grasas, actividad física regular y métodos conductuales que ayudaban a la gente a ignorar el hambre, resistir sus antojos y apegarse al programa. Cuando mis pacientes regresaban a la clínica, decían haber seguido esas recomendaciones. Pero salvo unos cuantos, los demás seguían subiendo de peso, lo cual era una experiencia deprimente para todos los involucrados. ¿La culpa era de ellos por no ser sinceros conmigo (y quizá consigo mismos) acerca de cuánto comían y el poco ejercicio que hacían, o era mía por carecer de las habilidades necesarias para motivarlos a cambiar? Me avergonzaba juzgarlos de manera negativa y me sentía un fracaso como médico. Temía ir a la clínica y estoy seguro de que algunos de ellos sentían lo mismo. Sospecho que en todas partes muchos médicos y pacientes de clínicas de adelgazamiento se identificarán con esto.

Luego de un año de llevar esa existencia esquizofrénica —fascinado con la biología en el laboratorio, frustrado con el cambio de conducta entre mis pacientes de la clínica—, di en preguntarme sobre esta disociación. ¿Por qué los científicos concebían la obesidad en forma diferente a los médicos en ejercicio? ¿Por qué al tratar a los pacientes no tomábamos en cuenta varias décadas de investigaciones sobre las determinantes biológicas del peso? ¿Y por qué usábamos un método para adelgazar, basado en un modelo de "Calorías que entran, calorías que salen" que no había cambiado desde fines del siglo XIX, cuando estaban de moda las sangrías?

Emprendí entonces un análisis intensivo de las fuentes documentales sobre el tema, desde autores de populares libros de dieta como Barry Sears (*La dieta de la Zona*) y Robert Atkins (*La nueva revolución dietética del Dr. Atkins*) hasta George Cahill, Jean Mayer y otros eminentes científicos de la nutrición del último siglo. Dediqué cientos de horas a estudiar viejos volúmenes de la biblioteca médica de Harvard, en los que redescubrí sugerentes, pero ignoradas teorías sobre la dieta y el peso. Y empecé a darme cuenta de que muy pocas evidencias confirmaban la validez del tratamiento estándar de la obesidad.

Muy pronto toda mi perspectiva cambió. Terminé por ver a los alimentos como algo más que un sistema de distribución de calorías y nutrientes. Aunque un refresco de cola y un puñado de nueces tienen quizá las mismas calorías, no tienen los mismos efectos en el metabolismo. Después de cada comida, las hormonas, las reacciones químicas y hasta la actividad de los genes en todo el cuerpo cambian de manera radical, de acuerdo con lo que comemos. Estos efectos biológicos de los alimentos, muy distintos a su contenido calórico, tal vez hacían toda la diferencia entre sentirnos persistentemente hambrientos o satisfechos, tener poca o mucha energía, subir o bajar de peso y tener enfermedades crónicas o buena salud. En lugar de un recuento calórico, comencé a concebir las dietas en una forma del todo distinta, *relacionada con la influencia que los alimentos ejercen sobre nuestro cuerpo y, en definitiva, sobre nuestras células grasas.*

Mi testimonio personal

En ese tiempo era un treintañero y, como muchos otros estadunidenses, había subido entre medio kilo y un kilo cada año, desde la preparatoria. Durante casi toda mi vida había sido sano, delgado y comía de modo razonable, al menos de acuerdo con los estándares convencionales: no demasiadas grasas, gran cantidad de productos de cereales integrales, varias raciones diarias de frutas, verduras y relativamente poca azúcar. Pero, después de varios años de aumento de peso sostenido, me acercaba al umbral del sobrepeso, con un índice de masa corporal (IMC) de 25.*

En mi primer estudio de investigación clínica, experimenté conmigo mismo, guiado por mi entendimiento de la nutrición, en rápido desarrollo. Dupliqué mi consumo de grasas, con generosas porciones de nueces y sus cremas, productos lácteos no descremados, aguacate, chocolate amargo, además, comía verduras bañadas en aceite de oliva. Aumenté sólo un poco las proteínas y reduje mis alimentos básicos con almidones, como pan, cereales, pastas y pastelillos. Hice otros cambios, ninguno de los cuales fue especialmente difícil, pero ni un solo intento por reducir calorías, eliminar todos los carbohidratos o someterme a cualquier otro tipo de privaciones.

En una semana sentí un asombroso ascenso de energía y vitalidad junto con una vigorosa sensación de bienestar que duraba el día entero, como si hubiera encendido por fin un interruptor metabólico

---

* El IMC mide el peso en relación con la estatura. En los adultos, el IMC normal es de entre 18.5 y 24.9, el sobrepeso va de 25 a 29.9 y la obesidad es de 30 o más. Este índice se calcula dividendo el peso (en kilogramos) entre el cuadrado de la estatura (en metros). Véase alwayshungrybook.com para una calculadora del IMC.

previamente desconocido, pero importante. Cuatro meses después había bajado 9 kilos y necesitaba pantalones nuevos dos tallas más chicos. Más aún, todo eso ocurrió sin que pasara hambre ni tuviera antojos de carbohidratos. Antes me sentía hambriento durante las últimas horas de la tarde y, por lo general, en el laboratorio hacía un descanso a las cuatro para comer un bollo de vainilla repleto de carbohidratos de la panadería local. No obstante, con mi nueva dieta me sentía lleno varias horas después de comer. Por primera vez en mi vida perdí mi afición al pan, que antes acompañaba todos mis desayunos, comidas y cenas. Y cuando llegaba la hora de comer experimentaba un grato y estimulante interés en los alimentos, muy distinto a la sensación de inanición y desesperada necesidad de calorías.

El exitoso resultado de este experimento conmigo mismo, junto con nuevas revelaciones sobre la nutrición, renovó mi entusiasmo por el cuidado de pacientes, gracias a la alentadora perspectiva de que algo podía surtir efecto en la clínica. En los años siguientes transité de la experimentación con animales de laboratorio a la investigación clínica y me impuse la misión de explorar dietas alternativas en condiciones científicamente controladas, línea de investigación que he continuado hasta la fecha.

Olvídate de las calorías

Prácticamente todas las recomendaciones para bajar de peso que hacen tanto el gobierno como las organizaciones nutricionales profesionales estadunidenses descansan en la noción de que "una caloría es una caloría";[1] estrategia dotada de una atractiva sencillez. "Come menos y muévete más", dicen. "Si consumes menos calorías de las que quemas, bajarás de peso." Pero hay un problema: este consejo no da resultado para la mayoría de la gente, al menos a largo plazo. El índice de obesidad aún se encuentra en su nivel histórico más alto, pese a la incesante atención al balance calórico por parte del gobierno, las asociaciones profesionales de la salud y la industria alimentaria (como lo confirma el "paquete de 100 calorías"). Además, desde la década de 1970, el método tradicional para reducir el consumo de calorías —una dieta baja en grasas— ha fracasado de modo lamentable.

Aunque es raro que cuidar el balance calórico produzca pérdida de peso, regularmente causa sufrimiento. Si todas las calorías son iguales, no hay "alimentos nocivos", y nos corresponde a nosotros ejercer autocontrol. Esta visión culpa a la gente de su exceso de peso (porque da por hecho que carece de conocimientos, disciplina o fuerza de voluntad) y absuelve a la industria alimentaria de su responsabilidad en la intensiva comercialización de comida chatarra y al gobierno de sus ineficaces orientaciones dietéticas.

Demasiado a menudo la gente oye el mensaje: "Tú tienes la culpa de tu obesidad", como si para eliminar su peso extra le bastara con desearlo. En cierto sentido, tener sobrepeso se ha convertido en la evidencia primordial de debilidad de carácter, lo que provoca prejuicios y estigmatización. Los niños con sobrepeso suelen experimentar burlas, abusos y acoso por parte de sus compañeros, a veces con consecuencias trágicas.[2] Los adultos enfrentan un sinfín de humillaciones, desde discriminación en el trabajo hasta insensibles parodias en la televisión. No es de sorprender que, en ocasiones, un IMC alto se asocie con una profunda aflicción psicológica, lo que incluye ansiedad, depresión y aislamiento social.[3]

"Una caloría es una caloría" es un concepto que también ha promovido el desarrollo de productos tan peculiares como las golosinas, galletas y aderezos para ensaladas "bajos en grasas", los cuales suelen contener más azúcar que las versiones originales con grasas. ¿Realmente es posible creer que, para una persona a dieta, un vaso de refresco de cola con 100 calorías sería un mejor refrigerio que una porción de 30 gramos de nueces, con casi 200?

Nuevas investigaciones han revelado los errores de esta manera de pensar. Estudios recientes indican que los carbohidratos muy procesados afectan adversamente al metabolismo y al peso en formas que no pueden ser explicadas sólo por su contenido calórico. A la inversa, las nueces, el aceite de oliva y el chocolate amargo —los que se cuentan entre los alimentos más densos en calorías— al parecer previenen la obesidad, la diabetes y las enfermedades del corazón. Lo cierto es que la epidemia de obesidad no tiene nada que ver con la voluntad ni con la debilidad de carácter. Durante todo este tiempo hemos seguido con diligencia las reglas de las dietas, ¡pero el reglamento estaba equivocado!

En un estudio de reciente aparición en el *Journal of the American Medical Association* (JAMA),[4] mis colegas y yo examinamos a veintiún jóvenes con IMC alto, luego de que habían perdido de 10 a 15 por ciento de su peso en una de dos dietas: una de ellas baja en grasas y la otra baja en carbohidratos. Aunque todos consumieron el mismo total de calorías, los participantes que siguieron la dieta baja en carbohidratos quemaron al día 325 calorías más que los que siguieron la dieta baja en grasas, cantidad que equivale a la energía gastada en una hora de actividad física moderadamente vigorosa. Por lo tanto, el *tipo* de calorías que comemos puede afectar la *cantidad* de calorías que quemamos.

Todo indica que en los últimos años hemos transitado a un punto de inflexión, pues renombrados científicos ya reconocen la antes impensable posibilidad de que no todas las calorías son iguales. Incluso Weight Watchers, durante varias décadas la principal promotora del conteo de calorías, asigna ahora "cero puntos" a la fruta.[5] Esto significa que si tú tuvieras la fortaleza de comer una sandía de 4.5 kilos, obtendrías la mayor parte de tu requerimiento diario de calorías "sin riesgo", en flagrante desafío al método de conteo de calorías para bajar de peso. ¡Todo el concepto del balance calórico parece tambalearse hoy en día!

Ha llegado la hora de adoptar un nuevo método, pero ¿cuál?

Concéntrate en las células grasas

Así como los alimentos son mucho más que calorías y nutrientes indispensables para sobrevivir, las células grasas son mucho más que pasivas sedes de almacenamiento del exceso de calorías. Estas células absorben o liberan calorías sólo cuando algunas señales externas les indican que lo hagan, y el control maestro es la insulina. Demasiada insulina engorda, mientras que muy poca adelgaza. Por consiguiente, si concebimos la obesidad como un trastorno que implica a las células grasas, de esto se desprende una visión radicalmente distinta:

No engordamos porque comamos de más; comemos de más porque estamos sujetos a un proceso de engorda.

En otras palabras, el hambre y la sobrealimentación son consecuencia de un mismo problema de fondo.[6] Pese a que la proposición resulta radical, considérese lo que ocurre en el embarazo: el feto no crece porque la madre coma más; ella come más porque el feto está creciendo. Esto es normal y saludable en el caso del embarazo, pero no en el de la obesidad.

¿Cómo y por qué sucede esto? En muchos individuos, algo provoca que las células grasas absorban (de la sangre) y almacenen demasiadas calorías. De esta manera se dispone de menos calorías para satisfacer las necesidades físicas de energía. Cuando el cerebro percibe este problema desencadena la respuesta de inanición, lo que incluye que el consumo de calorías suba (hambre) y se ahorre energía (metabolismo lento). Comer más resuelve esta "crisis de energía", pero también acelera el aumento de peso. Reducir la ingestión de calorías revierte por un tiempo ese aumento, pero incrementa inevitablemente el hambre y retarda aún más el metabolismo.

Una fuente obvia de este problema son los carbohidratos muy procesados como el pan, cereales para el desayuno, galletas saladas, papas fritas, pasteles, galletas dulces, caramelos y bebidas azucaradas que inundaron nuestra dieta durante el periodo en el que imperó la reducción de grasas. Todo lo que contiene principalmente cereales refinados, productos de la papa o azúcar concentrada se digiere muy pronto, lo cual eleva en exceso el nivel de insulina y programa a las células grasas para que acaparen calorías. Pero los carbohidratos refinados no son el único problema. Otros aspectos de nuestra dieta muy procesada y elementos de nuestro estilo de vida moderno —como el estrés, la privación de sueño y los hábitos sedentarios— han forzado a las células grasas a incurrir en un extremoso almacenamiento de calorías.

Por fortuna, estos efectos negativos son reversibles.

Recupera el control

El método convencional del balance calórico fracasa porque apunta al objetivo incorrecto. El problema fundamental no es que el cuerpo tenga demasiadas calorías, sino que tiene muy pocas en el torrente sanguíneo que es el lugar indicado, donde estarían disponibles para nuestras necesidades inmediatas. Los carbohidratos muy procesados sobreestimulan a las células grasas, lo que las impulsa a una actividad frenética. Se vuelven glotonas y consumen más calorías de las que debieran. Mientras ellas se dan un festín, el resto del cuerpo pasa hambre. Como los hijos indisciplinados de padres indulgentes, toman la batuta y causan estragos en nuestro metabolismo. En estas condiciones, apenas si podemos defendernos.

Claro que podemos reducir el consumo de calorías por un tiempo. Pero limitar más todavía las calorías de las que el cuerpo puede disponer agrava las cosas. Poco después, el cuerpo se rebela contra esa privación impuesta. Esto es menos una cuestión de fuerza de voluntad que de biología y tiempo. Al final sucumbimos y comemos de más, por lo común los alimentos equivocados, lo que induce un círculo vicioso de aumento de peso.

El método convencional, la dieta de restricción de calorías, busca arrancar calorías a las células grasas para que bajemos de peso, pero en esa batalla la grasa siempre gana. Para que tales células se contraigan, el cuerpo tiene que sufrir. Puede que nuestra mente diga: "Come menos", pero el metabolismo responde: "¡No!", una batalla de la que es extraño que la mente salga vencedora.

La solución es hacer una tregua con nuestras células grasas, ayudarlas a tranquilizarse y convencerlas para que cooperen con el resto del cuerpo. Para hacer esto tenemos que cambiar *el contenido*, no la cantidad de lo que comemos. He aquí la estrategia básica:

1. Elimina la respuesta de inanición comiendo cada vez que tengas hambre hasta que estés totalmente satisfecho.
2. Controla tus células grasas con una dieta que baje el nivel de insulina, reduzca la inflamación (el terrible complemento de aquélla) y redirija calorías al resto de tu cuerpo.
3. Sigue una prescripción simple de estilo de vida centrada en actividades físicas placenteras, sueño y alivio del estrés para que mejores tu metabolismo y apoyes el cambio permanente de conducta.

Concibe este plan como enseñar a obedecer a tus células grasas. Te mostraré paso a paso cómo hacerlo en la parte 2.

Gana mientras pierdes

Muchas personas asocian la palabra "dieta" con sufrir y por una buena razón. La mayoría de las dietas demandan grandes sacrificios en el presente (privación de alimentos, hambre) a cambio de la esperanza de un beneficio abstracto, en un momento aparentemente distante en el futuro (adelgazar, evitar la diabetes). Ésta es una receta para el fracaso. Podemos comenzar una dieta con la mejor de las intenciones, pero pronto sucumbiremos a antojos si nuestro sacrificio no es recompensado. Así es la naturaleza humana.

No más hambre busca poner de tu lado a la ciencia del metabolismo y, de este modo, brindarte un máximo beneficio con un mínimo esfuerzo. Cuando lo que comemos apoya nuestro metabolismo, los beneficios empiezan de inmediato, aun antes de que nos deshagamos del primer kilo: menos hambre, menos antojos, satisfacción más duradera al comer, mayor energía y más estabilidad anímica. Es como si al fin pusieras tu bicicleta en la velocidad adecuada; de repente avanzas más rápido con menos esfuerzo. Así, gozas más de la vida mientras sigues bajando de peso.

Quizá te preguntes si acaso es posible que alguien goce de una dieta para bajar de peso. ¿El problema no consiste, justamente, en que hemos cedido demasiado al placer y no podemos resistirnos a ningún alimento apetitoso? ¿Por qué comeríamos en exceso si hacerlo no fuera tan agradable?

Desde luego que hacemos todo tipo de cosas por un poco de placer inmediato, a costa de un largo sufrimiento venidero. Ésta es la naturaleza de la adicción. Para muchas personas, comer se vuelve una fluctuación incesante entre sentirse desagradablemente hambrientas o llenas hasta la incomodidad. En esta montaña rusa los productos muy procesados pueden dar unos minutos de placer, pero pronto nos conducen a una nueva fluctuación descendente, con efectos negativos en nuestro bienestar físico y mental. Por fortuna, y a diferencia de muchas otras adicciones clásicas, podemos librarnos con rapidez de este círculo vicioso y elevar nuestro placer general mientras bajamos de peso. Cuando nos saciamos con alimentos suculentos que nos dejan satisfechos, queda escaso margen para todo lo demás.

Pérdida de peso sensacional *vs.* sostenible

Con demasiada frecuencia, las actuales dietas más populares ofrecen una pérdida de peso extrema que la mayoría de ellas no cumplen. Pero aun si lo hicieran, ¿de qué sirve bajar seis kilos en diez días, si pasas hambre, te sientes fatigado y no puedes mantener un peso estable? Asimismo, estas dietas imponen un alto costo psicológico. En cierto sentido, muchos de nosotros estamos distanciados de nuestro cuerpo y hemos aprendido a desconocer señales de retroalimentación decisivas que dan información sobre nuestro estado interno. Las dietas de restricción de calorías te obligan a ignorar una señal de ese tipo —el hambre— y brindan una amplia serie de trucos de conducta para lograrlo: que tomes mucha agua, le llames a un amigo, salgas a dar un paseo… cualquier cosa que te distraiga del hambre. O que uses platos pequeños, para que creas haber comido más de lo que de veras comiste. El problema es que esta estrategia agudiza la disociación cuerpo-mente.

En realidad hemos delegado el control de nuestro cuerpo a los "expertos". Pero ningún autor de libros de dieta puede saber cuántas calorías son las indicadas para todos. Las necesidades de la gente varían con base en su edad, talla, nivel de actividad física y diferencias metabólicas individuales. Y algunas personas, quizá por razones genéticas, sencillamente no pueden tolerar una rápida pérdida de peso.

No más hambre está diseñada para funcionar desde dentro, así que crea las condiciones internas necesarias para que bajes de peso en forma natural. Sigue el plan de comidas, come cuando tengas hambre y detente cuando estés satisfecho, antes de sentirte incómodamente lleno. De esta manera, tu cuerpo encontrará el índice de pérdida de peso indicado para ti; para algunas personas, un kilo a la semana o más; para otras, tal vez apenas un cuarto de kilo. Pero sin que sientas hambre ni privación, estos resultados serán progresivos y sostenibles.

Durante dieciséis semanas mi equipo y yo llevamos a cabo una prueba piloto con 237 mujeres y hombres, 137 de los cuales eran empleados del Boston Children's Hospital y los otros 100 individuos que respondieron a una invitación aparecida en una revista de salud de circulación nacional.

Además de pérdida de peso, todos los participantes reportaron sistemáticamente otros beneficios que pronostican un éxito prolongado, lo cual incluyó:

- Menos hambre
- Saciedad más duradera después de comer
- Gran satisfacción al comer
- Mayor nivel de energía
- Más estabilidad anímica

- Mayor bienestar general
- Menos complicaciones relacionadas con el peso

Leerás sobre las experiencias de estos participantes a lo largo del libro, en especial en la Parte 2.

En conclusión, ¡empecemos!

A decir verdad, la eficacia de esta dieta —como la de cualquier otra— aún no está totalmente comprobada. El proyecto piloto no incluyó un grupo de control ni pretendió ser una investigación científica. No podemos saber cómo se aplicarían sus resultados al público en general. Pero las ideas que se presentarán en este libro son la culminación de un siglo de investigaciones que han cuestionado el modelo de balance calórico de la obesidad y que representan una manera fundamentalmente distinta de entender por qué subimos de peso y qué podemos hacer para evitarlo.[7] Para los lectores con inclinaciones científicas, he incluido entre las referencias cientos de estudios de apoyo que proceden de numerosos equipos de investigación.

El concepto central de *No más hambre* es que aunque reducir calorías adelgaza por un tiempo, el cuerpo se resiste a ello aumentando el hambre y retardando el metabolismo. Tarde o temprano sucumbiremos y el peso tenderá a rebotar como un globo hundido dentro de una cubeta con agua. En contraste, si mejoramos la *calidad* de lo que comemos, nuestras células grasas se reprogramarán para almacenar menos calorías, lo que reducirá en términos reales el "punto fijo del peso". Éste bajará de manera natural, como el globo, si se saca un poco de agua de la cubeta.

He basado este libro en mis veinte años de experiencia como médico e investigador de la Harvard Medical School. En ese periodo he supervisado docenas de estudios sobre dietas, escrito más de un centenar de artículos científicos sujetos a revisión colegiada y atendido a miles de pacientes con problemas de peso. Estoy convencido de la efectividad de este método y creo que te ayudará a adelgazar, sentirte mejor, evitar la diabetes tipo 2 y otras enfermedades crónicas, y mejorar la calidad general de tu vida sin el penoso esfuerzo común a los regímenes dietéticos convencionales.

Las historias que leerás sobre personas que siguieron este programa son reales y representan su experiencia genuina. Los participantes en la prueba piloto aportaron sus historias de modo voluntario y no recibieron a cambio ninguna compensación monetaria.

Ahora te invito a que te olvides de las calorías, te concentres en la calidad de tus alimentos y juzgues por ti mismo si este programa te da resultado.

Mi testimonio

Conocí hace poco a mi madre biológica, a mis hermanos y hermanastros. Supongo que no debió sorprenderme que todos ellos tuvieran sobrepeso; ¡uno de mis hermanastros, de apenas treinta y ocho años, pesa 270 kilos! Yo siempre he tenido que hacer grandes esfuerzos para adelgazar, y ahora sé por qué.

Probé muchas dietas en el pasado y tenía hambre todo el tiempo, siempre estaba en busca del siguiente platillo. ¡Pero los alimentos grasosos de este programa me asustaron! Durante veinte años hemos oído que debemos comer cosas bajas en grasas. Pensé que subiría diez kilos en los primeros diez días, pero entonces me impresionó que todo supiera rico, me dejara satisfecha, no pasara hambre entre comidas y siguiera bajando de peso. Esto era contrario a todo lo que me han enseñado sobre cómo adelgazar, y hay que tomar en cuenta que soy enfermera.

Cuando te acostumbras a no comer carbohidratos procesados, cosas como las moras te saben riquísimas. Ahora me encanta la fruta. Hace poco comí una galleta y me supo demasiado dulce; ni siquiera me gustó. Y me agrada que éste no sea uno de esos estresantes programas en los que todos hacen exactamente lo mismo.

Mi cara y la forma de mi cuerpo cambiaron muy pronto. Ahora tengo más claridad mental y energía. Adelgazar es útil; antes ya había bajado de peso y nunca tuve tanta energía. Me siento mucho mejor. Soy más tolerante conmigo misma, y definitivamente me siento más relajada. Es como si me hubieran dado un regalo. Éste es ahora mi "plan de vida".

—Lisa K., 52 años, Dedham, Massachusetts
Pérdida de peso: 8.5 kilogramos
Reducción de cintura: 15 centímetros

2 El problema

PARA BAJAR DE PESO, COME MENOS Y MUÉVETE MÁS.
EN LOS MANUALES, ESTO EQUIVALE A:
CALORÍAS QUE ENTRAN − CALORÍAS QUE SALEN =
CALORÍAS ALMACENADAS

Durante más de un siglo, los expertos han aceptado con reverencia este concepto.

Cada día, millones de personas piensan en las calorías, con el deseo de bajar de peso.

Lamentablemente, para la mayoría de nosotros adelgazar en forma duradera es apenas poco más que una plegaria.

———

La ciencia de la nutrición parece haberse estancado en el oscurantismo. Aunque en las últimas décadas se ha avanzado mucho, en la práctica es muy poco lo que ha cambiado. Se han descubierto hormonas que afectan drásticamente el peso. Se han desarrollado sofisticadas teorías psicológicas sobre la conducta alimentaria. Hay aparatos capaces de medir con precisión las calorías que entran y salen del cuerpo. Pese a ello, aún nos cuesta trabajo explicar la epidemia de obesidad imperante y sufrimos mucho a causa de las enfermedades relacionadas con las dietas.

Quizás el problema está en nuestros genes, que evolucionaron en tiempos de escasez.

O en el entorno moderno, con demasiados alimentos apetitosos.

O en nuestra falta de disciplina y voluntad.

De esta incertidumbre se ha desprendido una vertiginosa colección de dietas: bajas en grasas, reducidas en carbohidratos, ricas en proteínas, sin azúcares, sin gluten, paleodietas… las cuales son ensalzadas por sus seguidores con un fervor casi religioso.

Por desgracia, las investigaciones poco convincentes suelen contribuir a esa confusión. A diferencia de las modernas pruebas clínicas relacionadas con los medicamentos, por lo general, los estudios sobre dietas involucran a una escasa docena, u ocasional centena, de participantes, a los cuales se sigue durante un año o menos. Además, tienden a apoyarse en métodos de asesoría ineficaces, así que casi todos los participantes reportan pocos cambios perdurables en su dieta. No es de sorprender que investigaciones como éstas brinden hallazgos contradictorios y desalentadores. Y en ausencia de una dieta que exhiba un éxito sistemático, muchos expertos se aferran al concepto del balance calórico como la verdad nutricional suprema.

"Todas las calorías son iguales".

"No hay alimentos nocivos".

"Come menos y muévete más".

Según la página en internet Choose MyPlate del Departamento de Agricultura de Estados Unidos, "obtener un peso saludable es un acto de equilibrio. El secreto consiste en aprender a balancear la 'energía que entra' y la 'energía que sale' ". ¡Vaya que eso es un secreto![1] Nadie puede "ejercer" atinadamente el balance calórico, ni siquiera los expertos en nutrición. Sin una tecnología compleja, es prácticamente imposible estimar, con un margen de error de menos de 350 calorías, cuántas de ellas comemos y quemamos a diario. Una brecha calórica de esa magnitud puede significar la diferencia entre seguir siendo delgado y desarrollar en unos años una obesidad patológica.[2] De hecho, si contar calorías fuera la clave del control de peso, ¿cómo se las habrán arreglado nuestros ancestros para evitar grandes fluctuaciones de peso antes de que se inventara el concepto de calorías?

Mi testimonio

Me digo que es sólo una cifra y que no me determina como persona, pero ¡caramba!, me afecta todos los días. "¿Aumentó esa cifra? Fracasé de nuevo. ¿Bajó? ¡Qué bien, voy por buen camino, viva! ¿Otra vez subió? ¡Epa! Volví a echar todo a perder", y así continúa el ciclo. Mi peso me ha causado frustración, desaliento, vergüenza y fatiga general. Me ha costado dinero ya que he comprado gran cantidad de revistas, libros y programas que me dan esperanzas de éxito, pero que no las cumplen nunca.

—*Yvonne N., 63 años, St. Paul, Minnesota*
Pérdida de peso: 5.5 kilogramos
Reducción de cintura: 1.5 centímetros

La fiebre de cuarenta años de reducción de grasas

Parecía tener sentido: si no quieres grasa en tu cuerpo, no metas grasa en él. Las grasas tienen 9 calorías por gramo (120 en una cucharada), contra apenas 4 por gramo de los carbohidratos y las proteínas. De este modo, en la década de 1970 eminentes expertos en nutrición empezaron a recomendar la adopción general de una dieta baja en grasas, en la creencia de que comer menos de ellas reduciría automáticamente el consumo de calorías e impediría la obesidad.

Fue así como se inició el mayor experimento de salud pública de la historia. En los decenios siguientes, el gobierno gastó muchos millones de dólares en una campaña para convencer a los estadunidenses de que disminuyeran su consumo de grasas, lo que culminó en la creación de la primera pirámide de los alimentos (véase la figura de la página 28). Publicada en 1992, esta pirámide aconsejaba comer frugalmente todo tipo de grasas y, en cambio, hartarnos de productos derivados de cereales, ¡con hasta once porciones diarias! La industria alimentaria se sumó con pasión a esta campaña, pues se percató de que, en sus productos estándar, podía reemplazar las grasas por carbohidratos refinados baratos, publicitarlos como alimentos saludables y venderlos a un precio más alto. Desde entonces, los pasillos de alimentos de los supermercados rebosan de productos envasados como galletas sin grasa, aderezos para ensalada bajos en grasas, crema de cacahuate reducida en grasas y muchas otras variantes. Al mismo tiempo, los alimentos naturales ricos en grasas, como las nueces, el aceite de oliva, el aguacate y el queso, cobraron mala fama. Hoy, una sección de lácteos habitual puede tener hasta cincuenta tipos de yogur bajo en o sin grasas (casi todos ellos muy endulzados), pero ni una sola variedad simple de leche entera. Hasta hace poco, incluso los azúcares se promovían como un buen medio para desplazar grasas de la dieta[3] y las bebidas azucaradas se promocionaban como libres de grasas.

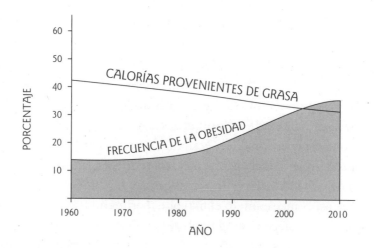

Tendencias opuestas del consumo de grasas y de la frecuencia de la obesidad

Lamentablemente, este experimento no salió bien. En la década de 1960, los estadunidenses obtenían de las grasas más de 40 por ciento de sus calorías. Hoy el consumo de grasas se ajusta al límite de 30 por ciento, recomendado por el gobierno, pero el índice de obesidad se ha disparado, como lo muestra la figura de la página anterior. Es probable que estas tendencias opuestas no sean una mera casualidad.[4]

Mi testimonio

La mayoría de la gente cree que entre menos grasas coma, mejor. Hace poco vi en el súper que el yogur endulzado sin grasas tiene más calorías que el que contiene grasas. Es increíble que aquél tenga tanta azúcar. Creo que no apreciamos el hecho de que las grasas poseen grandes beneficios para que sintamos menos hambre por más tiempo.

—*Eric F., 42 años, Needham, Massachusetts*
Pérdida de peso: 7.5 kilogramos
Reducción de cintura: 7.5 centímetros

En la década de 1990, cuando el entusiasmo por la dieta baja en grasas adquirió aún más impulso, el gobierno lanzó la prueba clínica de dietas más grande del mundo, como parte de la Women's Health Initiative (WHI).[5] Con un costo total de 700 millones de dólares, en esta prueba se asignó aleatoriamente a cincuenta mil mujeres posmenopáusicas de todo Estados Unidos una dieta baja en grasas o un grupo de control a lo largo de ocho años. No obstante, este estudio resentía una falla fundamental, pues tenía un claro sesgo a favor de la dieta reducida en grasas. Las mujeres que siguieron este régimen recibieron un intensivo apoyo nutricional y de estilo de vida —no sólo para bajar su consumo de grasas, sino también para aumentar el de verduras, frutas, cereales y fibra—, el que incluyó, tan sólo en el primer año, dieciocho sesiones grupales y una individual de asesoría, así como, después, sesiones trimestrales de seguimiento y reuniones mensuales grupales opcionales. En marcado contraste con ello, las integrantes del grupo de control recibieron únicamente materiales educativos impresos. Considerando las drásticas diferencias en la atención prestada a los dos grupos, habría sido de esperar que el grupo a dieta obtuviera mucho mejores resultados que el de control. Pero no fue así.

De acuerdo con un reconocido principio de la investigación clínica, conocido como efecto Hawthorne,[6] la gente suele cambiar de conducta durante un periodo corto cuando sabe que la observan. En los estudios sobre dietas, los participantes tienden a bajar de peso cuando reciben la atención de investigadores, sea cual fuere la asesoría nutricional que se les brinde. Una vez que la intensidad de la atención decrece y el estudio deja de ser novedoso, el peso perdido se recupera.

Los principales resultados de la prueba de la WHI se difundieron en 2006 y causaron furor en los medios. Las mujeres a dieta bajaron a lo sumo 2 kilos más que el grupo de control, pequeña diferencia que se redujo a medio kilo al final del estudio.[7] Además, no registraron ninguna merma en índices de cáncer, diabetes y enfermedades del corazón.[8] Desde cualquier punto de vista, ése fue un rotundo fracaso para la dieta baja en grasas.

Desde entonces se han realizado muchos estudios menores, pero mejor diseñados, en los que todos los participantes recibieron un trato igualmente intenso. Esto permite comparar en forma directa los efectos de dietas diferentes de modo imparcial y significativo. Varios exámenes sistemáticos de investigaciones de esa clase (llamados meta-análisis) se han publicado ya, y sus resultados son aleccionadores. Las dietas bajas en grasas produjeron menos adelgazamiento que las altas, como la mediterránea y la reducida en carbohidratos,[9] lo que plantea la posibilidad de que el método más recomendado durante cuatro décadas para disminuir el consumo de calorías haya hecho más daño que bien.

Mi testimonio

Creo que voy a tardar un poco en hacerme a la idea de la dieta alta en grasas. Durante mucho tiempo me dijeron que para adelgazar tenía que suprimir las grasas en mi dieta. Pero eso nunca me dio resultado, al menos a largo plazo. Hasta cierto punto, dudo que comer grasas me ayude a perderlas. Pienso que me sentiré culpable por un rato de consumir alimentos que por tanto tiempo juzgué malos para bajar de peso.

—*Donna A., 51 años, Selah, Washington*
Pérdida de peso: 10 kilogramos
Reducción de cintura: 12.5 centímetros

¿Muy poca actividad física?

Quizás el problema no sea que consumimos demasiadas calorías, sino que no quemamos las suficientes. Hace un siglo, la mayoría de la gente realizaba actividad física regular en el trabajo, cuando se desplazaba de un sitio a otro y cuando se divertía. Hoy muchos de nosotros tenemos empleos sedentarios, usamos automóviles para transportarnos y pasamos frente a diversas pantallas gran parte de nuestro tiempo libre. Entonces ¿el ejercicio es la respuesta?

Cientos de estudios han formulado esa pregunta y utilizado casi todos los métodos imaginables para incrementar la actividad física: ejercicios aeróbicos, de resistencia o ambos; basados en la escuela o el trabajo; de alta o baja intensidad; en pequeñas tandas durante el día o en momentos consagrados a ellos, acompañados por varios tipos de dietas. Estos estudios han implicado a miles de participantes, desde niños a ancianos, y en conjunto describen una situación clara: algunas personas bajan un poco, otras suben un poco, pero la mayoría no experimenta ningún cambio significativo de peso.[10]

¿Por qué el ejercicio no produce un adelgazamiento notorio? Una explicación simple es que la actividad física provoca más hambre, así que "compensamos" comiendo más.[11] Por ejemplo, trotar antes de cenar estimula el apetito y hace que la comida sepa más rica. Y (por desgracia para quienes hacen dieta) las calorías entran al cuerpo más fácilmente de lo que salen. Un corredor puede quemar 200 calorías en 30 minutos y reponerlas con una bebida energizante un minuto después.

Mi testimonio

Siempre he tratado de bajar de peso haciendo ejercicio. Pero me decía: "Esta mañana corrí seis kilómetros, así que puedo comer tal o cual cosa". Todo lo que ganaba corriendo lo perdía con mi mala alimentación.

—*Eric D., 44 años, Catonsville, Maryland*
Pérdida de peso: 9.5 kilogramos
Reducción de cintura: 7.5 centímetros

También compensamos siendo menos activos en otros momentos.[12] En un ingenioso estudio,[13] treinta y siete adolescentes con obesidad adoptaron niveles variables de ejercicio —de alta o baja intensidad y reposo— en tres mañanas distintas. Como cabía esperar, quemaron más calorías haciendo ejercicio que descansando. Pero la quema de calorías se desplomó la tarde posterior al ejercicio de alta intensidad. Así, el total de calorías quemadas a lo largo del día se mantuvo sin cambios, pese a que los chicos se habían ejercitado vigorosamente. Entre más activos somos en cierto momento, menos activos podemos serlo después.

¿Qué puede decirse de la prevención? Algunos estudios demuestran que las personas delgadas tienden a ser más activas que las obesas.

Si la actividad física no adelgaza en forma notable, ¿una diligente rutina de ejercicios diarios no ayudaría al menos a evitar el aumento de peso en primer término? También la respuesta a esta pregunta podría sorprender. En dos estudios recientes, con un total de cinco mil menores de edad europeos, se usaron sofisticados cálculos estadísticos para desenmarañar la causa y el efecto.[14] Juntos, esos dos trabajos sugieren que los hábitos sedentarios pueden no derivar en más grasa tal como lo creemos. En cambio, es probable que el proceso de aumento de grasa sea el que provoque que la gente se vuelva menos activa.

Nada de esto pretende ser una aprobación del estilo de vida sedentario. La actividad física tiene muchos beneficios (como se explicará en la parte 2). Pero, en niveles por debajo de la intensidad del maratón, la pérdida de peso no suele ser uno de ellos.

Mi testimonio

El año pasado hice una dieta que me exigía ir al gimnasio cinco días a la semana y reducir el tamaño de mis porciones. Bajé 4.5 kilos, pero tan pronto como espacié mi asistencia al gimnasio y empecé a comer normalmente, mi cuerpo se desbocó y al final recuperé 11.5 kilos.
—Kristin Z., 24 años, Dorcester, Massachusetts
Pérdida de peso: 9 kilogramos
Reducción de cintura: no determinada

¿Destino genético?

Algunas personas pueden comer lo que quieran, cuando quieran y no suben un solo gramo. Otras parecen engordar por el solo hecho de pasar frente a una panadería. Si tú perteneces a esta segunda clase, tal vez tengas la impresión de que la vida es un poco injusta.

Por supuesto que muchas características físicas difieren ampliamente, de acuerdo con los genes que heredamos de nuestros padres, como el peso. Investigaciones recientes indican que docenas de genes afectan al peso en cierto grado,[15] la mayoría de ellos en un monto minúsculo. Sin embargo, juntos, influyen de manera importante en la probabilidad de que subas de peso.

Es raro que las mutaciones en ciertos genes causen obesidad extrema a temprana edad. Uno de esos genes produce leptina, una hormona crucial de las células grasas descubierta en la década de 1990 y que avisa al cerebro y otros órganos que se han almacenado grasas suficientes.

Las personas sin leptina actúan como si estuvieran en un estado de perpetua inanición, con un hambre insaciable, por obesas que estén. El tratamiento con leptina de este síndrome genético produce una transformación drástica. Casi de inmediato, el hambre disminuye y el metabolismo mejora, lo que deriva en una pérdida de peso sin esfuerzo, a veces hasta por varias decenas de kilogramos.[16]

Desafortunadamente, éste es el único ejemplo de cura de la obesidad con una medicina milagro, y sólo sería eficaz para las escasas docenas de personas en el mundo entero que padecen esa forma genética de deficiencia de leptina.

El tratamiento con leptina tiene un efecto mínimo en otras causas de obesidad. Todas las demás medicinas disponibles producen, en el mejor de los casos, un adelgazamiento modesto y acarrean graves efectos secundarios. Por suerte, para la mayoría de nosotros, la tendencia genética no es destino.

En cualquier caso, los genes no explican la actual epidemia de obesidad. Desde finales de la Segunda Guerra Mundial, la mayoría de la gente en las naciones desarrolladas ha tenido amplio acceso a los alimentos, pese a lo cual la frecuencia de la obesidad no subió de manera relevante hasta la década de 1970 en Estados Unidos, la de 1980 en Europa y la de 1990 en Japón. La epidemia de obesidad se desarrolló con demasiada rapidez para ser atribuible a cambios genéticos. Pero aun cuando los genes no se han desarrollado con rapidez, el entorno sí lo ha hecho.*

¿Demasiados alimentos apetitosos?

Notables expertos en salud pública y autores de textos científicos han descrito de modo elocuente la forma en que la industria alimentaria manipula tres sabores básicos —dulce, grasoso y salado— para volver irresistibles los modernos alimentos procesados.[17] Estos apetitosos productos, continúa el argumento, sobreestimulan los circuitos de placer del cerebro, lo que provoca conductas alimentarias compulsivas. ¿Recuerdas el eslogan de una marca de papas fritas que decía "A que no puedes comer sólo una"?

Como analizaremos en profundidad más adelante (véase el capítulo 3), los productos industriales muy procesados son los principales sospechosos de la epidemia de obesidad. Pero ¿qué evidencias confirman que, en efecto, el problema sea la abundancia de alimentos deliciosos? ¿Debemos limitarnos a platos insípidos —comidas "de dieta" clásicas como pechuga de pollo asada y brócoli cocido al vapor— para no comer en exceso? De ser así, ¿por qué algunos países célebres por su cocina, como Francia, Italia y Japón, tienen índices de obesidad mucho menores que Estados Unidos y otras naciones?

Aunque tendemos a no darnos cuenta de ello, lo sabroso no es una característica inherente a los alimentos. Es verdad, los bebés nacen con una preferencia innata por los sabores dulces sobre los amargos, instinto que los programa para que gusten de la leche materna y

* No es fácil determinar qué proporción de la obesidad tiene un origen genético y cuál ambiental. Incluso si lo fuera, las cifras diferirían entre poblaciones y en el tiempo. En una sociedad en la que la mayoría llevara una dieta sana, los pocos casos de obesidad se relacionarían, sobre todo, con los genes. Pero en una sociedad mal alimentada sucedería lo contrario (y Estados Unidos se encuentra cerca de este último extremo).

eviten la ingestión de sustancias tóxicas. Sin embargo, con la exposición apropiada, los niños dejan atrás ese instinto y aprenden a apreciar una variedad de sabores cada vez más extensa, como salado, ácido, picante y amargo. Si este proceso normal de maduración no ocurriera, los seres humanos habrían muerto de hambre después del destete desde hace muchas generaciones.

Lo sabroso en los alimentos varía enormemente entre individuos, culturas y a lo largo del tiempo. A algunos les gusta el hígado, otros lo detestan. Lo mismo puede decirse del queso azul, los ostiones, el coco, las coles de Bruselas, la salsa cátsup y el cilantro. Muchos japoneses tienen en alta estima el frijol de soya fermentado y añejado (llamado *natto*), con su penetrante olor a amoniaco y su viscosa textura. Pero en Japón ciertos restaurantes se niegan a servir ese manjar a los occidentales, porque saben cómo reaccionarán. Algunos asiáticos y africanos, acostumbrados a consumir su dieta tradicional, consideran inicialmente repugnante la comida rápida estadunidense.

Luego de la primera infancia, la mayoría de los alimentos son literalmente "un gusto adquirido", determinado, sobre todo, por nuestras reacciones biológicas. ¿Recuerdas la primera vez que probaste el café negro o que tomaste a escondidas un sorbo de cerveza? Quizá te supieron horrible. Pero con la exposición repetida, el cuerpo termina por asociar esos sabores con los agradables efectos de la cafeína y el alcohol. Por eso muchos adultos paladean una taza de café en la mañana y un té en la noche. En cuanto al pastel, las galletas, las papas fritas y otros carbohidratos muy procesados, la avalancha de azúcares en el cuerpo tras la ingestión ofrece una recompensa biológica. Los efectos también operan en la dirección contraria. Si te das uno de tus gustos favoritos, digamos pay de queso con fresas y te intoxicas, por un tiempo podrías desarrollar una intensa aversión a platillos similares.

Las percepciones acerca de lo sabroso de un alimento pueden cambiar rápido, con base en el estado interno del cuerpo. Supongamos que omites el desayuno y la comida para dejar suficiente espacio para una grandiosa cena de Acción de Gracias. ¿Cómo te sabría el primer bocado del mantecoso relleno? Pero después del pavo y las guarniciones, una buena dosis de alcohol y bastante postre, ¿disfrutarías de un poco más de relleno?

En estudios prolongados con seres humanos, los efectos de lo sabroso pueden ser difíciles de distinguir de otros aspectos de la dieta, pero algunos estudios con animales han sido ilustrativos a este respecto. Igual que los humanos, los roedores tienen especial afición por lo dulce, en especial en forma líquida. Les desagradan los alimentos amargos y por lo común los evitan. Ratas a las que se da libre acceso a soluciones de azúcar u otros carbohidratos en agua comen predeciblemente de más y aumentan de peso. Sin embargo, también lo hacen cuando a la solución con carbohidratos se le agrega un químico muy amargo, el que evidentemente vence su instintiva aversión a lo amargo. Las respuestas biológicas a los alimentos predominan sobre (y en gran medida determinan) las percepciones de lo sabroso.[18]

Si dejamos de lado los costos, es indudable que a muchas personas les deleitaría una cena en un elegante restaurante italiano, al menos tanto como una comida en McDonald's. Pero un patrón alimentario mediterráneo se asocia sistemáticamente con menos peso que el de la comida rápida.[19] Es difícil creer que Estados Unidos encabece al mundo en obesidad porque tiene la dieta más deliciosa del mundo.

Mi testimonio

El otro día fui a un restaurante de comida rápida a instancias de una amiga. Dejé casi todo lo que pedí; no me supo tan rico como lo recordaba. Me sentí bien; sin culpa por haber desperdiciado comida, sino aliviada por no forzarme a comerlo todo, y porque nada me gustó.

—Carin M., 42 años, Parker, Colorado
Pérdida de peso: 2 kilogramos
Reducción de cintura: 11.5 centímetros

¿Falta de voluntad?

Hipócrates, conocido como el padre de la medicina occidental, dijo en una ocasión: "Las personas obesas […] deben ejecutar un trabajo intenso […] comer una vez al día, no tomar baños, dormir en un lecho duro y caminar desnudas el mayor tiempo posible".[20] Los siete pecados capitales equiparan la gula con la ira, la avaricia, la envidia, la lujuria, la soberbia y la pereza.

Durante más de dos mil años, la sociedad occidental ha considerado a la obesidad como una debilidad de carácter o, al menos, como prueba de un autocontrol imperfecto. Tal vez por esa razón la gente está sujeta a abusos, discriminación y estigmatización debido a su peso, aunque hoy esos prejuicios serían socialmente inaceptables si se les dirigiera contra prácticamente cualquier otra característica o dolencia física.

Mi testimonio

Mi peso afecta todas las áreas de mi vida. Me daba vergüenza pasar el día de Acción de Gracias con mi familia porque me sentía muy gorda y deprimida. No acepté dar ninguna conferencia en 2014 porque estaba incómoda con mi obesidad. Veo el mundo a través de ese filtro de inferioridad; si mi inteligencia e ideas no son bien recibidas porque ni siquiera puedo controlar mi peso, ¿cómo pretendo entonces ayudar a la gente a cambiar su vida? Esta pregunta me atormenta. Sentir que llamo la atención porque soy gorda me ha impedido hacer las cosas que adoro. Quiero tener la energía indispensable para cambiar de actitud, dejar el sofá y salir a disfrutar nuevamente de la vida sin esa infame voz en mi cabeza que me critica por ser gorda.

—*Kim S., 47 años, South Jordan, Utah*
Pérdida de peso: 11.5 kilogramos
Reducción de cintura: 9 centímetros

En uno de los pocos estudios que abordan este problema en una sociedad, varios investigadores examinaron si los estereotipos comunes sobre las personas con obesidad tienen en realidad algún fundamento. Con base en una encuesta nacionalmente representativa, compararon el peso con rasgos de personalidad entre 3,176 adultos residentes en Estados Unidos. Encontraron una relación ínfima o nula entre el peso e indicadores de escrupulosidad, simpatía, estabilidad emocional y extroversión. En contraste, factores demográficos como edad y género se asociaron de modo significativo con cada uno de esos rasgos.[21] Estas y otras investigaciones muestran que la talla de una persona no tiene nada que ver con sus cualidades internas.

De hecho, adelgazar es difícil para casi todos, sea cual sea el peso inicial. Alguien que mide 1.75 metros y pesa 77 kilos (y que, por tanto, se encuentra dentro de la escala de peso normal) probablemente tendría la misma dificultad para bajar 9 kilos, que una persona de la misma estatura que pesara 45 kilos más.

Mi testimonio

Entre hombres se supone que debes estar tranquilo y de buen humor en cualquier circunstancia. Si puedes comer como Michael Phelps o eres como el ya desaparecido Chris Farley, tienes que estar de buen humor. No debes dar la impresión de que te importa. Las mujeres pueden hablar despreocupadamente de lo que comen; los hombres debemos esconder ese tema sin esfuerzo aparente y hasta burlarnos de él. Tu lucha tiene que ser invisible.

—*Jason F., 41 años, Boston, Massachusetts*
Pérdida de peso: 5 kilogramos
Reducción de cintura: 14 centímetros

Analizamos ya los efectos de la actividad física, los genes, los alimentos apetitosos y la fuerza de voluntad sobre el cuerpo. Aunque es posible que cada uno de esos factores influya, parece faltar un factor decisivo. Hemos dedicado varias décadas a contar calorías, comer alimentos sin grasas, sudar en el gimnasio y poner a prueba nuestra voluntad, ¿a dónde nos ha llevado todo esto? Gran número de estadunidenses hacen dieta, pero no les ha dado resultado. La mayoría de las estrategias actuales para combatir la obesidad parecen condenadas al fracaso. Y éste es un problema muy serio, que está a punto de agravarse aún más.

El próximo tsunami de las enfermedades relacionadas con la obesidad

En los medios aparecen regularmente noticias sobre la obesidad, pero lo que se pierde de vista en medio de toda esa atención es lo rápido que emergió esta epidemia. Hace cincuenta años, en Estados Unidos la proporción de adultos con un IMC en rango de obesidad era de 13 por ciento;[22] hoy esa cifra es de 35 por ciento. Un 34 por ciento adicional presenta sobrepeso, por lo que menos de uno de cada tres adultos está en la escala de peso normal.[23] Esta epidemia no ha perdonado a ningún segmento de la sociedad ni región del país, aunque los miembros de comunidades de bajos ingresos y de ciertos grupos étnicos son quienes han resentido lo peor.

Recientes encuestas nacionales reportan que el aumento observado año tras año en la tasa de obesidad, desde la década de 1970, podría haber llegado a un estancamiento, lo que ofrece un primer destello de esperanza. Sin embargo, a pesar de no haber incrementos, los daños causados por la obesidad seguirán en ascenso a lo largo de varias décadas, conforme vayan sucediéndose las diversas etapas de esa epidemia (véase la gráfica de la página 59).[24] En la etapa 1, acontecida a fines del siglo xx, el índice de obesidad aumentó rápidamente, pero podrían pasar varios años antes de que complicaciones como la diabetes o el hígado graso se desarrollen en una persona obesa (etapa 2); y muchos años más, antes de que tales complicaciones causen un evento que ponga en peligro la vida, como infarto, derrame cerebral, cirrosis o deficiencia renal (etapa 3).

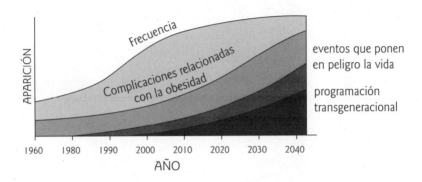

Las cuatro etapas de la epidemia de obesidad

Asombrosamente, casi uno de cada dos adultos estadunidenses tiene ahora diabetes o prediabetes[25] y uno de cada tres tiene hígado graso,[26] lo que da evidencias de lo rápido que ha progresado hasta ahora esa epidemia. Cuando llegan a la madurez, muchas personas toman un coctel de potentes medicamentos para reducir la presión arterial, el colesterol y el azúcar en la sangre, con objeto de impedir un infarto o derrame cerebral. A medida que la primera generación con obesidad epidémica llegue a la ancianidad, los casos de enfermedades neurodegenerativas como mal de Alzheimer aumentarán marcadamente, lo que impondrá cargas cada vez mayores a las familias y al sistema de salud.

En la etapa 4, la epidemia se propaga de una generación a otra a un ritmo acelerado. Ser gordo en la infancia deriva después en obesidad por varias razones, como se muestra en la figura de la página 60. Y la obesidad en una mujer incrementa el riesgo de que sus hijos lo sean a causa no sólo de sus genes compartidos y el entorno, sino también de la "programación fetal".

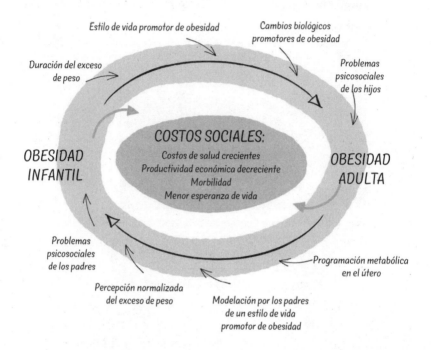

Aceleración de la obesidad entre generaciones

Adaptación de *JAMA*, 307(5), 2012, 498-508, con autorización[27]

El exceso de peso afecta prácticamente a todos los sistemas de órganos, entre ellos la matriz. En un embarazo complicado por la obesidad, el feto puede verse expuesto a un entorno intrauterino anormal en etapas críticas de su desarrollo —con características como alta glucosa en la sangre, niveles hormonales alterados e inflamación—, lo que podría producir cambios permanentes en el metabolismo.

Para examinar los efectos de la exposición prenatal, ciertos investigadores dividieron a ratas hembras de la misma raza en dos grupos. A uno de ellos se le mantuvo esbelto con una dieta estándar y al otro se le volvió obeso con una dieta especial. Más tarde, los animales fueron apareados. Las crías de las madres obesas engordaron más y tuvieron más azúcar en la sangre que las de las madres esbeltas, aunque ambos grupos de crías tenían la misma composición genética e ingerían la misma dieta.[28] Un experimento así sería imposible con seres humanos, por razones prácticas y éticas, pero estudios estrictamente controlados confirman la existencia de ese mismo fenómeno en humanos.

Hace unos años, al trabajar con colegas de Princeton University y la University of Arkansas, examiné la relación entre aumento de peso materno durante el embarazo y peso de los hijos y usé comparaciones entre hermanos para descartar diferencias genéticas y de otro tipo entre familias.[29] Para dichos análisis tuvimos acceso a registros estatales de Arkansas, Nueva Jersey y Pennsylvania con datos demográficos de miles de personas. Nuestros resultados fueron claros: mientras más engordaba una madre en el embarazo, más posibilidades tenía su hijo de ser obeso, tanto al nacer como en la mediana infancia, lo que podría explicar varios cientos de miles de casos anuales de obesidad en el mundo entero. Estos hallazgos demuestran que el exceso de peso en una generación puede predisponer a la siguiente a mayor riesgo de obesidad de por vida, más allá de la herencia genética y la tendencia de los hijos a adoptar los hábitos de estilo de vida de los padres.

En suma, muchos factores pueden conspirar para crear un círculo vicioso de obesidad intergeneracional que agudice el sufrimiento humano y tenga consecuencias catastróficas para la economía estadunidense en las próximas décadas.

En 2005, mis colegas y yo pronosticamos que la obesidad acortaría la esperanza de vida en Estados Unidos, por primera vez desde la guerra civil, de forma proporcional a los efectos de todos los cánceres juntos, a menos que se hiciera algo.[30] Por fortuna ese pronóstico no se ha cumplido aún, pero ya hay inquietantes señales de alarma. Entre 1961 y 1983, antes del punto máximo de la epidemia de obesidad, la esperanza de vida aumentó en forma relativamente sistemática en todo Estados Unidos y ningún condado tuvo una caída importante. Sin embargo, entre 1983 y 1999 la esperanza de vida decreció significativamente en

11 condados para los hombres y en 180 para las mujeres. De especial preocupación es el hecho de que los condados que mostraron decrementos relativos o absolutos coinciden en gran medida con los más afectados por la epidemia de obesidad, ubicados, sobre todo, en el sur y el medio oeste. Estas tendencias han continuado en la última década.[31]

En Estados Unidos los costos médicos anuales del tratamiento de enfermedades relacionadas con la obesidad se estiman en 190 mil millones de dólares (de 2005), o 20.5% del gasto total en salud, cifra que no incluye los costos indirectos derivados de la merma de la productividad laboral.[32] Según ciertas proyecciones, en 2020 esa misma cifra correspondiente a la diabetes será de cerca de 500 mil millones.[33] Quizá lo más desconcertante de todo sea que un informe reciente de la Brookings Institution pronosticó que si los 12.7 millones de menores de edad estadunidenses actualmente obesos lo siguen siendo de adultos, los costos de por vida para la sociedad podrían rebasar los 1.1 billones de dólares (92 mil por individuo).[34] Estas sumas descomunales podrían significar la diferencia entre la estabilidad y la bancarrota de Medicare, la expansión y la contracción de la cobertura de salud y la inversión o el abandono de la infraestructura nacional (como escuelas, sistema de transporte, red de comunicación e investigación). Todo esto tiene implicaciones directas para la futura competitividad internacional de la economía estadunidense.

Sin obesidad, es probable que los demócratas dispusieran de un abundante gasto social y los republicanos de un presupuesto equilibrado y que ambos partidos encontraran la manera de cooperar, lo que debería alegrar a personas de todas las filiaciones políticas. Pero con tanto dinero invertido en la atención de enfermedades relacionadas con la obesidad y perdido en una menor productividad, la reserva de fondos discrecionales para todo lo demás ha menguado, lo que posiblemente contribuye a la polarización y parálisis de la política estadunidense.

Nada obliga a que este terrible escenario continúe desarrollándose. Nuevas investigaciones apuntan a un cambio de paradigma en nuestra forma de concebir el aumento de peso y su tratamiento.

Mi testimonio

Mis gemelos de diecisiete años siguen un millón de direcciones distintas y yo trabajo tiempo completo. A veces, hacer algo fuera de lo normal era la única manera de que cenáramos juntos. O al menos eso era lo que creía antes. En la primera semana del programa, cumplí mi promesa de hacer de comer, aunque me decía: "No tengo tiempo para preparar ese aderezo; ¿cómo haré entonces este platillo?"

Mi esposo tuvo que internarse en esos días para que le realizaran una cirugía de corazón abierto. ¡Hablando de estrés! Ese fin de semana estuve a punto de desistir en cinco ocasiones. Pero mi obstinación me llevaba a decir: "No. Él va a superar esto, y entre tanto yo no alcanzaré mis propósitos de salud". Lo hizo, y ahora yo sigo adelante.

Cuando comencé, pesaba más de 90 kilos, como nunca antes. La mayoría de las dietas que había probado hasta ese momento se centraban en el esfuerzo y la privación: "¿Cuándo podré volver a comer?", "¿Cómo voy a lidiar con mis antojos?" y "¿Por qué tengo tanta hambre?" La eliminación del concepto del conteo de calorías fue algo totalmente nuevo para mí. No creía que fuera posible bajar de peso comiendo alimentos altos en grasas como crema espesa y carnes rojas. Mi madre me decía: "Así nunca vas a adelgazar".

La estructura inicial te ayuda a tomar mejores decisiones. Ahora pienso en las cenas de esta semana, no en la de dentro de dos horas. Y mi gusto por lo dulce ha cambiado por completo; ahora puedo comer un trozo de una galleta, no tres de ellas. También he tenido impacto en mi familia. La primera vez que serví el pastel de carne de las recetas no dije de qué era. Mis hijos empezaron a comer y mi esposo me miró y me dijo: "Se supone que no debes comer puré de papa". Repliqué: "No es puré de papa". Y aunque les expliqué que era un plato compuesto con alubias y coliflor, siguieron comiendo, y ahora es uno de nuestros platillos básicos. Un avance rápido a hace dos semanas: uno de mis hijos me dijo: "Creo que hoy comí demasiados carbohidratos".

Este programa cambió por completo mi filosofía al comer, hacer ejercicio y preservar mi salud. Por primera vez creo realmente posible librarme de mi sobrepeso. Soy enfermera, ¡así que cualquiera diría que debí haber encontrado esta solución mucho antes!

—*Lauren S., 52 años, North Andover, Massachusetts*
Pérdida de peso: 12.5 kilogramos
Reducción de cintura: 11.5 centímetros

3 La ciencia

Cuando leemos que 'la dama obesa tiene el remedio en sus manos, o más bien entre sus dientes' [...] se nos insinúa que la obesidad es un mero resultado de una insatisfactoria contabilidad alimentaria [...] [Aunque la lógica indica que la grasa corporal] puede reducirse si se altera el balance general elevando los ingresos, disminuyendo los egresos o ambas cosas [...] el problema no es tan sencillo como parece.

Estas palabras fueron escritas por los editores del JAMA *en 1924.*[1]

Durante la mayor parte del último siglo, la forma usual de concebir el peso se ha basado en la ley de la física según la cual la energía no se crea ni se destruye. En otras palabras, el consumo de calorías menos el gasto de calorías debe ser igual a las calorías acumuladas. Rodeados de alimentos tentadores, continúa esta explicación, tendemos a consumir más calorías de las que podemos quemar y el exceso se deposita como grasa (véase "La teoría de balance calórico de la obesidad", en la página 66). Esta perspectiva considera la grasa como un objeto inerte, al modo del agua en una bañera: "Si tienes demasiada, come menos (cierra la llave) y haz más ejercicio (abre la coladera)". Y como se presume que quienes son incapaces de hacer eso carecen de conocimientos o autocontrol, el tratamiento estándar para adelgazar implica instruirlos acerca de las calorías y orientarlos para que controlen su conducta.

El problema es que este método ha fracasado en la práctica de manera lamentable.

Mi testimonio

He seguido muchas dietas para adelgazar y al principio tengo éxito, pero luego me estanco y al final recupero casi todo lo que bajé. Necesito un programa que realmente me dé resultado.

—*Betty T., 76 años, Garland, Texas*
Pérdida de peso: 7.5 kilogramos
Reducción de cintura: 7.5 centímetros

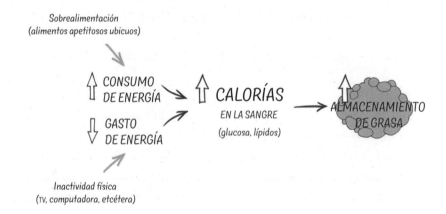

La teoría de balance calórico de la obesidad

En 1959, investigadores en Filadelfia y Nueva York hicieron el primer análisis sistemático de los programas médicos para adelgazar, con base en los mejores estudios publicados en los treinta años previos.[2]

Llegaron a una conclusión impactante: esos programas no surtían efecto. Muchos participantes desertaban, la mayoría de los que persistían no adelgazaban y la mayoría de los que bajaban de peso lo recuperaban en dos años. Los investigadores enfatizaron que esos resultados, "parecen malos aunque [probablemente] son mejores que los que obtiene el médico promedio".

A principios de la década de 1990, más de tres decenios después, los National Institutes of Health reunieron un panel de expertos para que evaluaran los métodos contemporáneos de pérdida voluntaria de peso.[3] Sus hallazgos fueron muy similares a los del primer análisis. Quienes cumplían una dieta perdían, a lo sumo, 10 por ciento de su peso, mismo que recuperaban parcialmente en un año y casi en su totalidad en cinco. Por desgracia, las estadísticas actuales no ofrecen muchas esperanzas. Sólo uno de cada seis adultos estadunidenses con un IMC alto reporta haber perdido alguna vez, al menos, 10 por ciento de su peso durante un año, de acuerdo con una encuesta nacional.[4] Y es probable que aun esa modesta cifra —la cual representa sólo una fracción del exceso de peso de los encuestados— esté inflada porque la gente tiende a exagerar su éxito cuando reporta sus logros. Entre los menores de edad los resultados no fueron mejores, pues la mayoría de las intervenciones "se caracterizan por pequeños cambios relativos en el peso o adiposidad y recaídas sustanciales".[5] Con base en estos datos, el tratamiento convencional de la obesidad parece haber fracasado en gran medida.

El problema no es nuestra insuficiente capacidad para contar calorías o nuestro escaso autocontrol, sino la comprensión actual de la causa —y cura— de la obesidad. Como argumentaron elocuentemente los editores del JAMA, la perspectiva del balance calórico no funcionaba a principios del siglo xx. No hay ninguna razón para pensar que lo hará en el siglo xxi, con crecientes oportunidades para comer de más.

La biología controla el peso

Reducir calorías nos hará adelgazar por un tiempo, lo que da la ilusión de que controlamos conscientemente nuestro peso a largo plazo. Sin embargo, numerosas funciones físicas están bajo nuestro control temporal, no permanente. Por ejemplo, muchas personas pueden reducir durante varios minutos la cantidad de bióxido de carbono en su sangre respirando rápido, pero pocas pueden hacerlo más tiempo.

Desde hace décadas los investigadores saben por qué las dietas convencionales no dan resultados duraderos, pero esos conocimientos han sido, por lo general, ignorados. Cuando empezamos a reducir calorías, el cuerpo toma represalias para no seguir adelgazando. Entre más adelgazamos, más enérgicamente se defiende.

En una serie clásica de estudios que datan de la década de 1980, investigadores de la Rockefeller University de Nueva York subalimentaron a voluntarios para que perdieran de 10 a 20 por ciento de su peso y luego estudiaron su metabolismo durante largas estancias en su unidad de investigación.[6] Sin importar si al principio del estudio los participantes tenían un peso normal o alto, experimentaron un descenso notable en su ritmo metabólico, mucho mayor del únicamente atribuible al cambio de peso. Y desde luego, la subalimentación intensificó su hambre.

Estos hallazgos explican una experiencia demasiado conocida por cualquiera que haya estado a dieta. Cuando se comen menos calorías, el cuerpo se vuelve más eficiente y quema menos calorías, al tiempo que el deseo de calorías extra se agudiza. Esta combinación de más hambre y menos metabolismo es una receta para el fracaso. Tras varias semanas de privación de calorías —mucho antes de que nuestro objetivo de pérdida de peso esté a la vista—, nos sentimos cansados y tentados a abandonar nuestra rutina de ejercicios y nos echamos en el sillón junto con medio litro de helado. Si nos armamos de valor y nos apegamos a la dieta y mantenemos nuestra actividad normal, nuestro ritmo metabólico seguirá cayendo, así que tendremos que reducir aún más drásticamente las calorías para seguir bajando de peso.

Mi testimonio

He tenido dificultades con mi peso en los últimos diez años. Cuando adelgazo, recupero casi todo lo que bajé. Me siento muy insatisfecha conmigo misma y nunca alcanzo un peso saludable. Camino 10 kilómetros a la semana, consumo alimentos sanos y sigo engordando. Siempre tengo hambre.

—Pam A., 56 años, Vernon Hills, Illinois
Pérdida de peso: 4 kilogramos
Reducción de cintura: 2.5 centímetros

Los sistemas físicos de control de peso también operan en la dirección contraria. Cuando se obliga a voluntarios a subir de peso sobrealimentádolos en condiciones estrictamente monitoreadas, su metabolismo se acelera y tienden a perder todo interés en comer. Una vez terminado (para alivio de los voluntarios) el periodo de alimentación forzosa, el peso vuelve pronto al nivel usual en cada individuo.[7]

De hecho, a cualquiera le es difícil cambiar significativamente de peso en cualquier dirección. Así como una persona obesa tendría que esforzarse para bajar 20 kilos, una delgada tendría que hacerlo también para subir esa misma cantidad. En el caso tanto de la sub como de la sobrealimentación, estas respuestas biológicas hacen que el peso vuelva adonde empezó, a una especie de "punto fijo del peso" que en gran medida parece predeterminado por nuestros genes (véase "El punto fijo del peso" en la página 70). Si tú heredaste de tus padres genes de obesidad, las respuestas biológicas que defienden el peso se presentarán en ti en una escala mayor que en alguien que no heredó esos genes.

Considera lo que te sucedería durante una fiebre si intentaras bajar tu temperatura tomando un baño de agua helada. Tu cuerpo se resistiría —con severos temblores y constricción de los vasos sanguíneos para generar y conservar calor— y pronto experimentarías un intenso deseo de estar en un lugar seco y caliente. Por estas razones los baños de

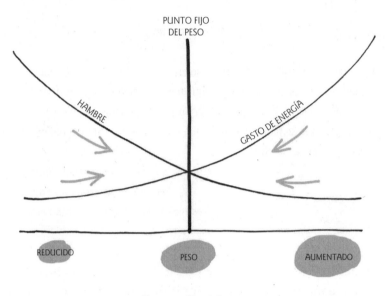

El punto fijo del peso

hielo no son hoy una opción popular de tratamiento. La aspirina es más eficaz porque, durante la fiebre, reduce "el punto fijo de la temperatura", lo que permite que el exceso de calor se disipe más fácil y cómodamente. En cierto sentido la perspectiva del balance calórico de la obesidad equivale a considerar la fiebre como un problema de balance de calor. Esto no es incorrecto en términos técnicos, pero tampoco muy útil.

Si es la biología, y no la fuerza de voluntad, la que controla el peso a largo plazo, ¿por qué los índices de obesidad aumentan tan rápido en el mundo entero? Y sobre todo, ¿qué podemos hacer para evitarlo? Las respuestas se encuentran en nuestras células grasas.[8]

El propósito de la grasa corporal

En nuestra cultura obsesionada con el peso, es común que se menosprecie la grasa que se acumula en el cuerpo. Pero la grasa corporal llamada (científicamente "tejido adiposo") es un órgano muy especializado, de gran importancia para la salud y la longevidad. Entre sus numerosas funciones, rodea y protege a órganos vitales como los riñones y nos aísla del frío. También significa salud y confiere belleza cuando se distribuye en las cantidades y lugares correctos. Lo más significativo es que se trata de nuestro tanque de combustible, una reserva estratégica de calorías que nos protegen de la inanición.

En comparación con otras especies de nuestras dimensiones, los seres humanos tenemos un cerebro muy grande que requiere una enorme cantidad de calorías. Las demandas metabólicas del cerebro son tan elevadas que, en condiciones de reposo, usa una de cada tres calorías que consumimos. Y este requerimiento de calorías es absoluto. Cualquier interrupción causaría pérdida del conocimiento inmediata, seguida velozmente por un ataque, un coma y la muerte. Esto es un problema porque, hasta hace muy poco en la historia humana, el acceso a las calorías siempre había sido impredecible. Nuestros antepasados enfrentaban largos periodos de privación cuando una cacería o cultivo esencial fracasaba, durante inviernos crudos o cuando se aventuraban a cruzar un océano. La clave para su sobrevivencia era la grasa.

Si pasamos sin comer más de varias horas, el cuerpo debe echar mano de reservas de combustible para disponer de energía y esas reservas son de tres tipos básicos, conocidos por cualquiera que haya leído una etiqueta nutricional: carbohidratos, proteínas y grasas. El cuerpo almacena carbohidratos en el hígado y proteínas en los músculos, combustibles que se guardan en forma diluida, porque están rodeados de agua. En contraste, las reservas de grasa están muy concentradas, pues el tejido graso contiene poca agua. Además, los carbohidratos y proteínas puros tienen menos de la mitad de las calorías de las grasas puras, lo que los convierte en fuentes de energía relativamente débiles. Por estos motivos el hígado y los músculos sólo contienen una reducida fracción de calorías en comparación con el tejido graso (menos de 1,300 contra 8,000 por kilo). En ausencia de grasa incluso un hombre musculoso se demacraría luego de varios días sin comer, mientras que casi todos los adultos delgados tienen grasa suficiente para sobrevivir muchas semanas.

Estas células grasas no son reservas inertes. Se apropian completamente del exceso de calorías poco después de cada comida y las liberan de forma controlada en otros momentos, según las necesidades del cuerpo. Asimismo, el tejido graso emite y responde a múltiples señales químicas y mensajes neurales, lo que contribuye a ajustar el metabolismo y el sistema inmunológico. Pero cuando falla, ocasiona grandes problemas.

Grasas voraces

Tiende a creerse que subir de peso es consecuencia inevitable de consumir demasiadas calorías, las que son pasivamente recibidas por las células grasas (véase "La teoría de balance calórico de la obesidad", en la página 66). Pero las células grasas necesitan instrucciones específicas para hacer cualquier cosa de importancia, como almacenar y liberar calorías, sus funciones más cruciales.

Insulina: el fertilizante de las células grasas

Muchas sustancias que produce el cuerpo o que están contenidas en nuestra dieta afectan directamente al comportamiento de las células grasas, entre ellas destaca la hormona insulina. La insulina es producida por el páncreas y es famosa por su capacidad para reducir el azúcar en la sangre. Los problemas con su producción o acción dan origen a las formas comunes de la diabetes, específicamente del tipo 1 (antes llamada diabetes juvenil) y el tipo 2 (frecuente complicación de la obesidad). Sin embargo, la insulina no sólo controla el azúcar en la sangre; también influye en la forma en que las calorías circulan en el cuerpo.

Poco después de empezar a comer el nivel de la insulina sube para dirigir las calorías que entran —glucosa de los carbohidratos, aminoácidos de las proteínas y ácidos grasos libres de las grasas de nuestra dieta— a tejidos donde se les utilice o almacene. Horas más tarde, el decremento del nivel de insulina permite que los combustibles almacenados vuelvan a la sangre, para ser usados por el cerebro y el resto del cuerpo. Aunque otras hormonas e insumos biológicos desempeñan papeles complementarios en esta coreografía, la insulina es la estrella indiscutible.

Los efectos de la insulina en el almacenamiento de calorías son tan potentes que podemos considerarla el *fertilizante* supremo de las células grasas. Por ejemplo, las ratas que recibieron infusiones de insulina desarrollaron menos glucosa en la sangre (hipoglucemia), comieron más y subieron de peso. Aun cuando su alimento fue el mismo de los animales de control, engordaron más.[9] A la inversa, ratones genéticamente manipulados para producir menos insulina presentaron células grasas más sanas, quemaron más calorías y resistieron el aumento de peso, aunque habían recibido una dieta que engordaba a ratones normales.[10]

En los seres humanos los altos índices de liberación de insulina por el páncreas, debidos a variantes genéticas u otras causas, provocan aumento de peso.[11] Personas con diabetes tipo 1 que reciben mucha insulina suben prediciblemente de peso, mientras que las tratadas con muy poca adelgazan por más que coman. Asimismo, medicamentos que estimulan la liberación de insulina desde el páncreas se asocian con aumento de peso y las que la bloquean, con pérdida de peso.[12]

Si demasiada insulina hace que las células grasas incrementen su número y tamaño, ¿qué impulsa al páncreas a producir tanta insulina? Los carbohidratos, en particular los azúcares y almidones muy procesados, que se digieren con rapidez y se convierten en azúcares;[13] en esencia, cualquiera de los alimentos envasados "bajos en grasas" hechos, sobre todo, con cereales refinados, productos de la papa o azúcar concentrada que se introdujeron en nuestra dieta, mientras nos ocupábamos de comer menos grasas.

Nuestras células grasas hacen que comamos de más

Todo esto es endocrinología básica, información firmemente establecida que cualquier estudiante de primer año de medicina debería saber,
pero que abre una posibilidad sensacional: el concepto común de la
epidemia de obesidad plantea las cosas al revés. *No es que nuestras células grasas hayan crecido porque comemos de más; comemos de más porque
nuestras células grasas han sido programadas para crecer.*

Demasiados carbohidratos refinados ocasionan que la glucosa
en la sangre aumente después de comer, lo que a su vez provoca que el
páncreas produzca más insulina de lo que era normal en el pasado. Un
alto nivel de insulina hace que las células grasas acaparen grandes cantidades de glucosa, ácidos grasos y otras sustancias ricas en calorías que
circulan en la sangre. Es como esos torniquetes de suelo a techo que pueden verse en estadios deportivos o en el metro (véase "El torniquete de
un solo sentido de las calorías"). La gente puede pasar sin traba alguna en una dirección, pero unas barras horizontales le impiden regresar.
La insulina conduce calorías a las células grasas y restringe su salida. En
consecuencia, en unas horas el cuerpo empieza a quedarse sin combustible, más rápido de lo normal. Cuando esto sucede, el cerebro detecta
un problema y emite un inequívoco grito de auxilio, en forma de hambre rápidamente creciente. Comer es un medio confiable e inmediato
de incrementar el suministro de calorías en la sangre y los carbohidratos procesados son los que actúan más pronto. El cerebro explota este
hecho y hace que se nos antojen alimentos almidonados y azucarados
más que otros. ¿Qué preferirías comer o beber cuando tu azúcar en la
sangre se desploma: un tazón de fruta, un vaso grande de leche entera,
una pechuga grande de pollo o un empalagoso panecillo de canela (los
cuales tienen el mismo número de calorías)?

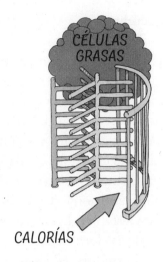

El torniquete de un solo sentido de las calorías

Como suele suceder, caemos en la tentación y comemos el empalagoso panecillo de canela, o cualquier otra de las muchas fórmulas de carbohidratos procesados tan fáciles de conseguir en la actualidad. Pero esto resuelve temporalmente la "crisis de energía", ya que pone en marcha el siguiente ciclo de ascenso-caída y con el tiempo acelera el aumento de peso.

Mi testimonio

He hecho todo tipo de cosas para adelgazar. Pero siempre que me veo frente a un pastel o unas galletas en un evento, me arrojo sobre ellos y luego me siento terrible. Las dietas bajas en calorías no funcionan y después de un rato te desaniman bastante.

—Eric D., 44 años, Catonsville, Maryland
Pérdida de peso: 9.5 kilogramos
Reducción de cintura: 7.5 centímetros

El sistema de alarma del cerebro

Si hacemos una dieta baja en calorías y contenemos el impulso a comer más, la cantidad de calorías disponibles en la sangre seguirá descendiendo, lo que alterará al cerebro, algo que es comprensible si se consideran las catastróficas consecuencias de, incluso, una breve interrupción en su suministro de combustible. Sus partes que monitorean el metabolismo activan entonces el sistema de alarma: nos da un hambre voraz, no podemos pensar sino en comer y cada vez nos sentimos más débiles. Al mismo tiempo, hormonas del estrés como la epinefrina (adrenalina) y el cortisol se vierten en la sangre en un urgente intento por abrir las reservas de calorías localizadas en la grasa y el hígado.

Esta combinación de hormonas del estrés en ascenso y bajo nivel de combustible se asemeja a un estado de inanición que, en otras condiciones, no se desarrollaría hasta después de muchas horas de no comer. Al final sucumbimos al hambre, o una parte de nuestras reservas de calorías son obligadas a regresar al torrente sanguíneo. Pero si estos ciclos ocurren con frecuencia, nuestro metabolismo sufre un retraso, lo que puede volver prácticamente imposible bajar de peso. El método usual de "Come menos, muévete más" pasa por alto la causa última del aumento de peso, tiene efectos secundarios y está condenado al fracaso en la mayoría de la gente. De este modo, las dietas bajas en calorías en realidad pueden empeorar las cosas.

Demasiadas calorías en el cuerpo, pero muy pocas en el lugar indicado

Esta situación es similar a la de un edema, condición en la que sangre salida de los vasos sanguíneos se acumula en alguna parte del cuerpo (las piernas, por ejemplo), lo cual causa hinchazón. Pese a tener demasiada agua en el cuerpo, las personas con un edema pueden experimentar una sed insaciable, porque no hay suficiente agua en su sangre, donde la necesitan. Decirle a alguien con un edema que beba menos no es más eficaz que la restricción de alimentos para adelgazar, porque ignora la causa de fondo. La insulina (y otros factores, como se explicará más adelante) ha programado a las células grasas a desenfrenarse en el almacenamiento de calorías. La gente come de más en forma crónica porque intenta mantener en la sangre calorías suficientes para abastecer al cerebro, en compensación por las retenidas en células grasas sobreestimuladas. Pero mientras el problema de fondo no se resuelva, ésta será una batalla sin fin y esas calorías extra causarán más aumento de peso. El problema fundamental es de distribución: no es que haya demasiadas calorías, sino muy pocas en el lugar indicado. Concebimos la obesidad como una condición de exceso, ¡cuando en realidad es un asunto de inanición!

Esta manera de pensar radicalmente distinta (ilustrada en "La teoría de células grasas de la obesidad", en la página 78) sostiene que comer carbohidratos muy procesados, como ese panecillo de canela o una rosquilla, hará aumentar el número de calorías que se almacenan como grasa, reducirá el de calorías disponibles en la sangre, producirá hambre y activará las regiones cerebrales implicadas con los antojos, todo ello en unas cuantas horas. Con el tiempo, una dieta basada en esos alimentos retardará el metabolismo y tendrá otros efectos adversos en el cuerpo. Y esto es justo lo que mis colegas y yo hemos descubierto en una línea de investigación que ya lleva veinte años.

No todos los desayunos fueron creados iguales

En nuestro primer estudio, realizado a mediados de la década de 1990 y publicado en la revista *Pediatrics*,[14] dimos a doce adolescentes de sexo masculino tres desayunos distintos después de tres estancias nocturnas en nuestra unidad de investigación clínica. Todos los desayunos tenían el mismo número de calorías, pero variaban en cantidad y tipo de carbohidratos. Uno constaba de avena instantánea, con carbohidratos muy procesados (aunque esta avena es técnicamente un "cereal

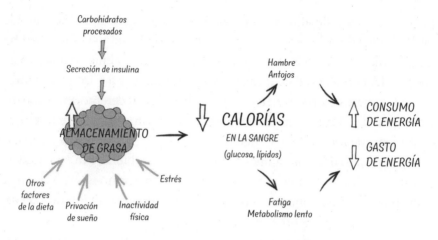

La teoría de células grasas de la obesidad

integral", su grano ha sido pulverizado y cocido a altas temperaturas). El segundo consistía en un carbohidrato muy poco procesado, era avena irlandesa, cuyo grano está prácticamente intacto. Esta avena tarda más en cocerse y digerirse que la instantánea, así que la glucosa y la insulina suben menos. Ambas avenas tenían los mismos nutrientes (65 por ciento de carbohidratos y 20 por ciento de grasas). El tercer desayuno era un omelette de verduras y frutas. Este platillo tenía más proteínas y grasas, menos carbohidratos y ningún producto derivado de cereales.

Como era de esperar, inicialmente la glucosa e insulina en la sangre aumentaron mucho, regular y poco, por efecto de la avena instantánea, la irlandesa y el omelette, respectivamente. Pero todo lo que sube tiene que bajar. Una hora después de tomar la avena instantánea, la glucosa en la sangre comenzó a descender rápidamente. Cuatro horas después, era más baja (en 10 miligramos por decilitro) en este desayuno que en los otros dos, más baja todavía que después del ayuno de toda la noche. Esta diferencia es lo bastante grande para causar hambre e impulsar a comer.[15] Los ácidos grasos libres, el otro combustible importante en el torrente sanguíneo, también fueron más bajos (cuatro horas después de tomar la avena instantánea) que con los demás desayunos, lo que constituye un doble revés metabólico.

¿Estos resultados son meras curiosidades científicas? Los cambios ocurridos en las hormonas del estrés sugieren que no. La adrenalina aumentó cuatro horas después de tomar la avena instantánea, pero se mantuvo estable en los otros desayunos, lo que indica que el cerebro experimentó en el primer caso *una verdadera crisis metabólica*. Algunos de los participantes que consumieron la avena instantánea lucían francamente sudorosos y tambaleantes, lo cual es signo de hipoglucemia.

Esos adolescentes recibieron los mismos platillos a la hora de la comida y a lo largo de la tarde les permitimos comer tanto o tan poco como quisieran de grandes fuentes de apetitosos alimentos: pan, rosquillas, carnes frías, queso crema, queso común, aderezos, galletas y fruta. En promedio, consumieron mucho más de esto (1,400 calorías) si habían comido avena instantánea que irlandesa (900 calorías) o el omelette (750 calorías). ¡Se trata de una diferencia de 650 calorías luego de comer platillos con el mismo número de calorías, aunque de formas diferentes!

Efectos similares se han observado en más de una docena de estudios hechos por otros grupos de investigación.[16] Si apenas una reducida fracción de esa diferencia de 650 calorías afectara a la generalidad de la gente, en una comida tras otra y un día tras otro, podría explicar gran parte del aumento de peso ocurrido desde la década de 1970, cuando se disparó el consumo de carbohidratos muy procesados. De esta manera, platos con las mismas calorías pueden producir resultados muy distintos horas más tarde, como se ilustra en la figura "Hormonas y hambre después de comer alimentos con y sin carbohidratos refinados", en la página 80.

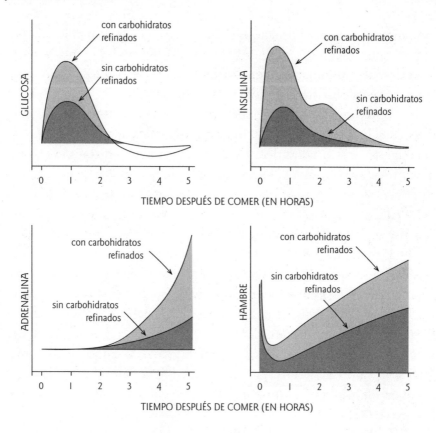

Hormonas y hambre después de comer alimentos con y sin carbohidratos refinados

Tu cerebro bajo el efecto de los carbohidratos de acción rápida

¿Qué pasa en el cerebro después de comer demasiados carbohidratos refinados, cuando el nivel de los combustibles disponibles en la sangre se desploma? Para responder esta pregunta, dimos a doce hombres con IMC alto dos batidos de leche, uno con miel de maíz (carbohidrato muy procesado y de acción rápida) y el otro con fécula de maíz sin cocer (carbohidrato de acción lenta). Por lo demás, ambos batidos tenían los mismos nutrientes básicos (proteínas, grasas y carbohidratos) y dulzor similar, controlado con la adición de cantidades levemente distintas de endulzantes artificiales. Los batidos se proporcionaron en forma aleatoria, de manera que ni los participantes ni el personal del estudio sabían cuál tomaron primero.

Los resultados se publicaron en el *American Journal of Clinical Nutrition*.[17] A semejanza de nuestro primer estudio, los niveles de glucosa e insulina en la sangre fueron más altos una o dos horas después de tomar el batido de acción rápida, pero cuatro horas después la glucosa cayó a un nivel más bajo y el hambre reportada fue mayor que en el caso del batido de acción lenta. Al mismo tiempo, escaneamos el cerebro mediante la técnica de imagen por resonancia magnética funcional (IRMf). Estos escáneres detectaron que una región cerebral, conocida como núcleo accumbens, se iluminaba como un rayo láser tan pronto como se ingería el batido de acción rápida. El efecto era tan fuerte y sistemático que se presentó en todos los participantes, lo que concede gran confianza estadística a los resultados. El núcleo accumbens se considera la zona cero de las recompensas, los antojos y las adicciones, lo que incluye el abuso de alcohol, tabaco y cocaína. La activación de esta región cerebral en una dieta para bajar de peso debilitaría la fuerza de voluntad, lo cual hace que el panecillo de canela sea muy difícil de resistir.

El concepto de adicción a los alimentos es muy controvertido porque, a diferencia de las drogas, necesitamos los alimentos para vivir. No obstante, este estudio apunta a la posibilidad de que los carbohidratos muy procesados se apropian de los circuitos básicos de recompensas del cerebro no porque sean inherentemente sabrosos (ambos batidos eran igual de dulces), sino a causa de su acción directa en el metabolismo. El hambre es muy difícil de combatir en cualquier circunstancia; pero una vez que interviene el núcleo accumbens, se acabó.

El tipo de calorías que comes afecta la cantidad que quemas

Del lado positivo estos estudios a corto plazo demuestran que estamos a sólo una comida de revertir ese círculo vicioso. Pero plantean esta pregunta: ¿los efectos duran más de un día? Para examinar esto hicimos un largo estudio de alimentación en el que brindamos a veintiún jóvenes todo lo que comieron en siete meses. Primero los subalimentamos para reducir su peso entre 10 y 15 por ciento (unos 11.5 kilos). Luego los estabilizamos en este peso nuevo y menor incrementando su ingesta alimentaria. Más tarde estudiamos, tres dietas (cada una durante un mes), todas ellas con el mismo número de calorías, aunque con distinta proporción de macronutrientes: *alta en carbohidratos* (60 por ciento), conforme a las recomendaciones gubernamentales; *media en carbohidratos* (40 por ciento), a semejanza de la dieta mediterránea y *baja en carbohidratos* (10 por ciento), como la dieta Atkins.

Descubrimos que los participantes quemaron a diario 325 calorías más en la dieta baja que en la alta en carbohidratos (diferencia equivalente a una hora de actividad física moderadamente vigorosa, aunque en este caso sin mover un dedo) y 150 calorías más en la dieta media que en la alta en carbohidratos (equivalente a una hora de actividad física ligera).

La dieta alta en carbohidratos tuvo también el peor efecto en importantes factores de riesgo de enfermedades del corazón, como resistencia a la insulina, triglicéridos y colesterol HDL. Estos resultados fueron publicados en 2012 en el JAMA,[18] e indican que, para el cuerpo, no todas las calorías son iguales. El *tipo* de calorías que entran en él afecta la *cantidad* que sale.

Este estudio presenta dos limitaciones. Primero, pese al intento de controlar todos los aspectos posibles de dieta y estilo de vida, los participantes no permanecieron todo el tiempo bajo observación directa. No podemos saber con certeza si cumplieron la dieta en casa, cuando asistían a fiestas o al transportarse. Segundo, cada dieta duró únicamente un mes. Para comprender los verdaderos efectos temporales de una dieta se necesitan intervenciones mucho más prolongadas, lo cual puede ser demasiado costoso y difícil de hacer en forma apropiada con seres humanos. Por esta razón también estudiamos a una especie cuya dieta y entorno pueden ser controlados con precisión tanto como se quiera.

Mi testimonio

Me hice una evaluación metabólica activa en mi gimnasio, prueba que determina de dónde obtiene energía el cuerpo a crecientes niveles de actividad. Tras calentar y emprender la prueba, mi entrenador me preguntó si había modificado recientemente mi dieta. Le dije que sí, que ya no comía azúcar ni carbohidratos simples y, en cambio, sí muchas proteínas, verduras y grasas. Mis resultados le sorprendieron; llamó incluso a otros entrenadores para que vieran mis resultados. Este examen divide los datos en cuatro áreas de ejercicio y salvo en el caso del mayor esfuerzo, toda mi energía (quema de calorías) había procedido de mis células grasas y no de carbohidratos. Él quedó muy impresionado. Conclusión: con la dieta correcta, ¡nuestra energía es provista por las células grasas y el peso que perdemos es grasa real! ¡Increíble!

—Dan B., 45 años, Lehi, Utah
Pérdida de peso: 7 kilogramos
Reducción de cintura: 2.5 centímetros

Comes menos calorías, pero ganas más grasa

En un estudio publicado en The Lancet,[19] examinamos a dos grupos de ratas de la misma raza que fueron alimentadas con dietas idénticas, excepto por el tipo de carbohidratos. Un grupo comió el tipo de almidones propio de los frijoles, llamado amilosa, una molécula dura y pequeña de digestión lenta. El otro comió el tipo de almidones propio de la papa blanca, llamado amilopectina, molécula grande y esponjosa de digestión rápida. Alteramos la cantidad total de comida suministrada a cada animal para mantener igual el peso promedio en ambos grupos a lo largo del estudio, el cual duró dieciocho semanas (equivalentes a quince años en una rata).

A partir de las siete semanas, las ratas que seguían la dieta de carbohidratos de acción rápida requirieron menos comida que las que seguían la de carbohidratos de acción lenta para prevenir un excesivo aumento de peso, *evidencia de que su metabolismo se había retardado*. Al final del estudio, analizamos su composición corporal evaluando la distribución de indicadores químicos en el cuerpo. Aunque ambos grupos pesaban exactamente lo mismo, las ratas a dieta de carbohidratos de acción rápida tenían 70 por ciento más grasa (y una reducción proporcional de tejido muscular).

Estos hallazgos refutan por completo la teoría de balance calórico de la obesidad. De acuerdo con la opinión estándar, la mejor manera de bajar o no subir de peso es reducir el consumo de calorías. Y eso fue justo lo que hicimos con el grupo de carbohidratos de acción rápida: en esencia, lo sometimos a una dieta baja en calorías. Pero, pese a haber consumido *menos* alimentos, tenía *más* grasa y mucho más altos factores de riesgo de enfermedades del corazón. En consonancia con la figura "La teoría de células grasas de la obesidad" (véase la página 78), los carbohidratos de acción rápida incrementaron el nivel de insulina, lo que provocó que las calorías se almacenaran como grasa a expensas de los tejidos magros y la salud general de las ratas.

Claro que los roedores no son humanos y es un hecho que necesitamos pruebas clínicas de suficiente tamaño, alcance y duración para obtener respuestas concluyentes. Sin embargo, hace poco empezaron a acumularse datos sobre los efectos de la composición de la dieta en el cuerpo humano. Iris Shai, de la Ben-Gurion University de Israel; Meir Stampfer, de Harvard, y sus colegas, asignaron una dieta baja en grasas o en carbohidratos/mediterránea a varios cientos de adultos de cintura

grande y midieron rigurosamente los cambios en la grasa durante dieciocho meses. Análisis preliminares indican que esas dietas tuvieron
efectos muy distintos en el contenido de grasa en el abdomen, corazón, hígado, páncreas y otros órganos, más allá de la pérdida de peso.*
En ese mismo sentido algunos investigadores de la Pennsylvania State University pidieron a cuarenta y ocho adultos consumir durante seis
semanas una dieta para reducir el colesterol complementada con 250
calorías de almendras altas en grasas o de muffins altos en carbohidratos. La grasa en el abdomen decreció de modo considerable en quienes
consumieron la dieta con almendras.[20]

Asimismo, importantes investigaciones como el Nurses' Health
Study y el Health Professionals Follow-Up Study, comparten sistemáticamente la misma idea sobre los carbohidratos muy procesados. Investigadores de Harvard examinaron la relación de alimentos específicos
con cambios de peso durante periodos sucesivos de cuatro años entre
1986 y 2006, y reportaron los resultados en 2011 en el *New England
Journal of Medicine*.[21] Encabezaron la lista de aumento de peso los productos de la papa y las bebidas azucaradas, seguidos muy de cerca por
los cereales refinados. En contraste, las nueces, la leche entera y el queso no registraron ninguna relación con el aumento de peso *o se asociaron con su pérdida*. ¡Parece que los alimentos altos en grasas que hemos
evitado durante décadas son la clave para adelgazar!

Una dieta de baja calidad mantiene encerradas las calorías en las células grasas

Consideremos una forma más de ver el sistema de gestión de calorías-
combustible del cuerpo usando como analogía un tanque de gas. Supongamos que un hombre tiene una cabaña en el bosque con un sistema de
calefacción automática abastecido por gas natural comprimido, como

* Resultados inéditos que se reproducen aquí con autorización de Iris Shai.

se ilustra en la figura de abajo, "Analogía del sistema de calefacción de gas natural". Cuando la temperatura desciende, el termostato manda un mensaje electrónico al tanque solicitando más combustible, una válvula de salida se abre y el gas natural fluye por la tubería hasta una chimenea, donde genera calor. Una vez que la temperatura en la cabaña sube al nivel deseado, el termostato manda otro mensaje, para que el tanque de combustible cierre la válvula.

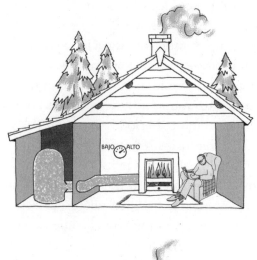

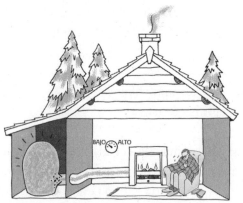

Analogía del sistema de calefacción de gas natural:
habrá problemas si la válvula de salida se atasca y el gas no puede salir del tanque

Ahora imaginemos qué pasaría si, en un torpe intento por ahorrar, el hombre llenara el tanque con combustible de baja calidad y la válvula de salida se obstruyera, restringiendo, en parte, el flujo de gas. La chimenea no tendría suficiente combustible y la cabaña se enfriaría. Obviamente, la solución razonable sería limpiar el sistema y optar por un combustible de alta calidad. En vez de eso, el tacaño propietario de la cabaña decide cargar más gas, lo que incrementa la presión en el tanque. Esta medida provisional podría funcionar por un tiempo, porque en un principio la mayor presión extraerá del tanque combustible adicional.

De la misma manera, las reservas de grasa crecientes vencen la dificultad de extraer calorías de las células grasas causada por una dieta de baja calidad. Pero esta estrategia no funcionará de modo indefinido. Mientras la obstrucción de combustible permanezca —para el hipotético dueño de la cabaña y las personas obesas—, el problema no hará más que agravarse. Los residuos atascarán todavía más la válvula de salida (el mecanismo de liberación de calorías de las células grasas), lo que requerirá cada vez mayor presión del tanque (grasa) para mantener caliente la cabaña (nuestro metabolismo en marcha) hasta que el sistema llegue a un estado crítico.

Grasa enfadada

El excesivo aumento de peso puede continuar por un tiempo con pocas consecuencias serias. A diferencia de otros órganos, la grasa tiene una prodigiosa capacidad para guardar calorías y expandirse mientras continúa ejecutando sus funciones usuales. Pero esa capacidad no es ilimitada. A la larga, las células grasas llegan a un umbral crítico y empiezan a emitir señales de emergencia. El sistema inmunológico llega al rescate y entonces comienzan realmente las dificultades.

Inflamación crónica

La inanición y las infecciones son dos de las mayores amenazas para los animales en la naturaleza. Por lo tanto, quizá no sea de sorprender que la grasa, la cual almacena calorías, y el sistema inmunológico, que combate a microbios invasores, estén estrechamente vinculados entre sí. El tejido graso es nuestra reserva de energía más concentrada, una fantástica presa biológica para las bacterias invasoras que puedan llegar hasta él. Quizá por esta razón, los glóbulos blancos (que combaten infecciones) circulan continuamente por el tejido graso, en constante vigilancia de sustancias extrañas.[22] Los glóbulos blancos y las células grasas emiten múltiples mensajes químicos que contribuyen a optimizar el metabolismo, la inmunidad a infecciones y la salud general. Sin embargo, esta relación en incesante ajuste se ve perturbada por la obesidad.

Cuando las células grasas alcanzan un tamaño crucial —que puede variar de una persona a otra—, muchas cosas se deterioran. La maquinaria interna de esas células puede padecer por el esfuerzo de mantener tanta grasa. Algunas pueden sufrir privación de oxígeno, habiendo agotado su provisión de sangre. Así, se alteran, y varias mueren, lo que libera sustancias químicas que indican que el tejido ha sido dañado. Inmediatamente después de recibir estas señales de peligro, los glóbulos blancos residentes piden refuerzos a células del sistema inmunológico en otras partes del cuerpo y pasan al modo de ataque. Esta respuesta rápida puede salvar vidas frente a una invasión de microbios, pero en este caso no hay infección que combatir y esa reacción agrava las cosas aún más.[23]

Normalmente, el sistema inmunológico se moviliza sólo en respuesta a una amenaza externa o lesión, cuando actúa para destruir a los invasores y reparar el daño. Una vez hecho esto, se aquieta rápidamente. No obstante, si se le activa con persistencia, el poderoso armamento del sistema inmunológico puede dirigirse contra el cuerpo, lo que resulta en inflamación crónica. Este nocivo proceso ocurre en forma especialmente drástica con enfermedades autoinmunes como mal de Crohn, artritis reumatoide, lupus y esclerosis múltiple.

En la obesidad la activación del sistema inmunológico por células grasas estresadas conduce a un ciclo ascendente de inflamación y lesiones, con consecuencias potencialmente terribles (véase la figura "Resistencia a la insulina, inflamación crónica y enfermedades sistémicas", en la página 90). Esta situación se asemeja a la del tanque de gas demasiado presurizado: tarde o temprano la tubería explotará, lo que soltará gas en la cabaña y pondrá a su dueño en un riesgo inmediato. De igual forma el tejido graso inflamado arroja en la sangre un tóxico cúmulo de sustancias químicas que disemina enfermedades por todo el cuerpo. La inflamación crónica de las paredes de los vasos sanguíneos hace que las arterias se angosten, provocando un padecimiento conocido como arteriosclerosis, lo que resulta en predisposición a un infarto o derrame cerebral. La inflamación crónica en el hígado puede ocasionar hepatitis y cirrosis; en los músculos, pérdida de masa corporal magra; en los pulmones, asma; en el cerebro, más trabas al metabolismo y tal vez afecciones neurodegenerativas como mal de Alzheimer (que algunos llaman ya diabetes tipo 3).[24]

Resistencia a la insulina, diabetes tipo 2 y otros problemas de salud

En esta etapa, después de años de subir sin cesar, el peso puede llegar a un estancamiento, porque la inflamación crónica provoca resistencia a la insulina, lo que entorpece la capacidad de las células grasas para absorber y almacenar más calorías. La resistencia a la insulina es un concepto complicado, pero para entender la idea básica, intenta concebir a la insulina como una llave que cabe exactamente en un cerrojo (receptor de insulina) situado en la superficie de las células en todo el cuerpo. En condiciones normales la insulina actúa con facilidad en ese receptor y abre las puertas de las células para que dejen entrar glucosa. También estimula procesos celulares relacionados con el crecimiento, alterando,

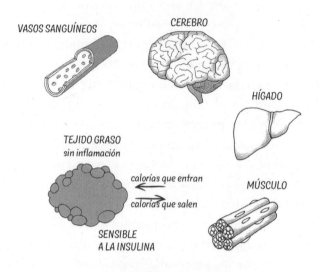

VASOS SANGUÍNEOS

CEREBRO

HÍGADO

TEJIDO GRASO
sin inflamación

calorías que entran

calorías que salen

MÚSCULO

SENSIBLE
A LA INSULINA

GRASA SALUDABLE

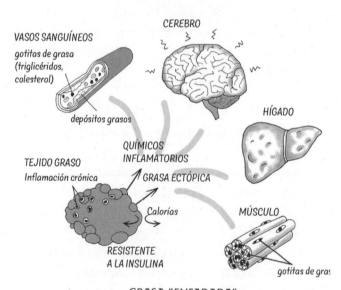

VASOS SANGUÍNEOS
gotitas de grasa
(triglicéridos,
colesterol)

depósitos grasos

CEREBRO

HÍGADO

QUÍMICOS
INFLAMATORIOS

TEJIDO GRASO
Inflamación crónica

GRASA ECTÓPICA

Calorías

MÚSCULO

RESISTENTE
A LA INSULINA

gotitas de gras

GRASA "ENFADADA"

Resistencia a la insulina, inflamación crónica y enfermedades sistémicas en parte, la actividad de muchos genes. Cuando hay resistencia a la insulina ese cerrojo se oxida y el nivel de insulina en la sangre aumenta, en un intento por forzar la puerta de las células. Sin embargo, la resistencia a la insulina no ocurre en forma sistemática en todo el cuerpo, así que un órgano podría recibir muy poca estimulación de insulina (porque el cerrojo está muy oxidado) mientras que otro podría recibir demasiada (porque el cerrojo permanece relativamente libre de oxidación), desequilibrio que contribuye a las consecuencias médicas de la obesidad.

En cualquier caso, ese estancamiento del peso causado por la resistencia a la insulina no es tan benéfico como podría parecer. La inflamación crónica también obstruye la absorción y liberación de calorías por parte de las células grasas, lo que perpetúa el hambre y la sobrealimentación. Pero en estas nuevas circunstancias un exceso de calorías consumidas no tiene a dónde ir, así que se acumula en lugares anormales, como el hígado y los músculos. Esa grasa anómala, llamada grasa ectópica, agrava la resistencia a la insulina y sienta las bases para el desarrollo de la diabetes.[25]

Si el páncreas se fatiga y no puede producir suficiente insulina para compensar la resistencia en su contra, se desarrolla la diabetes tipo 2. Cuando esto sucede, el cuerpo se vuelve incapaz de lidiar con los carbohidratos y el azúcar en la sangre aumenta por encima de la escala normal (igual o mayor que 126 miligramos por decilitro en ayunas, o 200 miligramos por decilitro, dos horas después de consumir glucosa). Cuando el índice de azúcar en la sangre es crónicamente alto y se asocia con otros trastornos metabólicos de la diabetes, somete a los órganos a estrés adicional, lo que eleva en alto grado el riesgo de infarto, deficiencia renal, ceguera, amputación de extremidades y otros problemas.

Irónicamente, el tratamiento estándar de la diabetes, desde la década de 1970, ha sido una dieta baja en grasas y alta en carbohidratos, ¡la misma que contribuyó al problema en primer término! Nadie daría lactosa —azúcar de la leche— a una persona con intolerancia a ella. Por lo tanto, ¿qué sentido tiene dar gran cantidad de carbohidratos a alguien que, por definición, tiene intolerancia a ellos?

Mi testimonio

Cuando inicié este programa tenía altos niveles de presión arterial, triglicéridos y CRP (prueba de inflamación crónica). Apenas dieciséis semanas después, todo eso se había normalizado, y mi doctora me dijo que era la primera vez en varios años que no le preocupaba mi diabetes, porque estaba bajo control. ¡Sería maravilloso que pudiera dejar de tomar medicamentos para la diabetes!

—Ruth S., 65 años, Stillwater, Minnesota
Pérdida de peso: 7 kilogramos
Reducción de cintura: 6.5 centímetros

Si la inflamación crónica se extiende al hipotálamo, surgen nuevos y severos problemas.[26] Se considera que el hipotálamo, una de las partes fundamentales del cerebro, es el control maestro del metabolismo. Para ubicarlo visualiza el punto en el que se cruzan dos línea imaginarias, una de las cuales va desde en medio de los ojos al fondo de la cabeza y la otra de la punta de una oreja a la otra. El hipotálamo integra señales del cuerpo, como la leptina, hormona de las células grasas (ya explicada en el capítulo 2) y de otras partes del cerebro para ajustar el hambre y el ritmo metabólico con objeto de impedir fluctuaciones de peso desmedidas. Daños a esta región del cerebro pueden causar una forma extrema de obesidad que se resiste a casi todo intento de tratamiento.

En estudios de laboratorio los ratones normales desarrollaron inflamación del hipotálamo poco después de ser sometidos a una dieta inductora de obesidad, la cual produce lesiones en las células situadas en esa región. En contraste, ratones genéticamente manipulados para impedir la inflamación del hipotálamo están protegidos de la obesidad.[27] Estudios preliminares en personas obesas han identificado lesiones cerebrales similares a las observadas en animales.[28] Estos hallazgos indican que, a menos que se tomen medidas para revertir la inflamación del hipotálamo, el aumento de peso puede ser prácticamente irreversible.

De modo inevitable aumentan las complicaciones cardiovasculares, como presión alta, triglicéridos altos, bajo colesterol HDL (bueno) e hígado graso, componentes de lo que se llama "síndrome metabólico". Ciertas medicinas modernas pueden controlar por un tiempo algunas de esas afecciones, pero el infarto y el derrame cerebral se avizoran en el horizonte si no se resuelven los problemas de fondo (insulina alta e inflamación crónica).

Mi testimonio

Me asustó la dieta alta en grasas de la fase I, sobre todo porque tengo colesterol alto. Nos habían dicho que no comiéramos muchas grasas. Pero al final del programa mis pruebas de laboratorio mejoraron tanto que mi doctor redujo a la mitad mis medicinas para el colesterol.

—*Betty T., 76 años, Garland, Texas*
Pérdida de peso: 7.5 kilogramos
Reducción de cintura: 7.5 centímetros

Después de las enfermedades cardiovasculares, el cáncer es la principal causa de muerte en Estados Unidos y el mayor temor, relativo a la salud, de muchas personas. También en este caso una dieta poco saludable puede ponernos en riesgo. La insulina no sólo fertiliza a las células grasas, sino que también estimula a otros tejidos en todo el cuerpo. En los adultos con obesidad, células de cualquier clase pueden ser sobreestimuladas durante décadas por la insulina y otras sustancias promotoras del crecimiento (como las hormonas de la familia "factores de crecimiento similares a la insulina"). Comer demasiados carbohidratos muy procesados exacerba esta situación. A la larga, algunas células pueden escapar al sistema normal de control molecular que limita el crecimiento, lo que derivaría en cáncer. La inflamación crónica acelera esta transformación maligna, como se ha descrito respecto a cánceres de esófago, estómago, colon, páncreas, pulmón, próstata y mama. Recientemente, la American Society of Clinical Oncology concluyó que la obesidad provoca casi cien mil cánceres al año, eleva el riesgo de reaparición y explica de 15 a 20 por ciento la mortalidad relacionada con ese padecimiento.[29]

Cómo calmar la grasa enfadada

En grandes estudios observacionales el peso se vincula muy de cerca con enfermedades crónicas asociadas a la obesidad,[30] aunque esta relación no es homogénea. Algunas personas pueden almacenar mucha grasa en forma sana, especialmente en la cadera, el trasero y los muslos (cuerpo en forma de pera), sin desarrollar resistencia a la insulina ni inflamación crónica, al menos por un tiempo.[31] En otras, como las que tienen exceso de grasa en el abdomen (cuerpo en forma de manzana), la transición de tejido graso normal a inflamado puede ocurrir en un peso relativamente bajo, afección conocida como "delgado por fuera, obeso por dentro".[32] Por este motivo, permanecer esbelto no basta para mantenerse a salvo de los estragos de la resistencia a la insulina y la inflamación crónica. En efecto, millones de estadunidenses de peso técnicamente normal están expuestos a todas las complicaciones mencionadas, con base en una combinación de genes y dieta.

Durante cincuenta años nos dijeron que una dieta baja en grasas nos protegería de enfermedades crónicas. Esta noción inspiró la prueba clínica de la Women's Health Initiative emprendida en 1991 (cuyos decepcionantes resultados se detallaron en el capítulo 2, véanse las páginas 47-48) y el diseño del estudio Look Ahead, lanzado una década más tarde. La meta de Look Ahead era reducir las enfermedades del corazón, complicación común de la diabetes. Este estudio, realizado en dieciséis clínicas de Estados Unidos, asignó a cinco mil adultos con diabetes tipo 2 una dieta baja en grasas y una modificación intensiva de estilo de vida o al cuidado usual. Publicada en 2013 en el *New England Journal of Medicine*,[33] esta investigación terminó en forma prematura por razones de "futilidad". Estadísticos independientes que la analizaron no encontraron ninguna reducción de las enfermedades del corazón entre los participantes a quienes se asignó la dieta intensiva baja en grasas, como tampoco una menor posibilidad de obtener algún día ese beneficio.

Casualmente, aquel mismo año también se publicó en esa prestigiosa revista el estudio PREDIMED.[34] En él se asignó una de tres dietas a siete mil quinientos adultos españoles con factores de riesgo de enfermedades del corazón: una dieta mediterránea con mucho aceite de oliva, otra mediterránea con muchas nueces o bien, una dieta convencional baja en grasas. Las intervenciones no implicaron restricción de calorías ni pérdida de peso. PREDIMED terminó también antes de tiempo, pero en este caso porque su eficacia superó las expectativas. Los dos grupos altos en grasas tuvieron reducciones tan significativas (de 30 por ciento) en enfermedades cardiovasculares que continuar con la prueba habría sido poco ético para los miembros del grupo convencional.

Estos dos estudios recientes deberían enterrar para siempre la dieta estándar baja en grasas. Pero, en general, demuestran que las modestas mejoras en la dieta —específicamente, más grasas y menos carbohidratos procesados— pueden prevenir enfermedades relacionadas con la obesidad en cualquier peso. Una dieta de alta calidad parece serenar a la "grasa enfadada" aun sin pérdida de peso. Con esta última, los beneficios de salud podrían ser enormes.

Antojos, atracones y "adicción a la comida"

La mayoría de nosotros hemos perdido el control al comer en un momento u otro, sólo para lamentarlo más tarde. ¿Quién no se ha sentido incómodamente lleno después de al menos una cena de navidad? ¿Pero por qué tantas personas suelen sucumbir a sus antojos y se dan un atracón, pese a sus fuertes sentimientos de culpa y el profundo deseo de adelgazar? En cierto sentido, todas las personas con exceso de peso (es decir, la mayoría de los adultos en Estados Unidos) padecen un trastorno alimentario, porque, por definición, comen en exceso en forma repetida.

Los trastornos alimentarios se tratan comúnmente como un problema psicológico de débil control de impulsos. Por esta razón el tratamiento suele implicar terapia de conducta, con la meta de no provocar situaciones de riesgo, aminorar la exposición a "alimentos peligrosos" y desarrollar estrategias alternativas de afrontamiento. Pero este enfoque falla a menudo, porque ignora los factores biológicos que determinan el antojo.

Considérese el mal de Addison, deficiencia severa de las glándulas adrenales que puede aquejar a adolescentes y jóvenes. En esta dolencia, dichas glándulas pierden la capacidad de producir aldosterona, hormona que permite a los riñones retener sodio. Aunque el mal de Addison puede tratarse de manera eficaz con terapia hormonal sustitutiva, el diagnóstico suele errar al principio, lo que expone al cuerpo a una peligrosa deficiencia de sodio. Si esto ocurre, el cerebro responde incrementado el antojo de sal, en un intento por compensar su pérdida en la orina. Piensa ahora en un adolescente con mal de Addison no diagnosticado que experimenta incontrolables impulsos de comer papas fritas, galletas y otros alimentos salados. Sus padres, alarmados por este cambio en su conducta alimentaria, podrían consultar a un psicólogo, que quizá propondría una terapia que explore las raíces emocionales de esos inusuales antojos. Pero ninguna terapia dará resultado en este caso, porque el origen del problema es biológico: demasiada pérdida de sal en la orina.

De igual modo, los métodos psicológicos para contener los atracones tendrán una eficacia limitada si las células grasas absorben demasiadas calorías y dejan muy pocas al resto del cuerpo. Es imposible saber si un problema de conducta como un trastorno alimentario es de origen psicológico (o hasta psiquiátrico) mientras no se tomen en cuenta posibles implicaciones biológicas.

Como ya vimos, el nivel excesivo de insulina, provocado por carbohidratos muy procesados, causa que las células grasas absorban demasiadas calorías, dejando muy pocas en los lugares indicados. Cuando el torrente sanguíneo se queda sin calorías, el cerebro activa un sistema de alarma que induce hambre y antojos. Específicamente deseamos carbohidratos muy procesados —papas fritas, galletas dulces y saladas, caramelos, pasteles y cosas por el estilo— por una simple razón: nos hacen sentir mejor en cuestión de minutos. El problema es que también nos hacen sentir peor varias horas después, lo que da inicio al siguiente ciclo adictivo. En cierto sentido los carbohidratos muy procesados son semejantes a las drogas, cuyos índices de absorción de grasas incrementan la adictividad.[35] Por ejemplo, la hoja de coca sin procesar (que tarda un buen rato en masticarse y digerirse) tiene una larga historia de consumo inofensivo en América del Sur para tratar el mal de montaña y otras condiciones. Pero cuando el ingrediente activo, la cocaína, se refina y concentra para que ejerza una acción rápida, la consecuencia es una seria adicción física y psicológica.

Mi testimonio

Hoy comí una dona tradicional. Antes me encantaban. Cuando la terminé me di cuenta de que no me había gustado. No cumplió mis expectativas. Esperaba disfrutar cada mordida... y nada. Supongo que mi cuerpo está cambiando. Comí esa dona porque me acordé de que me gustaban; aunque no tenía hambre. Y no me gustó. Sencillamente estaba ahí. Me propongo recordarme ahora que los alimentos de verdad son mucho mejores.

—*Angelica G., 50 años, Sacramento, California*
Pérdida de peso: 5 kilogramos
Reducción de cintura: 7.5 centímetros

Hagamos un experimento mental. Imagina que acabas de te-ner una áspera discusión con tu cónyuge. No puedes localizar a tu me-jor amiga o amigo para hablar de eso y vas a dar a la cocina en busca de consuelo en los alimentos. Supongamos que sólo encuentras estas cua-tro opciones, cada una de ellas con 400 calorías:

Pan: 5 rebanadas (carbohidratos muy procesados)
Moras: 6 tazas (carbohidratos no procesados)
Mantequilla: ½ barra o 12 cucharaditas (grasas)
Cecina de res: cinco porciones de 30 gramos (proteínas)

¿Cuál de ellas podrías consumir más rápido? ¿Cuál suscitaría en tu cuer-po la menor cantidad de síntomas (como sensación de plenitud, in-comodidad o hasta náusea)? ¿Con cuál volverías a tener hambre más pronto? ¿Cuál tendría más probabilidades de inducir un atracón? Qui-zás elegirías el pan como respuesta a todas estas preguntas. Es mucho más difícil darte un atracón con las demás opciones, y si lo hicieras, probablemente te resistirías a volver a hacerlo pronto.

Claro que algunas personas sufren trastornos alimentarios se-rios, como bulimia, que pueden requerir ayuda psiquiátrica especiali-zada. Y ni siquiera los alimentos de más alta calidad pueden llenar el vacío emocional. La terapia psicológica puede desempeñar un papel importante en lo referente a vencer los retos de la vida y promover un cambio de conducta positivo. Pero los carbohidratos muy procesados sientan las bases para un atracón, sea cual sea nuestro estado psicológi-co. Si los eliminas, tus problemas de conducta relacionados con los ali-mentos podrían resolverse en forma espontánea. Respecto a la mayoría de los alimentos naturales, tu cuerpo te dirá en términos nada ambiguos que ha tenido suficiente.

Mi testimonio

¡Es posible no tener antojos! No lo creía, pero cuando sigo este programa me siento tranquila, sin ansias por comer ciertos alimentos en los que pensaba obsesivamente. Ahora reconozco que estar llena de carbohidratos produce una sensación diferente, incómoda, como la de una ballena varada en la playa. Antes tenía esa horrible sensación y aun así deseaba comer más.

—Pamela G., 56 años, Chantilly, Virginia
Pérdida de peso: 3.5 kilogramos
Reducción de cintura: 9 centímetros

Alimentos para pensar

La salud óptima depende de un cuidadoso equilibrio de acciones biológicas opuestas: contracción y relajación del corazón, inhalación y exhalación, vigilia y sueño. Si el corazón se contrae mucho en forma repetida, o la respiración es demasiado profunda, el cuerpo sufre las consecuencias. Lo mismo sucede con la alimentación. Después de comer, cierto número de calorías entran al cuerpo y reabastecen las reservas de energía. Horas más tarde, la marea se invierte y las calorías fluyen en la dirección contraria, fuera de sus sedes de almacenamiento. Normalmente esta coreografía en vaivén ocurre sin contratiempos, con positivos efectos de salud. Pero nuestra moderna dieta industrial ha trastornado ese ritmo natural (véase la figura "Hormonas y hambre después de comer alimentos con y sin carbohidratos refinados", en la página 80) e inunda de calorías el torrente sanguíneo inmediatamente después de comer, sólo para hacernos sentir su deficiencia horas más tarde. El cuerpo lidia con estos extremos lo mejor que puede, incrementando el nivel de insulina durante la inundación de calorías y las hormonas del estrés durante la sequía. Pero estas exageradas oscilaciones de las hormonas y el metabolismo imponen al cuerpo un alto costo. Es lógico que también afecten al cerebro.[36]

En un estudio de alimentación muy controlado, investigadores de la University of Wales, en el Reino Unido, dieron a setenta y un estudiantes universitarias desayunos de digestión lenta o rápida con base en carbohidratos y después probaron sus funciones cognitivas. Descubrieron que la memoria, en especial de palabras difíciles, se veía afectada en la mañana posterior al desayuno de digestión rápida. Este efecto llegaba a su punto más alto (déficit de 33 por ciento) varias horas después de la ingestión.[37] Resultados similares se obtuvieron en Toronto con veintiún pacientes de diabetes. Luego de una comida con carbohidratos de digestión rápida, el desempeño de la memoria verbal, la memoria de trabajo, la atención selectiva y la función ejecutiva era peor que después de una comida con la misma cantidad de carbohidratos de digestión lenta.[38]

En caso de persistir, estos déficits cognitivos pueden derivar en trastorno de déficit de atención en niños y jóvenes. Por supuesto, existen muchos motivos para que los chicos de hoy tengan dificultades para concentrarse, los cuales van desde demasiado tiempo frente a la pantalla a muy poco sueño. Pero éstos y otros estudios indican que el excesivo consumo de carbohidratos muy procesados podría contribuir a ese problema.

Supongamos que a tu hijo de doce años le diste de desayunar una rosquilla de "cereales integrales" con queso crema sin grasa y un vaso de jugo 100% natural, como lo recomendaba la pirámide de los alimentos (véase "La pirámide de los alimentos de 1992", en la página 28). Aunque estos productos parecen saludables, están muy procesados y contienen pocas proteínas y grasas para contrarrestar sus carbohidratos de digestión rápida. A media mañana, las calorías en la sangre de tu hijo podrían desplomarse y habría una descarga de hormonas del estrés, lo cual difícilmente constituye una receta biológica para la concentración y el aprendizaje. Curiosamente, los medicamentos estimulantes usados para tratar el trastorno de déficit de atención tienen acciones biológicas muy similares a la adrenalina, la hormona del estrés. ¿Esos medicamentos podrían contrarrestar las oscilaciones de azúcar en la sangre que ocurren en la muy procesada dieta que los niños consumen en la actualidad?

Mi testimonio

Sufro de depresión, pero no hablo abiertamente de esto, a causa del estigma. Este programa ha traído felicidad a mi vida. No puedo explicarlo, como tampoco puedo explicar la depresión. Siento que estoy cambiando por dentro. Esta dieta está cambiando mi vida.

—*Joyce D., 70 años, Roswell, Georgia*
Pérdida de peso: 3.5 kilogramos
Reducción de cintura: 11.5 centímetros

¿Qué suerte tiene nuestro bienestar general en medio del asalto al cuerpo y la mente por la hiperprocesada dieta moderna? Para hacernos una idea de ello, considera el uso general de medicinas y sustancias que alteran el estado de ánimo, entre las que están algunos productos muy publicitados en la televisión. Tomamos cafeína para despertar, alcohol para calmarnos antes de dormir y tranquilizantes para descansar. Necesitamos ibuprofeno para el dolor, antiácidos para la indigestión y pastillas para la disfunción eréctil. Muchas personas dependen de medicamentos para controlar la fatiga, la irritabilidad, la ansiedad, la falta de concentración, la depresión y otros síntomas mentales. Al controlar el nivel de insulina y aliviar la inflamación crónica, ¿la dieta correcta podría poner fin a esa dependencia química? Muchas evidencias científicas indican que sí.

Mi testimonio

¡El beneficio número uno de esta dieta es la estabilidad emocional y la posibilidad de dejar mis antidepresivos! Me sorprende que mis antojos de azúcar hayan desaparecido, aunque lo que más me emociona es que ya dejé las medicinas que tomaba desde que nació mi segundo hijo, hace siete años. Aún tengo momentos de tristeza, pero no en el mismo grado y ya no me siento fuera de control en las noches. Estoy segura de que mi peso bajará más todavía, aunque el verdadero beneficio es el bienestar general que siento.

—Karen L., 44 años, Savage, Minnesota
Pérdida de peso: 3 kilogramos
Reducción de cintura: 5 centímetros

La razón de nuestra confusión

Cada año la industria farmacéutica patrocina incontables pruebas clínicas de vanguardia para probar la eficacia de nuevas medicinas, cada una con el potencial de generar miles de millones de dólares en ventas anuales. Con tantas ganancias en juego, las compañías farmacéuticas se cercioran de hacer bien sus investigaciones. Estas pruebas de "fase 3" disponen de presupuestos inmensos (en ocasiones superiores a los 100 millones de dólares), gran número de participantes (por lo general, miles), un largo periodo de seguimiento (con frecuencia, de varios años), personal de investigación altamente calificado, medidas para confirmar la aplicación correcta del protocolo (como dar la medicina a los participantes sin costo alguno) y procedimientos de control de calidad muy completos.

En marcado contraste con ello, las investigaciones sobre nutrición tienen que arreglárselas con muy poco dinero. Pese a los inmensos ahorros que resultarían de una mejor dieta para prevenir y tratar la obesidad, ninguna gran compañía se beneficiaría directamente de eso. El financiamiento federal mediante los National Institutes of Health ha menguado, mientras que los costos de la investigación clínica siguen en aumento.[39] En consecuencia, la mayoría de los estudios sobre dietas para adelgazar están drásticamente subfinanciados —es raro que cuenten con más de unos cientos de miles de dólares—, y la calidad se resiente. La gran mayoría de esos estudios tienen varias docenas (ocasionalmente una centena) de participantes, corta duración (un año o menos), personal con niveles variables de experiencia, recursos limitados para asegurar el cambio de conducta y un incongruente control de calidad. Por lo común, las intervenciones sólo implican instrucción acerca de qué comer, no asistencia real en la compra de alimentos o la preparación de platillos. Con un apoyo tan limitado, la mayoría de los participantes en estudios sobre dietas no cambian mucho su conducta y los grupos de comparación (por ejemplo, personas a las que se les asigna una dieta baja en grasas contra otra baja en carbohidratos) terminan comiendo casi igual entre sí. No es de sorprender que estas investigaciones hagan adelgazar muy poco a cualquier grupo.

En ocasiones se dice que esos estudios demuestran que "todas las dietas son iguales", o que "lo único que importa es apegarse a una dieta, cualquiera que ésta sea". Pero estas conclusiones son erróneas. Ese fallido razonamiento no resistiría el menor análisis en otras áreas de la investigación clínica. ¿Debemos abandonar un nuevo y promisorio medicamento contra el cáncer sencillamente porque los participantes en el grupo experimental no tomaron la mayoría de las medicinas?

Por fortuna algunos estudios sobre dietas han operado de modo satisfactorio. En el estudio DIRECT, publicado en 2008 en el *New England Journal of Medicine*,[40] se comparó una dieta convencional (baja en grasas), una mediterránea (mediana en grasas) y una tipo Atkins (alta en grasas) entre 322 participantes con IMC alto. La intervención se llevó a cabo en un centro de trabajo de Israel donde, además de educación estándar en nutrición, los participantes recibían su principal comida diaria, de acuerdo con la dieta asignada. De esta manera, los investigadores pudieron asegurarse de que los tres grupos realmente comieran distinto. También los cónyuges fueron instruidos en las dietas, para incrementar el apoyo en casa. Este estudio duró dos años, lo que dio tiempo suficiente para ver diferencias en un plazo largo.

Aunque los objetivos alimentarios no se cumplieron del todo, los hallazgos de este notable estudio contrastan vivamente con los poco concluyentes resultados de investigaciones de menor calidad. La más alta pérdida de peso se registró en la dieta alta en grasas, la intermedia en la mediana y la menor en la baja en grasas, diferencias que fueron muy significativas desde el punto de vista estadístico. Además, las dietas altas en grasas produjeron cambios favorables en triglicéridos, colesterol HDL y, entre los participantes con diabetes, mantuvieron controlado el nivel de azúcar en la sangre. Necesitamos más investigaciones rigurosamente controladas como ésta para acabar con la confusión reinante acerca de las dietas para adelgazar.

La falacia de la "caloría vacía"

Un problema fundamental de la perspectiva sobre el balance calórico de la obesidad es que considera iguales todas las calorías, sea cual sea su fuente, en forma obviamente torpe. Según esta opinión un pastelillo y un durazno afectan al cuerpo de la misma manera, mientras consumamos las mismas calorías, lo cual atenta contra la sensatez nutricional básica. Si eso fuera cierto, ¿para qué necesitaríamos a los dietistas, cuya primera tarea es recomendarnos qué comer y qué evitar? ¡Algunas calorías parecen ser más iguales que otras! Para superar este dilema los expertos en nutrición han establecido la noción de la caloría vacía. Claro que no es aconsejable tomar demasiados refrescos, señala este razonamiento, pero no a causa de los efectos negativos del azúcar. Lo único que preocupa a estos expertos es que el azúcar —que carece de fibra, vitaminas, minerales y otros nutrientes esenciales— tome el lugar de otros alimentos con mayor contenido de esos nutrientes. Este argumento fue sucintamente enunciado en 2014 en un editorial de la prestigiosa *American Journal of Clinical Nutrition:*[41]

> Como dietista certificado y de prestigio, ciertamente no le diré a la gente que coma más azúcar. Pero debemos ser claros en que el azúcar proporciona 4 [calorías por gramo], como cualquier otro carbohidrato digerible y no tiene más probabilidades de engordar que cualquier otra fuente de calorías. La lógica de reducir el consumo de azúcar [...] es reducir las calorías y, por tanto, incrementar la densidad de nutrientes.

Sin embargo, ¿realmente es posible que un vaso de Coca-Cola sea tan saludable como una manzana grande (ambos con 100 calorías), si lo bebiéramos junto con una ración de Metamucil y una pastilla multivitamínica?

Esto no quiere decir que los nutrientes tampoco importen. Conocerlos permitió vencer enfermedades de la desnutrición como la pelagra (deficiencia de vitamina B), escorbuto (de vitamina C) y raquitismo (de vitamina D). Pero la atención primaria a los nutrientes ha demostrado ser totalmente ineficaz para atacar las epidemias de enfermedades crónicas causadas por la sobrenutrición.[42] De hecho, como se explicó en este capítulo, alimentos con nutrientes similares pueden afectar a las hormonas y el metabolismo en formas muy distintas, determinando si almacenamos o quemamos calorías, desarrollamos grasa o músculo, tenemos hambre o saciedad, forcejeamos con nuestro peso o mantenemos sin esfuerzo un peso saludable, si sufrimos de inflamación crónica o la evitamos. En el capítulo siguiente veremos cómo usar estos aspectos de los alimentos para crear una dieta eficiente con la cual bajar de peso y prevenir enfermedades.

Mi testimonio

Una amiga comenzó una dieta baja en calorías el mismo día que inicié ésta. Me dijo que era "absurdo y restrictivo" que yo no comiera algunas cosas. Mientras describíamos nuestros planes, le mencioné que tomaba lácteos sin descremar y ponía crema a mi café. Ella juzgó extraño que yo añadiera cosas que "te hacen engordar" y eliminara otras que consideraba saludables. Cuando insistió en la mala idea de eliminar algunos alimentos, empecé a sentirme ridícula y a la defensiva. Pero de repente ella me dijo: "Mi programa es maravilloso porque si quiero desayunar Cheetos, me dice cuántos puedo comer. Desayuné Cheetos esta mañana y todo salió perfecto". ¡Me da mucho gusto no tener que indagar cuántos Cheetos puedo comer en el desayuno! Esa afirmación me pareció grotesca.

—Holly C., 37 años, Raleigh, Carolina del Norte
Pérdida de peso: 2 kilogramos
Reducción de cintura: 5 centímetros

4 La solución

Olvídate de las calorías.
Concéntrate en la calidad.
Permite que tu cuerpo haga el resto.

En el capítulo 3 vimos por qué es raro que las dietas convencionales surtan efecto. El peso aumenta mucho cuando las células grasas absorben y almacenan demasiadas calorías, dejando muy pocas al resto del cuerpo. Las dietas bajas en grasas y en calorías no resuelven este problema básico y pueden empeorar las cosas. Privado de calorías, el cuerpo entra en modo de inanición y se defiende. Hambre y antojos se intensifican y el metabolismo se retarda, lo cual es la receta perfecta para recuperar el peso perdido y los hábitos propios de los trastornos alimenticios.

Un método más eficaz consiste en *reprogramar tus células grasas* para bajar de peso, comiendo de tal forma que reduzcas el nivel de insulina y la inflamación. Cuando esto sucede, las células grasas se apaciguan y liberan sus reservas de calorías. Una vez que el cuerpo tiene mejor acceso a su combustible, el metabolismo marcha mejor, el hambre y los antojos decrecen y la pérdida de peso ocurre en forma natural. Ésta es una dieta sin privaciones.

En este capítulo dedicaremos una mirada más profunda a los componentes de este método. Pero si lo deseas, pasa directamente al programa *No más hambre*, en la parte 2, si ya tienes suficiente ciencia por ahora.

Los principales nutrientes: carbohidratos, proteínas y grasas

Miniprueba # 1:

¿Cuál es la cantidad mínima de carbohidratos que se requiere para sobrevivir a largo plazo?

(Respuesta en la página 111)

¿Cuáles son los principales nutrientes que el cuerpo precisa para operar con eficacia? La respuesta podría sorprenderte. Cada día el cuerpo necesita de varias decenas de gramos de proteínas, aportadas por la dieta, para poder reparar tejidos y ejecutar las reacciones bioquímicas que integran el metabolismo. También necesita menos de treinta gramos de grasas (específicamente, los ácidos grasos esenciales omega 3 y omega 6) para destinarlos a las membranas de las células y la comunicación entre éstas. Aparte de estas cantidades mínimas, nuestros requerimientos alimenticios pueden satisfacerse con casi cualquier combinación de los nutrientes básicos. El único nutriente que no necesitamos en absoluto son los carbohidratos.

Sin carbohidratos en la dieta, el cuerpo puede producir todo el combustible que el cerebro necesita sólo a partir de las grasas y las proteínas. Tenemos una gran flexibilidad biológica respecto a cuáles nutrientes principales consumir. Gracias a eso, los inuits del Ártico pudieron sobrevivir con dietas tradicionales casi exclusivamente consistentes en animales marinos y terrestres. En contraste, muchos cazadores-recolectores que viven en latitudes menos extremas consumen dietas basadas en vegetales, con la carne como complemento.[1]

Hoy disponemos de una variedad prácticamente ilimitada de alimentos, lo que conduce a una pregunta clave: ¿cuál es la proporción óptima de carbohidratos, proteínas y grasas para controlar el peso y prevenir enfermedades crónicas? Más que ninguna otra, esta pregunta nos lleva a diferenciar entre las más populares dietas para adelgazar, desde la dieta Ornish, muy alta en carbohidratos, hasta la cetogénica, ultrabaja en carbohidratos (véase la gráfica "Comparación de populares dietas para bajar de peso", en esta página).

La fase 1 del programa que se presenta en este libro se sitúa al lado derecho de la gráfica, cerca de la dieta Atkins, aunque no es tan estricta como ésta. La fase 2 se asemeja en composición de nutrientes a las dietas South Beach y de la Zona, así como a la paleodieta. La fase 3 se parece a la típica dieta mediterránea. Esta última fase se ubica en la parte media de la figura, lo que indica que se encuentra entre las opciones menos restrictivas.

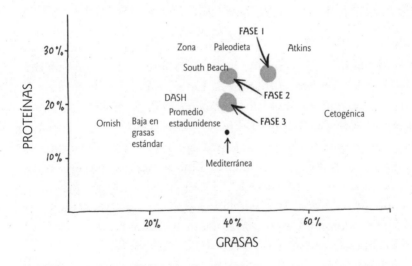

Comparación de populares dietas para bajar de peso

Nosotros reducimos el total de carbohidratos a la mitad durante las dos semanas de la fase 1, del 50 por ciento que suele consumirse en Estados Unidos a 25 por ciento del total de calorías (100 a 150 gramos, de acuerdo con los requerimientos de energía). Bajar los carbohidratos es la manera más rápida y fácil de reducir el nivel de insulina y poner en marcha la pérdida de peso. En las fases 2 y 3, el total de carbohidratos aumenta moderadamente, a 40 por ciento del total de calorías. El tipo de carbohidratos también es muy importante en todas las fases, tema del que nos ocuparemos en la siguiente sección.

Más allá de los requerimientos biológicos básicos, las proteínas desempeñan un papel destacado en el control del peso, en parte debido a que activan la liberación de la hormona glucagón.[2] El glucagón, que también se produce en el páncreas, ejerce las funciones contrarias a la insulina, ya que saca los combustibles de sus depósitos e impide que las calorías se desplomen varias horas después de comer. De esta manera, glucagón e insulina tienen efectos complementarios en el metabolismo. En las cantidades correctas, las proteínas sirven de contrapeso a los carbohidratos.

Pero antes de atacar ese bistec de 500 gramos, ten en mente que la escala biológica para las proteínas dietéticas es muy inferior a la de los demás nutrientes principales. Un consumo arriba de 35 a 40 por ciento del total de calorías rebasa la capacidad del hígado para procesar aminoácidos (los componentes básicos de las proteínas), lo que resulta en una acumulación de amoniaco que puede alcanzar niveles tóxicos.[3] La gente tiende naturalmente a evitar acercarse a ese límite. En este programa consumirás de 100 a 140 gramos de proteínas al día, lo que equivale a 25 por ciento de la ingesta diaria de calorías en las fases 1 y 2. La proporción de proteínas decrece a 20 por ciento en la fase 3, cuando el peso y el consumo de calorías se estabilizan.

El resto de las calorías provendrá de las grasas, con énfasis en los tipos procedentes del aceite de oliva y las nueces. Como vimos en el capítulo 3, estas grasas están entre los componentes más sanos de la dieta: aminoran el ritmo de la digestión, te hacen sentir lleno varias horas después de comer y reducen en alto grado el riesgo de enfermedades del corazón. También contribuyen a la preparación de deliciosas recetas; ¡esta dieta no incluye cremas, salsas y aderezos bajos en grasas! En la fase 1, las grasas comprenden 50 por ciento del total de calorías, ya que desplazan a todos los carbohidratos procesados. Esta elevada cantidad reducirá la secreción de insulina, aplacará a las células grasas y corregirá el metabolismo. La proporción de grasas decrece en la fase 3 a 40 por ciento, igual a la de carbohidratos (según la tolerancia individual), lo que brinda flexibilidad en la selección de platillos.

(Respuesta a la miniprueba # 1: 0)

¿Baja en carbohidratos o de carbohidratos lentos?

Miniprueba # 2:

¿Cuál de los siguientes alimentos aumenta más la glucosa y la insulina en la sangre después de consumirlo, caloría por caloría?

1. Papa blanca (asada)
2. Helado
3. Azúcar pura de mesa

(Respuesta en la página 116)

Las personas con grandes problemas metabólicos, como resistencia severa a la insulina o diabetes tipo 2, pueden beneficiarse de la permanente reducción de carbohidratos, a 25 por ciento de las calorías diarias como en la fase 1, o incluso a menos. Estudios preliminares reportan que algunos individuos experimentan notables mejoras de salud cuando eliminan prácticamente todos los carbohidratos en una dieta cetogénica.[4]

111

Sin carbohidratos, la secreción de insulina se desploma y el cuerpo pasa de la glucosa (un azúcar) a las cetonas (sustancias químicas directamente derivadas de las grasas) como su combustible más importante. Algunos científicos consideran a las cetonas una especie de "supercombustible" capaz de mejorar el desempeño mental, la resistencia física y el bienestar general y quizá también de retardar el proceso de envejecimiento.[5] Sin embargo, las dietas cetogénicas y otros regímenes muy bajos en carbohidratos son muy difíciles de mantener mucho tiempo, y la posibilidad de provocar efectos adversos no ha sido descartada. No es común que se necesite una restricción tan drástica.

Al igual que las calorías, los carbohidratos difieren en sus efectos en el cuerpo. Al descomponerse, todos se convierten en azúcares, aunque la rapidez con que esto ocurre en el aparato digestivo varía mucho de un alimento a otro. Esta diferencia es la base del índice glucémico (IG).[6]

El IG clasifica a los alimentos que contienen carbohidratos según sus efectos en la glucosa en la sangre, de 0 (ningún efecto) a 100 (igual a glucosa). Gramo por gramo, la mayoría de los alimentos con almidones aumentan mucho la glucosa en la sangre y, por tanto, tienen altos valores de IG. De hecho, los productos hechos con cereales muy procesados —como pan blanco, arroz blanco y cereales preparados para el desayuno—, así como la papa blanca moderna se digieren tan rápido que su puntaje de IG es incluso superior al del azúcar de mesa (sacarosa). De esta manera, da lo mismo que desayunes un tazón de hojuelas de maíz sin azúcar que un tazón de azúcar sin hojuelas de maíz. Te sabrán distinto, pero una vez que crucen tu garganta actuarán más o menos igual. Los cereales poco procesados, las verduras sin almidones, las frutas naturales, los frijoles, las nueces y los productos lácteos no endulzados tienen efectos más leves en la glucosa en la sangre y, en consecuencia, bajos valores de IG.

Un concepto correlativo es la carga glucémica (CG), que identifica el contenido de carbohidratos en los alimentos tal como se acostumbra consumirlos (véase la tabla "Carga glucémica de alimentos que contienen carbohidratos" en el apéndice A, página 379).[7] La sandía tiene un ig alto, pero relativamente pocos carbohidratos en una porción estándar, lo que produce una cg moderada. En contraste, la papa blanca tiene un ig alto y muchos carbohidratos en una porción, lo que genera una cg alta. Si esto parece un poco complicado, concibe el ig como una clasificación de los alimentos en un laboratorio, mientras que la cg se aplica a la realidad. Las investigaciones demuestran que la cg pronostica confiablemente, con un margen de precisión de hasta 90 por ciento, cómo cambiará la glucosa en la sangre después de comer, lo cual es mucho mejor que el simple acto de contar carbohidratos, mismo que se ha enseñado a las personas con diabetes.

Cientos de estudios han examinado los efectos del ig y la cg en el peso y muchos otros indicadores de salud.[8] En la prueba clínica más grande en su tipo hasta la fecha,[9] aplicada a 773 adultos de ocho países europeos que perdieron al menos 8 por ciento de su peso en una dieta estándar se les asignaron aleatoriamente dietas variables en ig y proteínas. Seis meses después, el grupo de la dieta baja en ig/alta en proteínas (el más bajo en cg) había mantenido completamente su descenso de peso, un logro impresionante en un estudio sobre dietas. Los participantes en la dieta alta en ig/baja en proteínas (la más alta en cg) recuperaron casi todo su peso y los participantes de las otras dos dietas —baja en ig/baja en proteínas y alta en ig/alta en proteínas (ambas medianas en cg)— recuperaron una cantidad de peso intermedia. Estos datos se asemejan a los de una curva de respuesta común en estudios sobre medicamentos, pero rara en la nutrición. Los hallazgos son claros: cada decremento en ig produjo resultados progresivamente mejores.

Aun controlando el peso, en estudios observacionales las dietas altas en ig y en cg se asocian con enfermedades crónicas. En un importante análisis que incluyó todos los datos publicados sobre este tema se determinó que las personas con dietas altas en ig tenían un riesgo de diabetes 20 por ciento mayor que aquellas con dietas bajas en ig.[10] Es lógico que el excesivo aumento y disminución de glucosa en la sangre en una dieta alta en ig someta a estrés a las células del páncreas que producen la insulina. Si esas células ya están en dificultades debido a la resistencia a la insulina, la inflamación crónica o factores de riesgo genéticos, una dieta alta en IG podría ser la gota que derrame el vaso.

Las dietas altas en IG y CG también se asocian con el riesgo de enfermedades del corazón. En un estudio con 75,000 mujeres, una dieta alta en CG aumentó al doble, en diez años, el riesgo de cardiopatía en las coronarias.[11] Estos resultados indican que pasar de una dieta alta a baja en CG podría reducir a la mitad el riesgo de enfermedades cardiacas, justo lo que se ha constatado en pruebas clínicas de fármacos como la acarbosa, que retardan la digestión de los carbohidratos (sin embargo, a diferencia de una dieta baja en CG, estos fármacos tienen efectos secundarios).[12]

Además, en análisis observacionales las dietas altas en IG y CG se han vinculado con cáncer (mama, endometrial, colorrectal), derrame cerebral, enfermedades de la vesícula, hígado graso y depresión, aunque se necesitan más estudios sobre estas relaciones.[13]

Pese a las firmes evidencias a favor de una dieta baja en IG, estudios pequeños o a corto plazo exhiben incongruencias en los resultados, como suele suceder en los trabajos sobre nutrición. Investigadores de Boston y Baltimore dieron a 163 adultos cuatro dietas variables en carbohidratos e IG, manteniendo constante el consumo de calorías a lo largo del estudio. Reportaron que las dietas bajas en IG no produjeron mejoras en sensibilidad a la insulina, lípidos o presión arterial después de 3.5 a 5 semanas.[14] No obstante, como alegamos recientemente mis colegas y yo, este estudio no fue lo bastante largo para obtener efectos de consideración.[15] Por ejemplo, 316 adultos en el Reino Unido fueron divididos aleatoriamente en tres grupos a los que durante dieciséis semanas se les proporcionaron cantidades variables de cereales integrales. Aunque la duración de este estudio fue más de tres veces mayor a la del de Boston y Baltimore, no registró ningún efecto en ninguno de veintidós factores de riesgo de enfermedades cardiovasculares, como peso, lípidos y presión arterial.[16] Nosotros no abandonaríamos la recomendación de sustituir cereales refinados por integrales con base en estudios a corto plazo. En todo caso, otros estudios clínicos de dietas de bajo IG han reportado mejoras significativas en resistencia a la insulina, inflamación crónica y serolípidos, sobre todo cuando se permite que el consumo de calorías y el peso fluctúen en forma natural.[17]

En comparación con la severa restricción de carbohidratos de la dieta Atkins y otras, los efectos de una dieta baja en IG son menos drásticos. Pero muchas personas no pueden mantener indefinidamente dietas muy bajas en carbohidratos. Un régimen bajo en IG puede ser como la tortuga más que como la liebre; tarda un poco más, pero al final te lleva a tu destino. De esta manera, pasar de carbohidratos muy procesados a opciones bajas en IG puede hacer adelgazar y reducir el riesgo de enfermedades crónicas, sin tener que abandonar una clase completa de nutritivos (y sabrosos) alimentos.

Otro beneficio de una dieta poco procesada y baja en CG puede ser menos cirugías de bypass gástrico.[18] Como los alimentos naturales tienden a digerirse lentamente, algunos de sus nutrientes recorren en su totalidad el intestino delgado, con lo que simulan ser poderosas hormonas que aceleran el metabolismo y nos hacen sentirnos llenos (mecanismo de retroalimentación llamado "freno ileal"). Los productos industriales muy procesados —ejemplificados por las comidas rápidas modernas— se digieren en los primeros segmentos del intestino, demasiado rápido para activar ese mecanismo integrado regulador del peso. Entonces no es de sorprender que el consumo de comida rápida se vincule estrechamente con obesidad y diabetes tipo 2.[19] Para lidiar con las consecuencias de los alimentos demasiado procesados (que comprenden la mayor parte de la dieta estadunidense),[20] se recurre cada vez más a cirugías para bajar de peso. El procedimiento más común (llamado bypass gástrico roux-en-Y) desvía el tracto gastrointestinal para que hasta los alimentos rápidos de digerir lleguen más lejos en el intestino. En consecuencia, la gente experimenta una intensa sensación de saciedad sin importar lo que comió. Desde esta perspectiva, todo indica que podemos elegir entre el bypass del tracto gastrointestinal o abstenernos de una dieta muy procesada.

115

Los alimentos integrales, naturales y de digestión lenta son el fundamento de todas las fases de este programa. En la fase 1, eliminarás —durante sólo dos semanas— productos de cereales, papa y azúcar concentrada (salvo la reducida cantidad del chocolate amargo). Los carbohidratos procederán de alimentos con la cg más baja, como verduras sin almidones, frutas no tropicales, frijoles y nueces. Pero ten la seguridad de que con tres comidas y dos refrigerios al día de alimentos sustanciales y que dejan satisfecho no te sentirás hambriento ni privado y tus antojos cederán pronto. ¡Te sorprenderá poder arreglártelas tan fácil sin un solo carbohidrato procesado!

En la fase 2 añadirás cereales poco procesados, verduras con almidones (excepto la papa), frutas tropicales como el plátano y un poco de azúcar. Y en la fase 3 podrás reintroducir con mesura algunos carbohidratos procesados, lo que permitirá una máxima flexibilidad de acuerdo con tu tolerancia. Si sigues una dieta sin gluten, *No más hambre* se adaptará fácilmente a ella, pues ofrece opciones al trigo integral y otros cereales que contienen gluten.

(Respuesta a la miniprueba # 2: 1. Papa blanca.)

Tipos de grasas

Miniprueba # 3:

¿Qué es menos saludable para tu corazón: el pan blanco o la mantequilla?

(Respuesta en la página 120)

Durante gran parte del último medio siglo, las grasas fueron consideradas el menos saludable de los tres nutrientes principales y las grasas saturadas el peor tipo posible.[21] Las grasas saturadas, como las de la mantequilla y el coco, son sólidas a temperatura ambiente. En contraste, las monoinsaturadas (aceite de oliva y las nueces) y las poliinsaturadas (pescado graso, algunas nueces y los aceites vegetales) son líquidas a temperatura ambiente.

Las grasas saturadas cobraron mala fama en la década de 1960 con la consideración de que elevaban el colesterol LDL, un factor de riesgo de enfermedades del corazón. Desde entonces las recomendaciones nutricionales aconsejaron, de manera sistemática, reducir al mínimo su consumo. Debido en gran medida a esto, el consumo de margarina hecha con aceites vegetales parcialmente hidrogenados (también conocidos como grasas *trans*) aumentó en las décadas de 1970 y 1980. Sólidas a temperatura ambiente las grasas trans se convirtieron en una atractiva opción a la mantequilla para los consumidores atentos a su salud. Lamentablemente, estas grasas no naturales resultaron ser mucho peores que las saturadas, lo más parecido al veneno entre los aditivos alimentarios.[22] Hasta hace poco, con los esfuerzos recientes por prohibir su uso, las grasas trans cada año causaron miles de muertes por enfermedades cardiovasculares en Estados Unidos.[23]

A últimas fechas el péndulo ha oscilado en la dirección opuesta y populares libros de dieta ya alaban los beneficios nutrimentales de las grasas saturadas. Pese a sus negativos efectos en el colesterol LDL, estas grasas también aumentan el colesterol HDL, el cual protege al corazón, lo que mantiene el equilibrio entre ambos. En contraste, los carbohidratos altos en IG reducen el colesterol HDL y elevan los triglicéridos, efectos que son peores para las enfermedades cardiovasculares que las grasas saturadas.[24] Investigadores daneses confirmaron esto en un estudio con cincuenta mil adultos a los que siguieron durante doce años. Descubrieron que cambiar grasas saturadas por carbohidratos altos en IG se asoció con un aumento de 33 por ciento en riesgo de infarto.[25] Cambiar grasas saturadas por carbohidratos bajos en IG redujo ese riesgo, aunque este trueque es poco común. Cuando en los países occidentales se comen menos grasas saturadas, se tiende a consumir más almidones y azúcares refinados, no frutas, frijoles y nueces.[26]

En realidad, dos muy publicitadas revisiones no mostraron, en esencia, ninguna relación entre consumo de grasas saturadas y enfermedades cardiovasculares en la población general.[27] No obstante, estos análisis reflejaron una mejoría muy baja. En Estados Unidos y otros países occidentales, la dieta promedio está repleta de alimentos muy procesados y predispone a la población a enfermedades cardiovasculares y diabetes. Que un elemento dietético no aumente el riesgo más allá de este ya alto nivel no es decir gran cosa.

Muchos estudios indican que las dietas altas en grasas saturadas reducen el riesgo de enfermedades. En un análisis de pruebas aleatorias controladas que involucraron a trece mil participantes, la sustitución de grasas saturadas por poliinsaturadas aminoró las enfermedades cardiovasculares en 19 por ciento, con efectos aún mayores en las intervenciones más prolongadas.[28] Las grasas monoinsaturadas pueden tener beneficios similares.[29] Preocupa en particular que las grasas saturadas causen inflamación crónica y resistencia a la insulina, sucesos biológicos de fondo que vinculan la obesidad con enfermedades crónicas. Después de una sola comida las grasas saturadas afectaron adversamente a indicadores de inflamación en la sangre, elasticidad de los vasos sanguíneos y acción de la insulina en comparación con las grasas insaturadas.[30] En estudios con animales se ha demostrado que una dieta alta en grasas saturadas activa importantes vías inflamatorias, ocasiona que se inflame el hipotálamo (la región cerebral clave que regula el hambre y el metabolismo), incrementa el nivel de insulina y altera la actividad de las células grasas.[31]

Dos estudios recientes brindan evidencias adicionales de que, como los carbohidratos, no todas las calorías procedentes de las grasas son iguales. En una prueba, treinta y nueve adultos de peso normal fueron sobrealimentados con 750 calorías diarias mediante muffins que contenían grasas saturadas (de aceite de palma) o poliinsaturadas (de aceite de girasol). Siete semanas más tarde, ambos grupos habían subido 1.25 kilos, como era de esperar, pero las grasas totales y su concentración en el hígado fueron muy superiores en el grupo de grasas saturadas, mientras que el tejido magro resultó mayor en el de poliinsaturadas.[32] En la otra prueba, treinta y cuatro jóvenes recibieron una dieta alta en grasas saturadas (palmíticas) y otra en monoinsaturadas (oleicas) durante dos periodos de tres semanas cada uno. En todo lo demás, las dietas eran iguales y ni los participantes ni los investigadores supieron qué tipo de grasas se administró primero. Asombrosamente, los participantes que consumieron la dieta de grasas saturadas registraron un metabolismo más lento en reposo, realizaron espontáneamente menos actividad física y reportaron mayores niveles de enojo y hostilidad.[33] No es de sorprender que la calidad de las grasas que ingerimos influya en el metabolismo, la composición física, el nivel de energía y hasta en las emociones cuando se consideran los profundos efectos de la inflamación crónica y la resistencia a la insulina en el cuerpo y el cerebro.

Además, no todas las grasas saturadas son iguales. Las de los lácteos parecen ser más saludables que las de las carnes rojas.[34] Los ácidos grasos saturados de cadena corta, como los del coco, se metabolizan rápido y no permanecen el tiempo suficiente para causar dificultades. Por si fuera poco, la cantidad y tipo de carbohidratos en la dieta influye en los efectos de las grasas sobre los lípidos en la sangre, siendo las grasas saturadas y los carbohidratos procesados una combinación muy peligrosa.[35] Esto quiere decir que, sin pan, la mantequilla puede ser relativamente benigna.

En el acalorado debate sobre las grasas saturadas, es probable que la verdad resida en el punto medio. No son ni el enemigo #1 de la salud pública ni un alimento bueno para la salud.

Con *No más hambre*, consumirás muchas grasas insaturadas, aunque también grasas saturadas en cantidades modestas. Algunos alimentos altos en grasas saturadas —como los productos lácteos de cultivo, el coco y el chocolate— pueden hacer una deliciosa contribución a una dieta de alta calidad y no hay razón para evitarlos. Y un poco de crema entera acompañada de moras frescas es un postre mucho más sano que las opciones usuales, repletas de azúcar. Además, este programa incluye, cada semana, varias porciones de pescado, a fin de que aporten grasas omega 3 de cadena larga. Estas grasas poliinsaturadas son los componentes básicos de las señales celulares antiinflamatorias[36] y, por lo general, no comemos suficientes de ellas. Un aceite de pescado como suplemento también sería útil, sobre todo para quienes presentan inflamación crónica. Los vegetarianos pueden satisfacer este requerimiento nutricional con aceite de linaza o algunos tipos de nueces, aunque las grasas omega 3 en los vegetales son de cadena corta y un poco menos eficientes en el cuerpo.

(Respuesta a la miniprueba # 3: pan blanco.)

¿De origen animal o vegetal?

Miniprueba # 4:

¿Cuál de los siguientes alimentos tiene más proteínas, gramo por gramo?

1. Huevo duro
2. Nuggets de pollo
3. Hot dog
4. Tempeh (producto de frijol de soya que suele consumirse en algunos países asiáticos)

(Respuesta en la página 122)

Algunos libros de dieta juzgan que la carne es tóxica. Otros la ensalzan como un alimento de muy alta calidad. También en este caso, es probable que la verdad radique en el equilibrio.

Desde los albores de la humanidad, los productos animales han hecho una importante contribución a la nutrición, con cantidades concentradas de proteínas, grasas y otros nutrientes vitales. Pero las vacas y pollos de hoy, de crianza intensiva, son diferentes a los que pastaban y picoteaban libremente, los que comían nuestros abuelos y, sin duda, también a los animales silvestres que nuestros antepasados cazaban.[37] La producción animal industrial plantea importantes consideraciones éticas y ambientales. Y simplemente no hay bastantes animales silvestres para los 7 mil millones de habitantes del planeta.

Las necesidades nutrimentales de los adultos pueden satisfacerse con una dieta vegetariana que contenga lácteos y huevos, o con una dieta vegana (rigurosamente controlada) sin un solo producto animal. Contra lo que suele pensarse, algunos productos vegetales aportan gran cantidad de proteínas, como el tempeh, con 23 gramos por cada 115, más que porciones similares de huevos duros (13 gramos), nuggets de pollo (14 gramos) y hot dogs (12 gramos).

También hay indicios de que reemplazar carbohidratos por alimentos de origen vegetal en vez de animal tiene especiales beneficios de salud. Entre las ochenta mil mujeres del Nurses' Health Study que consumieron dietas bajas en carbohidratos, el alto consumo de proteínas y grasas de origen vegetal se asoció con una reducción de 30 por ciento, en veinte años, del riesgo de enfermedades del corazón, mientras que un alto consumo de proteínas y grasas de origen animal no brindó ninguna protección de esta clase.[38]

Una explicación de ese hallazgo es que las cantidades relativas de aminoácidos en las proteínas de origen animal estimulan la liberación de más insulina y menos glucagón que los aminoácidos en las proteínas de origen vegetal, con perjudiciales efectos en el serocolesterol y el metabolismo de las células grasas.[39] Otras posibles desventajas de una dieta moderna basada en animales son un perfil menos saludable de grasas dietéticas, excesiva absorción de hierro (en especial en los hombres) y exposición crónica a hormonas, conservadores y contaminantes del medio ambiente.

En definitiva, a nosotros nos toca decidir cuánta carne, lácteos y huevos comer. Esta decisión implica algo más que la salud; también es cuestión de preferencia personal, cultura, ética y medio ambiente.

Desde la perspectiva de la salud individual, las evidencias científicas no dan ninguna razón para prohibir los productos animales. Sin embargo, hacer énfasis en los vegetales parece razonable, para nosotros y para el planeta. Por este motivo, este programa da opciones vegetarianas en todas las recetas y planes de comidas.

(Respuesta a la miniprueba # 4: tempeh.)

Probióticos, prebióticos y polifenoles

Miniprueba # 5:

Cierto o falso: los microbios que se alojan en el tracto intestinal son más numerosos que las células del cuerpo.

(Respuesta en la página 124)

Los seres humanos hemos tenido siempre una relación íntima con los microbios, dada nuestra continua exposición a ellos por medio de los alimentos, el agua, la tierra, los animales y entre nosotros mismos. El aparato digestivo contiene una inmensa colección de bacterias, virus y otros microorganismos, cuyo total se estima en más de 100 billones contra los 35 billones de nuestras células.[40] La mayoría de esos microorganismos son benignos, incluso beneficiosos. Sin embargo, en las sociedades occidentales la biodiversidad y riqueza de este microbioma residente en el estómago puede sufrir por varias razones: escasa exposición a microbios en el "higiénico" entorno moderno, una dieta muy procesada y el frecuente uso de antibióticos.[41]

Además de ayudar a digerir, el microbioma desempeña un papel muy importante en la salud e integridad de las paredes intestinales, la decisiva barrera que separa el contenido intestinal de nuestro medio interno. Con una dieta apropiada las bacterias benéficas generan subproductos de la fermentación (como ácidos grasos de cadena corta) que protegen al colon, ayudando a reforzar las conexiones normalmente impermeables entre células adyacentes. Las bacterias benéficas también permiten que las células inmunológicas sigan funcionando sin contratiempos en el tracto intestinal en una compleja serie de interacciones que apenas han empezado a identificarse. No obstante, si el microbioma contiene el tipo o cantidad equivocada de bacterias, las paredes intestinales podrían dañarse y agrietarse, lo que haría posible que alimentos aún no del todo digeridos y productos de la descomposición microbiana pasen directamente a la sangre. La prolongada exposición a estas sustancias tóxicas altera el sistema inmunológico, lo que eleva el riesgo de diabetes y otras complicaciones relacionadas con la obesidad.[42] Además, un intestino agrietado se ha asociado con un increíble número de enfermedades más, como asma, artritis, eczema, psoriasis, síndrome de intestinos irritables, síndrome de fatiga crónica, depresión, esquizofrenia, esclerosis múltiple, mal de Alzheimer y otras.[43]

¿Qué tiene que ver todo esto con la pérdida de peso? El microbioma estomacal de las personas con y sin obesidad difiere en forma sistemática.[44] Cuando algunos investigadores daneses examinaron a 192 adultos de peso variable, identificaron dos grupos con base en la composición de las bacterias en el intestino. En comparación con los individuos de gran riqueza bacterial, los de poca riqueza registraron más resistencia a la insulina e inflamación crónica y mayor tendencia a engordar.[45]

En un estudio que hasta hace unos años parecería proveniente de la ciencia ficción, dos grupos de ratones criados en un medio sin gérmenes recibieron trasplantes fecales de pares de gemelos humanos que diferían de peso (uno delgado, el otro obeso). Asombrosamente, los ratones que recibieron los trasplantes de los gemelos obesos engordaron mucho más que los que los recibieron de los gemelos delgados. Además, la cohabitación de los animales permitió que las bacterias de los ratones esbeltos pasaran al otro grupo, al que protegieron así de un excesivo aumento de peso.[46]

¿Qué podemos hacer para mantener en el estómago un jardín

microbiano saludable? Evidentemente, la respuesta no es dejar de lavarnos las manos y abandonar otras prácticas higiénicas. Por analogía, en un jardín real debemos sembrar las semillas correctas, fertilizar la tierra y eliminar la maleza con todo cuidado. Esto se hace con los probióticos, prebióticos y polifenoles.

Los probióticos son bacterias benéficas (y a veces levaduras) vivas que están presentes en ciertos alimentos y suplementos nutricionales. Los prebióticos son los componentes de los vegetales a los que suele agruparse bajo el término "fibra", los cuales no pueden digerirse en el intestino delgado, pero mantienen a las bacterias benéficas en el colon. Y los polifenoles son sustancias químicas derivadas de las plantas, abundantes en las frutas y verduras de colores muy vivos (en especial las moras), que retardan el crecimiento de microbios tóxicos y permiten que las bacterias benéficas prosperen.[47] Además, algunos polifenoles, como la curcumina de la especia llamada cúrcuma, pueden absorberse en el tracto intestinal y ejercer un efecto antiinflamatorio en todo el cuerpo.[48] Los alimentos de plantas naturales y productos fermentados vivos aportan estos tres factores favorecedores del microbioma, con lo que ayudan a mantener esta ecología interna a nuestro favor, no en nuestra contra.[49]

Ya sea que elijas opciones estándar o vegetarianas, todas las fases de *No más hambre* ofrecen abundantes alimentos de plantas naturales que cultivarán en ti un microbioma exuberante y bien portado. Con frecuencia el yogur también aparece en el plan de comidas; no olvides elegir productos con cultivos vivos. Incluye lo más seguido que puedas otras fuentes dietéticas de probióticos, como pepinillos fermentados (no la versión preparada con vinagre), chucrut, kimchi y kéfir. Asimismo considera la posibilidad de tomar un suplemento probiótico de alta calidad. En las recetas se emplea, además, una generosa cantidad de especias, para brindar sabor y fuentes ricas en polifenoles. Y evita los emulsificantes (como carboximetilcelulosa, polisorbato 80 y lecitina), ya que pueden deteriorar la mucosa intestinal.[50]

(Respuesta a la miniprueba #5: cierto.)

Azúcar y endulzantes artificiales

Miniprueba # 6:

¿Es tóxica la fructosa?

(Respuesta en la página 128)

En la década de 1990, el azúcar se consideraba inofensiva y las bebidas azucaradas eran promovidas como "libres de grasas".[51] Hoy, notables expertos consideran que el alto consumo de fructosa, uno de los componentes primarios del azúcar, es el principal problema de la dieta estadunidense, responsable por sí solo de la doble epidemia de obesidad y diabetes.[52] Como en otros debates dietéticos ya mencionados en este capítulo, es probable que la verdad sea más sutil.

La mayoría de los azúcares se componen de tres elementos básicos —glucosa, fructosa y galactosa—, separados o combinados de varias maneras. Los endulzantes comunes, como azúcar de mesa (sacarosa), miel de maple, miel de abeja y miel de maíz alta en fructosa, contienen proporciones iguales de glucosa y fructosa. Dado que esta última es mucho más dulce que la glucosa y la galactosa, los azúcares sin este componente (como la lactosa y la maltosa) tienen un uso limitado.

Con la obsesiva atención para disminuir el consumo de grasas, desde la década de 1970, el consumo de endulzantes con fructosa aumentó de modo sustancial, en especial bajo la forma de bebidas azucaradas.[53] ¿Esta tendencia contribuyó a la epidemia de obesidad? En contraste con la glucosa, que puede ser utilizada por todas las células, la fructosa se metaboliza casi exclusivamente en el hígado. Demasiada, en una sola toma, sobrepasa al hígado y el exceso se destina a la producción de moléculas grasas. A la larga esto podría resultar en hígado graso y otros problemas metabólicos.

Varios estudios han documentado resistencia a la insulina,

mayor cantidad de triglicéridos, presión más alta y más grasa en el abdomen entre participantes que recibieron dietas con 150 gramos de fructosa al día, en comparación con otras dietas con una cantidad equivalente de glucosa.[54] No obstante, se ha criticado que en esos estudios se proporcionaran cantidades de fructosa fuera de toda proporción, el triple del consumo promedio, de 50 gramos.[55] Además, un alto consumo de fruta —la principal fuente natural de fructosa— se asocia con mejores resultados en estudios observacionales, no con peores.[56] En la que es quizá la única prueba clínica en su tipo, se instruyó a diecisiete adultos sudafricanos seguir dietas principalmente basadas en fruta, durante un mínimo de doce semanas, con reducidas cantidades de nueces para satisfacer requerimientos nutrimentales. Los participantes consumieron un promedio de veinte o más raciones al día, con al menos 200 gramos de fructosa. Al final del estudio, los investigadores no observaron ningún efecto adverso. Al contrario, el peso y otros factores de riesgo de enfermedades del corazón tendieron a mejorar, pese a la alta dosis de fructosa.[57]

Como ocurre con el índice glucémico, la principal preocupación respecto a la fructosa tiene menos que ver con la cantidad total que con la tasa de absorción en el cuerpo.[58] El pan con IG alto tiene un impacto adverso en el metabolismo, en comparación con los frijoles bajos en IG, aunque ambos poseen la misma cantidad de carbohidratos por porción. Tras ingerir endulzantes convencionales como miel de maíz alta en fructosa, azúcar de mesa o miel de abeja, la fructosa llega pronto al hígado. Consumir más que una cantidad reducida de cualquiera de éstas puede causar que la fructosa se extienda a vías metabólicas de la producción de grasa. Por el contrario, la fructosa de las frutas naturales se absorbe lentamente, porque está rodeada de fibra y aislada en las células del fruto. Por este motivo, aun grandes cantidades de frutas naturales no pondrán a prueba tu hígado. Esta situación es similar a la del alcohol, otro compuesto que, en esencia, se metaboliza en el hígado. Éste puede manejar una copa, pero siete le causarían daño.

La fructosa no es inherentemente tóxica y la fruta natural se cuenta entre los alimentos más sanos. Por su parte, la glucosa no es benigna cuando está presente en endulzantes o cuando se libera con rapidez durante la digestión de alimentos altos en IG. Limitarse a reemplazar los endulzantes con fructosa por carbohidratos muy procesados y basados en glucosa (sea azúcares sin fructosa o almidones) puede ser erróneo, como lo sugirieron dos pequeñas pruebas clínicas de la década de 1970. En una de ellas, diecinueve miembros de una expedición a la Antártida recibieron una dieta estándar con 400 calorías diarias de azúcar de mesa, o una dieta experimental sin fructosa, usando glucosa de miel de maíz. Los investigadores no reportaron ninguna diferencia en consumo de calorías y peso, ni diferencias sistemáticas en el nivel de azúcar en la sangre después de al menos catorce semanas en cada dieta.[59] En el otro estudio, nueve adultos fueron examinados en una unidad metabólica bajo una dieta alta en azúcar (con 70 por ciento de carbohidratos como azúcar de mesa, un promedio de 675 calorías diarias) y otra sin azúcar, con trigo y fécula de papa adicionales. Luego de cuatro semanas en cada régimen, no hubo ninguna diferencia de peso, tolerancia a la glucosa, nivel de insulina o serolípidos.[60] Es un hecho que necesitamos más investigaciones sobre el tema pero, en mi opinión, las semejanzas entre los azúcares concentrados y los almidones refinados son mayores que sus diferencias metabólicas.

¿Qué puede decirse de los endulzantes artificiales (o edulcorantes), los cuales no contienen fructosa ni glucosa? ¿Basta en este caso con sustituir el azúcar por sacarina? Aunque los edulcorantes artificiales —entre los que también están el acesulfamo, aspartamo, neotame y sucralosa— en esencia no tienen ninguna caloría, afectan al cuerpo.[61] Estos químicos sintéticos estimulan a los receptores del sabor dulce miles de veces más intensamente que el azúcar, con posibles efectos nocivos en la calidad de la dieta. Quienes consumen edulcorantes con regularidad podrían encontrar poco atractivos los alimentos dulces por naturaleza (como la fruta), e intolerables los no dulces (como la verdura). Los endulzantes artificiales también pueden ocasionar secreción de insulina y, por tanto, llevar calorías a las células grasas, así como estimular el hambre.[62] También se ha reportado que las células grasas contienen receptores del sabor dulce similares a los de la lengua. Los endulzantes artificiales promueven el crecimiento de las células grasas al estimular esos receptores, o de otras maneras.[63]

En *No más hambre* evitarás por completo el azúcar en la fase 1 (salvo por una reducida cantidad en el chocolate amargo). En las fases 2 y 3 añadirás una cantidad moderada, de acuerdo con la tolerancia individual. Pero lo mejor es satisfacer el deseo de dulzor a la antigua: con fruta fresca. Cuando uses endulzantes artificiales, elige miel pura de maple o de abeja en vez de azúcar de mesa siempre que sea posible. Estos edulcorantes menos refinados contienen nutrientes y polifenoles que contrarrestan, en parte, al azúcar. También tienen un sabor más fuerte, así que te bastará con menos. Ninguna receta ni plan de comidas de nuestro programa contiene endulzantes artificiales. Tras abandonar todo lo hiperendulzado, te sorprenderá descubrir que la fruta fresca de la estación es dulce y deliciosa.

(Respuesta a la miniprueba #6: no.)

Sal

Miniprueba # 7:

Cierto o falso: El consumo de sodio debe reducirse lo más posible.

(Respuesta en la página 130)

Muchos alimentos procesados tienen una cantidad inmensa de sal, la que, junto con el azúcar, permite que productos industriales baratos tengan buen sabor. Una sola porción de fajitas de pollo crujientes procesadas contiene 1,580 miligramos de sodio, más del límite diario total recomendado por el gobierno para los mayores de cincuenta años.[64] Un alto consumo de sal puede causar hipertensión e incrementar el riesgo de infarto, derrame cerebral y deficiencia renal. Como sólo una pequeña parte del sodio en nuestra dieta llega por medio del salero de la cocina, por lógica eliminar los alimentos muy procesados reduce el consumo de sal. Pero en lo que atañe a esta última, ¿menos siempre es más?

La concentración de sodio en la sangre se controla de forma muy limitada. Cuando el consumo sube, los riñones eliminan el exceso. Cuando cae por debajo de los 3 a 4 gramos al día, el cuerpo lo compensa activando potentes hormonas, llamadas sistema renina-angiotensina (SRA), que ayudan a los riñones a retener sal.[65] El problema es que los receptores del SRA no sólo están presentes en los riñones, sino también en las células grasas, los músculos, el páncreas, las paredes de los vasos sanguíneos y otros lugares. Se ha demostrado que la desmedida actividad de este sistema provoca disfunción de las células grasas, resistencia a la insulina e inflamación, los problemas fundamentales que asocian la obesidad con la diabetes y las enfermedades del corazón. Obstruir el SRA con, por ejemplo, los muy usados inhibidores ACE abate el riesgo de esas dos grandes y desproporcionadas causas de muerte con los efectos de estos fármacos sobre la presión arterial.[66]

Con base en este razonamiento, la excesiva restricción de sal podría tener consecuencias adversas, posibilidad que sustentan varias líneas de investigación. La Cochrane Collaboration (organización internacional que patrocina análisis sistemáticos de evidencias científicas) examinó 167 pruebas clínicas aleatorias efectuadas entre 1950 y 2011 en las que se compararon dietas bajas y altas en sal. Descubrió que, entre los blancos sin hipertensión, la reducción de sodio produjo un decremento en presión sistólica de sólo 1 milímetro de mercurio y ninguno en presión diastólica. Los afroestadunidenses y personas con hipertensión experimentaron mejoras un poco mayores en presión arterial, de 2 a 6 milímetros de mercurio, pero la reducción de sodio hizo que se incrementara la actividad del SRA, la adrenalina, el colesterol y los triglicéridos, lo que sugiere que podría agravar la resistencia a la insulina.[67]

En un reciente estudio en el *New England Journal of Medicine* que siguió a cien mil personas un promedio de cuatro años, el menor riesgo de enfermedades cardiovasculares graves o muerte fue para aquellas con un consumo de sodio de 3 a 6 gramos —muy por encima del nivel actualmente recomendado—, contra niveles menores o mayores.[68] Estos hallazgos recibieron mucha atención en los medios, pero deben interpretarse con reserva. Es probable que los individuos en riesgo de enfermedades del corazón sigan la recomendación de su médico y reduzcan su consumo de sal. Por lo tanto, el mayor riesgo en ese estudio entre quienes consumieron una dieta baja en sal podría reflejar una enfermedad preexistente más que los efectos del sodio mismo.

Aún está por verse cuáles son los niveles óptimos de consumo, pero una cosa parece clara: una dieta de comida rápida y chatarra aporta demasiada sal, además de carbohidratos muy procesados (combinación particularmente mala para la salud del corazón). En personas con hipertensión u otros factores de riesgo especiales, un bajo consumo de sodio reduce en forma significativa la presión arterial, importante meta de salud pública. Pero en todas las demás, la reducción del promedio de sodio a muy bajos niveles parece tener un beneficio ínfimo para la presión y causar problemas metabólicos. Modos más eficaces de controlar la presión podrían ser bajar el consumo de azúcar[69] y otros carbohidratos muy procesados,[70] controlar el estrés e incrementar la actividad física, todos ellos componentes de este programa.

La cantidad de sodio en la dieta de este programa alcanzará un total de menos de 3 gramos al día en la mayoría de las personas (dependiendo de cuánto pongas en tus comidas), inferior al nivel promedio en Estados Unidos en el último siglo.[71] Pero si sigues una dieta baja en sodio, las recetas de este plan serán fáciles de adaptar a tus necesidades.

(Respuesta a la miniprueba # 7: falso.)

Aditivos y contaminantes alimentarios

Miniprueba # 8:

¿Cuántos aditivos alimentarios han sido aprobados por la Oficina de Alimentos y Medicamentos de Estados Unidos?

(Respuesta en la página 132)

Los ultraprocesados productos industriales carecen de muchas cualidades promotoras de la salud, como grasas de alta calidad, carbohidratos de digestión lenta, vitaminas y minerales esenciales, fibra, probióticos y polifenoles. En cambio, contienen una pasmosa serie de conservadores, colorantes, saborizantes, emulsificantes y otros ingredientes artificiales. Además, plaguicidas, plásticos, antibióticos, metales pesados y otros contaminantes se abren inadvertido paso hasta nuestras provisiones de agua y comida. Algunas de estas sustancias interfieren con las hormonas en formas especialmente dañinas para el tejido graso.[72] En fechas recientes, dos médicos de la University of Chicago lanzaron el sugestivo (y alarmante) argumento de que nuestras células grasas están "bajo asalto" a partir de los químicos tóxicos de nuestro entorno.[73] Para dar un solo ejemplo, ratas expuestas a una baja dosis de bisfenol A (BPA) —sustancia química de amplio uso en la fabricación de recipientes de plástico para alimentos— al momento de nacer subieron excesivamente de peso y mostraron grandes cambios en el comportamiento de sus células grasas.[74]

Lo cierto es que la mayoría de los aditivos artificiales y contaminantes en nuestros alimentos no han sido probados totalmente para determinar con certeza sus efectos sobre la salud a largo plazo,[75] y quién sabe cómo interactúen esos químicos combinándose dentro del cuerpo. Al hacer énfasis en alimentos enteros y naturales, este programa reduce de manera sustancial esa exposición. Tú puedes acortarla todavía más

131

si compras productos orgánicos o sin plaguicidas, siempre que te sea posible, y si usas en casa un filtro de agua de buena calidad.

(Respuesta a la miniprueba # 8: Más de 3,000, sin incluir las sustancias "generalmente reconocidas como inofensivas".)[76]

EXTRA —Miniprueba #9:

Cierto o falso: Los dulces "moritas" contienen moras.

(Respuesta a la miniprueba # 9: falso. Sus ingredientes son concentrados, azúcar, miel de maíz deshidratada, miel de maíz, fécula de maíz modificada, fructosa, jugo de uva concentrado, aceite de semilla de algodón parcialmente hidrogenado, ácido cítrico, maltodextrina, aceite de semilla de algodón, carragenano, glicerina, monoglicéridos, citrato de sodio, ácido málico, citrato de potasio, ácido ascórbico, saborizantes, agar-agar, colores artificiales y goma de xanteno.)[77]

Dieta personalizada: preparación para la fase 3

Miniprueba #10:

¿Cuál de los siguientes factores biológicos ofrece un pronóstico más atinado sobre cómo responderán los individuos a dietas con cantidades variables de carbohidratos?

1. Tipo de sangre
2. Color de ojos
3. Secreción de insulina

(Respuesta en la página 136)

En promedio, el ADN humano es 99.9 por ciento idéntico de una persona a otra. Por lo cual no es de sorprender que el perfil de una dieta sana —que cumpla todos los requerimientos nutricionales y mantenga bajos niveles de insulina e inflamación— no difiera gran cosa entre individuos. Una dieta basada en alimentos enteros, naturales y de digestión lenta reduce el riesgo de todas las personas a padecer enfermedades crónicas, independientemente de su peso, edad, sexo, raza o país de origen.

Pero igual que los riesgos a enfermedades muy específicas, también la tolerancia a factores negativos alimentarios varía de un individuo a otro. Algunos tienen un metabolismo resistente y adaptable, en especial cuando son jóvenes y realizan una actividad física intensa. Otros son muy sensibles a los carbohidratos procesados, a ciertos tipos de grasas[78] (lo que explica algunas de las controversias que se consideraron en este capítulo) o a variantes en las proporciones de nutrientes importantes en la dieta. Mis colaboradores y yo hemos explorado este asunto durante más de una década y descubrimos que la secreción de insulina desempeña un papel clave.

Tras la ingestión de carbohidratos, el páncreas secreta insulina para evitar que el azúcar en la sangre aumente demasiado, pero la cantidad y momento de esa secreción varía sustancialmente de una persona a otra. Para evaluar esta diferencia, nosotros damos a voluntarios (o a veces a animales de laboratorio) una solución oral de glucosa y medimos su insulina en la sangre treinta minutos después, prueba conocida como nivel de insulina 30.

En un estudio publicado en el *American Journal of Clinical Nutrition*,[79] en Quebec, seguimos durante seis años a 276 adultos de edad madura, a los que dividimos en categorías con base en su dieta. En general, los participantes subieron 2.7 kilos (algo propio de este grupo de edad), aunque con una variación individual enorme, de una pérdida de peso de 9 kilos a un aumento de 13.5. En quienes consumieron una dieta alta en carbohidratos/baja en grasas, la insulina 30 pronosticó con claridad esa variación. Es decir, las personas con baja secreción de insulina, en promedio no subieron de peso, mientras que aquellas con alta secreción de insulina subieron, en promedio, más de 4.5 kilos. En contraste, la prueba insulina 30 no tuvo ninguna relación con el aumento de peso entre quienes consumieron una dieta baja en carbohidratos/alta en grasas. Además, la hipoglucemia, unas horas después de consumir glucosa, fue más severa en el grupo alto en carbohidratos/bajo en grasas y pronosticó aumento de peso.

Este estudio indica que algunas personas son muy sensibles a los carbohidratos por razones biológicas. Una dieta alta en carbohidratos exacerba su tendencia básica a secretar demasiada insulina, lo que crea un círculo vicioso de insulina alta, seguida por baja azúcar en la sangre, que deriva en excesivo aumento de peso. Pero estos individuos pueden disminuir ese riesgo optando por una dieta baja en carbohidratos o, como veremos a continuación, una dieta baja en IG.

En el capítulo 3 consideramos un estudio con animales publicado en *The Lancet*[80] en el que se detectaron más grasas entre ratas sometidas a una dieta alta en IG que en las sometidas a una baja en IG. También en este caso la prueba insulina 30 pronosticó claramente cuánto peso y grasa aumentó cada animal en el grupo de IG alto, lo que representó 85 por ciento de la variación total. (Esta cifra es muy alta; para efectos comparativos, considérese que todos los genes conocidos dan cuenta de menos de 10 por ciento de la variación del peso entre humanos.) En el grupo bajo en IG, la prueba insulina 30 no tuvo ninguna relación con el aumento de peso (véase la figura "Secreción de insulina y aumento de peso", en la página 135).

Mis colegas y yo examinamos esta hipótesis en una prueba clínica de largo plazo publicada en el JAMA.[81] Medimos la secreción de insulina en setenta y tres jóvenes a quienes después asignamos aleatoriamente una dieta baja en CG o en grasas durante dieciocho meses, proporcionando a ambos grupos la misma asesoría dietética y otros apoyos. En los individuos con baja insulina 30, la pérdida de peso no difirió significativamente entre los dos grupos. Sin embargo, los individuos con alta insulina 30 (superior a las 57.5 microunidades por milímetro) bajaron 4.5 kilos más en la dieta baja en CG que en la baja en grasas.

Además, aquellos con alta secreción de insulina a los que se les asignó la dieta baja en grasas tendieron a desertar del estudio más que otros, lo que revela que la dieta no les dio resultado.

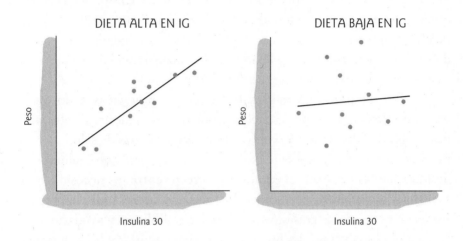

Secreción de insulina y aumento de peso
entre ratas sometidas a dieta alta o baja en IG

La buena noticia es que la susceptibilidad de una persona a la dieta puede ser mutable. Luego de sólo un mes a dieta baja en carbohidratos, las células en el páncreas que producen insulina parecieron calmarse, lo que permitió a los individuos con alta insulina 30 tolerar más carbohidratos sin un descenso en su ritmo metabólico (al menos por un tiempo).[82] De esta manera, las fases 1 y 2 de *No más hambre* pueden ajustar el metabolismo y permitir a personas previamente sensibles comer algunos carbohidratos procesados en la fase 3, sin efectos adversos.

Es indudable que otras diferencias biológicas entre las personas también afectan los resultados en dietas diferentes (aunque faltan evidencias del tipo de sangre). Además, el nivel de actividad física influye en esto. Participantes en investigaciones que recibieron cinco porciones diarias de bebidas azucaradas mostraron incrementos en triglicéridos, inflamación e insulina cuando se les impidió dar más de 4,500 pasos al día. Esos cambios adversos no ocurrieron cuando los participantes dieron más de 12,000 pasos diarios.[83] Comer mucho arroz blanco no les causaba problemas metabólicos a los campesinos chinos, quienes hacían trabajo manual con regularidad. Pero cuando millones de chinos migraron de las granjas a las ciudades —llevando consigo su dieta alta en carbohidratos y abandonando su alto nivel de actividad física—, los índices de diabetes se dispararon.[84]

Por supuesto que, aparte de diferencias biológicas, todos tenemos nuestras propias preferencias alimentarias, prácticas culturales, disponibilidad de tiempo, niveles de disciplina y metas de salud. Por esa razón nosotros otorgamos la máxima flexibilidad, para que cualquier individuo pueda encontrar el equilibrio correcto entre sus necesidades físicas y sus preferencias personales. Las fases 1 y 2 fueron diseñadas para reeducar a las células grasas, estimular el metabolismo y ayudarte a encontrar el peso óptimo. La fase 3 permite personalizar. Usa el formulario de seguimiento diario y el diagrama de progreso mensual (véase el Apéndice B) para seguir tu peso, hambre, antojos, nivel de energía y bienestar general. Si estos factores permanecen estables mientras añades algunos carbohidratos procesados, disfruta, si así lo deseas, de la flexibilidad extra que tu metabolismo te permite (dentro de lo razonable). En caso contrario, reduce tales adiciones o regresa definitivamente a la fase 2. Y recuerda: los fugaces momentos de placer que depara consumir alimentos de mala calidad palidecen en comparación con las recompensas duraderas de sentirte bien.

(Respuesta a la miniprueba # 10: 3. Secreción de insulina.)

Has llegado ya al final de la parte 1, en la que exploramos una manera radicalmente distinta de concebir la dieta, el peso y la prevención de enfermedades crónicas. En la parte 2 reuniremos toda esa información en un programa de tres fases para lograr una pérdida de peso permanente.

Parte dos

El programa No más hambre

¡Bienvenido al programa!

Te invito a que en los próximos meses —y quizá por el resto de tu vida— te olvides de las calorías, te concentres en la calidad de tus alimentos, comas cuando tengas hambre hasta sentirte satisfecho y sigas unas cuantas recomendaciones de estilo de vida.

De esta forma vencerás tus antojos, reeducarás a tus células grasas y bajarás de peso en forma permanente.

Mi testimonio

No he tenido mucha hambre desde que comencé esta dieta. En realidad, no he tenido hambre en absoluto.

—Matthew F., 36 años, Roslindale, Massachusetts
Pérdida de peso: 14 kilogramos
Reducción de cintura: 14 centímetros

5 Prepárate para cambiar tu vida

Tablas, herramientas y recursos clave

Cómo funciona este programa

El objetivo de las dietas estándar bajas en grasas es extraer calorías de las células grasas mediante la restricción del consumo de calorías. Pero luego de unas semanas de privaciones, el hambre se dispara y el metabolismo pierde ritmo. El problema es que reducir calorías no ataca a la causa última del aumento de peso.

No más hambre ataca el aumento de peso y sus fuentes: las células grasas entregadas a una actividad frenética de almacenamiento de calorías. Si aminoramos el nivel de insulina y aliviamos la inflamación crónica, podemos reprogramar a las células grasas para que liberen ese exceso de calorías. Cuando esto sucede, el hambre se reduce, los antojos disminuyen, se acelera el metabolismo y tú bajas de peso de modo natural.

Haremos esto a través de tres fases progresivas:

- Fase 1: un entrenamiento de dos semanas para vencer los antojos y poner en marcha la pérdida de peso.
- Fase 2: un plan para reeducar a tus células grasas y alcanzar tu nuevo y menor punto fijo de peso. Esta fase puede durar desde varias semanas hasta seis meses o más, dependiendo de cuánto debas bajar.
- Fase 3: una dieta personalizada para las necesidades particulares de tu cuerpo, para que puedas mantener a raya tu peso de modo permanente.

En los capítulos 6 a 8 te daré instrucciones, paso a paso —con recetas, planes de comidas y herramientas de seguimiento— para que puedas seguir fácilmente este programa. Cada uno de esos capítulos contendrá también "Soportes de vida", recomendaciones para adoptar buenos hábitos de sueño, realizar actividades físicas placenteras y practicar técnicas de reducción del estrés, lo cual opera junto con la dieta para apoyar una óptima pérdida de peso y ganar en salud.

Con la colaboración de mi equipo de nutrición y expertos en cocina, desarrollé las recetas y planes de comidas con tres objetivos en mente:

1. Convertir los descubrimientos científicos más recientes en una fórmula eficaz para bajar de peso, sin padecer hambre, que proporcione un máximo de beneficios con un mínimo de esfuerzo.
2. Que esa fórmula sea cómoda y simple para cualquiera, de tal modo que la mayoría de las comidas tarden 30 minutos o menos en prepararse.
3. Que esa fórmula sea deliciosa, deje satisfecho y se adapte a dietas especiales, como las vegetarianas y las libres de gluten.

La mayoría de las recetas de este programa son similares a recetas ya clásicas, pero todas fueron puestas al día con sabores modernos y se probaron para dar resultados óptimos. Si tú contaste calorías en el pasado, descubrirás que muchos alimentos que antes se te prohibían —como los huevos enteros o la crema entera— serán de nuevo bienvenidos en tu plato. Tal vez te sorprenderá que algunos de los principales detonadores de tus antojos, como el azúcar, rápidamente perderán su atracción y que platillos nuevos y más saludables se volverán tus preferidos. Es posible que también te impresione descubrir que los carbohidratos muy procesados se han difundido en demasía y que comer alimentos naturales es mucho más satisfactorio.

Los populares planes para adelgazar suelen prometer una pérdida de peso sensacional y veloz, pero al mismo tiempo requieren una dieta severa y ejercicios arduos. Por desgracia, los resultados de esos regímenes restrictivos no son perdurables casi nunca. Claro que la manera más rápida de bajar de peso es dejar de comer. ¡Pero no la recomiendo! En contraste, este programa está diseñado para producir una pérdida de peso sostenible y progresiva. Después de dedicar varios días a este programa es muy probable que te sientas mejor, ya que tus células grasas se aplacarán y empezarán a compartir calorías con el resto de tu cuerpo. Tu nivel de energía aumentará, lo mismo que tu motivación, justo lo contrario de lo que pasa en muchas otras dietas.

Considera dos modos de bajar 24 kilos en un año. Uno consistiría en que bajaras 2 kilos a la semana durante tres meses comiendo 1,200 calorías menos y haciendo ejercicio todos los días y en que te esforzaras los 9 meses siguientes en mantener a raya tu peso. El otro consistiría en que bajaras 2 kilos al mes durante 12 meses, comieras siempre que tengas hambre y te sintieras a la perfección. ¿Cuál de ambos preferirías?

Mi testimonio

Ocho semanas después de haber iniciado el programa, he visto que mi peso decrece en forma sostenida y en un nivel consistente. No vi una "loca" pérdida de 5 kilos a la semana que vuelven con creces a la siguiente. Este plan es sostenible y tiene recetas que me gustan, a las que puedo recurrir para mantener el buen camino (¡y mi dicha!).

—*Esther K., 38 años, Flower Mound, Texas*
Pérdida de peso: 5 kilogramos
Reducción de cintura: 9 centímetros

La mayoría de los participantes en el plan piloto bajaron inicialmente entre medio kilo y 1 kilo a la semana, aunque algunos bajaron más y otros menos. El índice de pérdida de peso en *No más hambre* variará de una persona a otra, de acuerdo con el metabolismo individual, la salud general, el peso inicial, la edad, el nivel de actividad física y lo listo que estés para seguir el programa. Éste está diseñado para reducir tu punto fijo de peso —el peso que el cuerpo se empeña en mantener— mediante la creación de las condiciones internas correctas para alcanzar y mantener una pérdida de peso óptima. Para ello bastará con que sigas el plan de comidas, comas cuando tengas hambre hasta satisfacerte y permitas que tu cuerpo (no un autor de libros de dieta) determine el mejor índice de pérdida de peso para ti. Forzar un descenso rápido por medio de la restricción de calorías es un mero tratamiento de síntomas. Sus resultados no duran mucho tiempo, así que ¿para qué molestarse?

En cualquier caso, el cambio aparente en una báscula es apenas una medida aproximada de la efectividad de una dieta. Perder 24 kilos de tejido graso afectaría la apariencia, condición física y salud en forma muy distinta a bajar esa misma cantidad con 50% de pérdida de tejido muscular. Como lo sabes, gracias al capítulo 3, *No más hambre* ataca de modo directo a las células grasas, motivo por el cual produce cambios más favorables en la composición física (la proporción entre masa muscular magra y tejido graso). De hecho, algunos participantes en el plan piloto reportaron una reducción de cintura antes que un importante cambio de peso, lo que indica que perdieron grasa en forma selectiva y preservaron su masa muscular magra. Más todavía, experimentaron sistemáticamente beneficios que iban más allá de la pérdida de peso, mejorando su:

- nivel de energía
- condición física
- estado de ánimo
- estabilidad emocional
- agilidad mental

También experimentaron mejoras en una amplia variedad de problemas médicos, como:

- diabetes
- factores de riesgo de enfermedades del corazón
- reflujo gastroesofágico e indigestión
- artritis
- fatiga crónica
- depresión

Por supuesto que adelgazar es importante para muchas personas y quizás una de las razones principales de que tú hayas elegido este libro. Este programa te ayudará a bajar de peso y a mantenerlo a raya de manera permanente, pero su meta última es una salud y bienestar esplendorosos.

Ahora preparémonos para un comienzo exitoso.

Mi testimonio

Me muevo mucho mejor que antes; me siento como cuando era joven. Y también mi cabeza está más despejada. El dolor tipo "artritis" ha desaparecido. ¡Increíble! El hecho de que haya adelgazado comiendo tan bien es inverosímil para mí. En resumen, pasé de un estado casi disfuncional a recuperar varios años de salud y volver a tomar las riendas de mi vida. Lo digo con toda sinceridad.

—Nan T., 53 años, Birmingham, Alabama
Pérdida de peso: 3.5 kilogramos
Reducción de cintura: 2.5 centímetros

LA CUENTA REGRESIVA DE 7 DÍAS

Día -7:   El panorama: familiarízate con las metas nutricionales del programa.

Día -6:   Toma una instantánea de tu salud e inicia el seguimiento: reúne tus medidas básicas de salud, aprende a usar el formulario de seguimiento diario y el diagrama de progreso mensual... ¡y empieza a seguirte la pista!

Día -5:   Estrategias de movimiento, sueño y alivio del estrés: descubre cómo estos tres factores clave de estilo de vida pueden acelerar la pérdida de peso y sostener tu éxito a largo plazo.

Día -4:   Tu "gran porqué" y tus planes "Si... entonces...": formula tus metas generales y haz un plan para que no pierdas el rumbo.

Día -3:   Reúne tus utensilios y depura tu cocina: prepara tu hogar y cocina para una nueva manera de comer.

Día -2:   Ve de compras: reabastece el refrigerador y la alacena con alimentos aprobados por *No más hambre*.

Día -1:   Tuesta nueces, elabora salsas y disponte mentalmente: usa tu último día de la fase de preparación como un trampolín para la Fase 1.

Mi testimonio

Desde la pubertad tuve dificultades para controlar mi peso, aunque lo peor ha ocurrido en los últimos diez a quince años. Mi mayor problema ha sido controlar mis antojos. Pero por increíble que parezca, en este plan no he tenido las dificultades de costumbre. Lo principal para mí es que mi depresión y mis cambios anímicos se han esfumado. Probé antidepresivos, pero me hacían sentir decaída. Esta nueva manera de comer ha resuelto por completo ese problema. Ahora soy una persona normal; todavía me siento triste y enojada en ocasiones, como cualquier otra, pero eso ya no domina mi vida como antes y cada vez tengo más seguridad en mí misma. Nunca había adelgazado con tanto éxito y la dieta ha sido sorprendentemente fácil para mí. Supuse que la abandonaría a la semana o dos de haberla comenzado, pero sigo en ella tres meses después. De hecho, creo que podré practicarla toda la vida.

—*Anne C., 48 años, Austin, Texas*
Pérdida de peso: 8 kilogramos
Reducción de cintura: 15 centímetros

Prepárate con una cuenta regresiva de siete días*

Los cambios más eficaces en la vida suelen depender de nuestra preparación y motivación. Para disponerte al éxito, sugiero que te tomes la semana previa a la Fase 1 para prepararte *de verdad*, equipar por completo tu cocina y enfocarte mentalmente en el cambio. Conforme avancemos en la cuenta regresiva de 7 días te iré explicando los detalles de esta dieta, qué alimentos incluye y cuáles deja fuera, cómo rastrearás tu progreso y muchas cosas más. Cuando inicies la Fase 1, tendrás todas las herramientas e información que necesites para un gran comienzo.

Esta fase de preparación funcionará mejor si la empiezas un lunes. Para que sea más manejable asigna un periodo diario específico para avanzar en ella. Estas breves tareas cotidianas te permitirán dividir la preparación en pasos sencillos. Si prefieres prepararte a un ritmo distinto, no hay problema; esta dieta fue concebida para ser flexible, así que te invito a adaptar este y otros componentes del programa a tus preferencias y necesidades individuales. Lee todas las tareas de la fase de preparación y prográmalas a tu conveniencia (intenta dividirlas en varios días para que no tengas que hacer todas a última hora).

Con objeto de que te organices mejor, también sería apropiado que usaras un fólder resistente o una carpeta de argollas, para que guardes en un solo lugar tus listas de compras, hojas de seguimiento y otros recursos del programa. (Todos estos formularios pueden descargarse en www.alwayshungrybook.com) A medida que avances en el programa reunirás muchos datos sobre tu hambre y antojos, nivel de energía y humor, dieta y actividades de estilo de vida, así como peso y cintura. Esta información te permitirá monitorear tu progreso, examinar cómo responde tu cuerpo a cambios de dieta particulares y ajustar el programa a tus necesidades individuales a largo plazo.

---

* Te recomiendo consultar a tu médico antes de emprender este programa, sobre todo si tienes problemas de salud. Ése sería también un buen momento para pedirle pruebas básicas de laboratorio, si piensas hacértelas.

Mi testimonio

He experimentado síntomas casi nulos de reflujo gastroesofágico. Mi circulación, colesterol y glucosa están en su mejor momento en diez años. Antes tenía que tomar una siesta cuatro o cinco veces a la semana; ahora es raro que lo haga. Mi alto nivel de energía ha vuelto. Obviamente, los beneficios futuros serán más salud, sentirme mejor, mejor sexo, hacer más cosas y disfrutar más de la vida.

—Michael B., 65 años, New Market, Maryland
Pérdida de peso: 4.5 kilogramos
Reducción de cintura: 7.5 centímetros

Día -7: El panorama

El primer día de la fase de preparación, demos un paso atrás y examinemos a grandes rasgos el plan alimentario. Abandonarás por entero el método de conteo de calorías para bajar de peso. En cambio, te concentrarás en comer los alimentos precisos en las combinaciones indicadas para reprogramar tus células grasas para que liberen sus reservas excedentes de calorías. La manera más rápida de lograr esto es reemplazar los carbohidratos refinados (la causa principal de la secreción de insulina) por grasas y conseguir en comidas y refrigerios las proporciones correctas de carbohidratos no procesados y proteínas. Con el apropiado equilibrio de nutrientes, tu cuerpo se sentirá nutrido antes que desprovisto de alimento, abandonará el modo de inanición y empezará a adelgazar sin dificultad. *Sólo sigue el plan de comidas, come cuando tengas hambre hasta satisfacerte y haz un alto en ese momento.*

Uno de los resultados más drásticos de este método es que los antojos disminuyen o desaparecen, en algunos casos desde el primer día.

En qué consiste la Fase 1: vence tus antojos

La Fase 1 es esencialmente lo contrario a una dieta estándar baja en grasas. Durante esta fase comerás una alta proporción de grasas (50 por ciento de tu total de calorías), una baja cantidad de carbohidratos (25 por ciento) y un poco más de proteínas de las que quizás acostumbras (25 por ciento), como se muestra en la figura de abajo. Durante estas dos semanas, eliminarás todos los productos derivados de cereales y de la papa, lo mismo que el azúcar. Pero no temas sentirte privado. Te saciarás con sustanciosas salsas y aderezos, nueces y sus cremas, lácteos sin descremar y otros alimentos altos en grasas a los que las dietas de restricción de calorías no te permitirían acercarte. Como en las demás fases de este programa, también en ésta las proteínas de alta calidad desempeñarán un papel importante, con opciones vegetarianas disponibles.

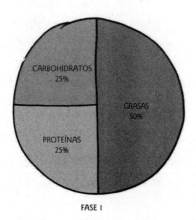

FASE I

Cómo será la Fase I

148

Mi testimonio

¡Vaya! Es increíble poder cenar y preguntarse: "¿Habré comido suficientes grasas?". ¡Me encanta!

—Angelica G., 50 años, Sacramento, California
Pérdida de peso: 5 kilogramos
Reducción de cintura: 7.5 centímetros

La Fase 1 es la parte más restrictiva del programa, pero no es, ni por asomo, tan severa como las dietas muy bajas en carbohidratos y las cetogénicas, que buscan eliminar casi por completo este importante nutriente. Tú seguirás disfrutando de carbohidratos naturales como frutas, frijoles y una extensa variedad de verduras sin almidones. Esta fase, de sólo dos semanas de duración, está diseñada para poner en marcha la pérdida de peso, no como una dieta permanente. La mayoría de las personas tolera más carbohidratos y las fases siguientes concederán más flexibilidad, variedad y adaptabilidad a las preferencias personales. Sin embargo, a las personas con problemas metabólicos extremos, como severa resistencia a la insulina o prediabetes, les convendría prolongar la Fase 1.

En qué consiste la Fase 2: reeduca a tus células grasas

En la Fase 2 reducirás levemente las grasas (a 40 por ciento del total de calorías) e incrementarás el consumo de carbohidratos (a 35 por ciento), añadiendo cereales integrales poco procesados (como arroz integral, avena irlandesa, cebada y quinoa) y verduras con almidones que no sean papa blanca. Las fuentes y proporción de proteínas se mantendrán iguales (en 25 por ciento). Esta fase fue concebida para reeducar a tus células grasas para que tu peso decrezca progresivamente, hasta estabilizarse en un punto fijo nuevo y más bajo. Este proceso puede tardar varias semanas o meses para algunas personas y quizá muchos meses para las que emprendan el programa con un peso alto. La Fase 2 tiene el propósito de ser tu plan básico, al que podrás regresar siempre que sea necesario. Si eres sensible a los carbohidratos procesados (lo que probarás en la Fase 3), tal vez lo mejor sea que permanezcas en esta fase de manera indefinida. Como en el caso de todas las fases del programa, permite que tu hambre sea tu guía.

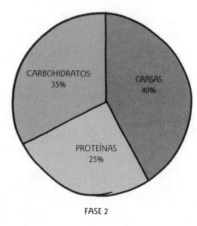

FASE 2

Cómo será la Fase 2

En qué consiste la Fase 3: baja de peso en forma permanente

La proporción de carbohidratos respecto a las proteínas y las grasas en la Fase 3 será similar a la que consumían muchos estadunidenses en las décadas de 1950 y 1960, antes de que se iniciara la fiebre baja en grasas, con 40 por ciento de grasas, 40 por ciento de carbohidratos y 20 por ciento de proteínas. (Algunas versiones de la dieta mediterránea tienen una proporción de nutrientes similar a ésta.) En este momento de *No más hambre* puede ser que necesites más alimentos que en las fases previas, porque ya no quemarás calorías de tus reservas de grasas.

150

Uno de los principales intereses de la Fase 3 es la experimentación, para ver cuánta flexibilidad puedes manejar. Algunas personas, tras adelgazar y mejorar su metabolismo, pueden tolerar varias raciones de carbohidratos procesados al día sin provocar antojos ni aumento de peso. A otras, incluso una cantidad moderada de esos alimentos les causará problemas. La meta de esta fase es descubrir las necesidades particulares de tu cuerpo y crear un plan personalizado, sin depender de una arbitraria recomendación de nutrientes. El formulario de seguimiento diario y el diagrama de progreso mensual (los que se describirán con más detalle en las páginas 384-386) serán especialmente importantes en esta fase.

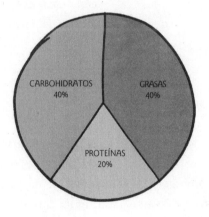

Cómo será la Fase 3

Mi testimonio

Mi mayor obstáculo para concluir cualquier programa de pérdida de peso era la dificultad de controlar el hambre y los antojos. Estaba hambrienta casi todo el tiempo, pero por alguna razón nunca me sentía saciada.

Desde el primer día noté que los platillos de esta dieta eran muy sabrosos. No te imaginas lo bien que me sentí después de ese primer desayuno. Supongo que las proporciones de nutrientes de ese platillo tocaron una profunda cuerda en mi cuerpo. Ya abandoné mi adicción al azúcar, los refrescos y el pan, lo cual es notable. El impacto psicológico de sentir que domino mis antojos es inmenso. Ya no me gustan. Esto no quiere decir que no coma nunca una rebanada de pastel en un cumpleaños, u otros carbohidratos refinados, pero ya no se me antojan con pasión intensa. Ahora mi actitud es: "No estaría mal; me comeré uno", mientras que antes era: "¿Cuánto de esto podré comer sin que nadie lo note?" ¡Me alegra mucho haberlo logrado!

—*Holly C., 37 años, Raleigh, Carolina del Norte*
Pérdida de peso: 2.5 kilogramos
Reducción de cintura: 5 centímetros

Los alimentos del programa fase por fase

La dieta de *No más hambre* es rica, suculenta y satisfactoria y contiene muchos alimentos prohibidos en las dietas convencionales. Disfrutarás de platillos tan aclamados como el pastel de carne, las berenjenas a la parmesana y los tacos con ensalada, igual que de manjares como frutas cubiertas con chocolate (sí, hemos incluido postres casi todos los días). Y si jamás has sido amante de las verduras, las comidas de este plan podrían hacerte cambiar de opinión. Comerás ensaladas bañadas en aderezos ricos en grasas, calabacitas y otras verduras salteadas con ajo y aceite de oliva y una gran variedad de verduras dispuestas en guisos muy apetitosos. He aquí una mirada más detallada a los alimentos que consumirás en cada una de las tres fases, así como a los que deberás limitar o evitar.

	FASE 1: Vence tus antojos	FASE 2: Reeduca a tus células grasas	FASE 3: Baja de peso en forma permanente
CEREALES			
Incluye (pero no se limita a): Alforfón (trigo sarraceno) Amaranto Arroz Avena Cebada Maíz Mijo Quinoa Teff Trigo *Nota*: Consulta la "Guía para cocer cereales integrales" del Apéndice C, página 394.	No	Sí, con límites Consume hasta 3 porciones diarias (una por comida) de cereales "intactos" 100% integrales. *Nota*: "intactos" significa de grano real, o de corte grueso, no harinas ni hojuelas (por ejemplo, la avena irlandesa es aceptable, pero no los Cheerios ni las hojuelas de avena). Evita pan, pasta y cuscús (incluso de cereales integrales). Evita cereales refinados, como arroz blanco. Una porción es ½ taza de cereal cocido.	Sí, si los toleras Come hasta 4 porciones diarias, sobre todo de cereales integrales, de las cuales puedes incluir 2 porciones diarias de cereales procesados, si los toleras. *Nota*: si comes cereales procesados, haz énfasis en cereales integrales (como pan integral). Una modesta cantidad de productos de cereales refinados (como pan o arroz blanco) es aceptable, dependiendo de tu tolerancia. Una porción es 1 rebanada de pan o ½ taza de cereal o pasta cocidos.

	FASE 1: Vence tus antojos	FASE 2: Reeduca a tus células grasas	FASE 3: Baja de peso en forma permanente
VERDURAS CON ALMIDONES			
Incluye (pero no se limita a): Betabel Calabaza bellota Calabaza de invierno Calabaza de ranúnculo Calabaza japonesa Calabaza moscada Camote Chícharo Ñame (yuca o camote blanco) Papa blanca	No	Sí, con límites Come cualquier verdura con almidones, menos papa blanca, en lugar de cereales. *Nota*: una porción es ½ a 1 taza de verduras cocidas.	Sí, si las toleras Come cualquier verdura con almidones en lugar de cereales. *Nota*: la papa blanca equivale a un cereal procesado, así que consúmela con moderación.
LEGUMBRES			
Incluye (pero no se limita a): Alubia Cacahuate Edamame (frijol de soya) Frijol blanco o peruano Frijol negro Frijol pinto Frijol rojo Garbanzo Haba Lenteja	Sí *Nota*: las legumbres son los únicos alimentos con almidones permitidos en la Fase 1. Poseen un adecuado equilibrio de carbohidratos y proteínas; no aumentan el azúcar en la sangre y son ricas en fibra. Una porción es ½ a ¾ de taza. Los frijoles enlatados o en polvo son aceptables. Evita productos con azúcar, como los frijoles cocidos.	Sí	Sí

	FASE 1: Vence tus antojos	FASE 2: Reeduca a tus células grasas	FASE 3: Baja de peso en forma permanente
VERDURAS DE HOJA VERDE Y OTROS VEGETALES SIN ALMIDONES			
Incluye (pero no se limita a): Acelga Arúgula Brócoli Chile Col Col de Bruselas Col rizada Diente de león Espinacas Grelo (tallos tiernos del nabo) Hinojo Hojas de betabel Hojas de mostaza Hongos Jitomate Lechuga (cualquier variedad) Pimiento (verde, rojo, amarillo, anaranjado) Zanahoria *Nota*: consulta la "Guía para cocinar verduras" del Apéndice C, página 387.	Sí *Nota*: las verduras sin almidones son uno de los pilares de las comidas y cenas de esta dieta, e incluso aparecen en algunos desayunos y refrigerios. Las verduras ayudan a complementar una comida cuando no contienen almidones (y son un excelente vehículo para las suculentas salsas y aderezos del programa).	Sí	Sí

155

	FASE 1: Vence tus antojos	FASE 2: Reeduca a tus células grasas	FASE 3: Baja de peso en forma permanente
FRUTAS			
Incluye (pero no se limita a): No tropicales: Arándano Chabacano Ciruela Durazno Frambuesa Fresa Higo Manzana Naranja Pera Toronja Uva Zarzamora Tropicales: Dátil Mango Melón Papaya Piña Plátano Sandía	Sí, con límites Come 2 o 3 frutas no tropicales al día. *Nota*: come una fruta entera, como naranja o manzana, o una taza de fruta picada. La fruta, con su dulzor "justo", libra a las papilas gustativas de la hiperendulzada comida chatarra. Evita lo siguiente en esta fase: • Frutas tropicales • Frutas secas (como pasas) • Jugo de fruta	Sí *Nota*: goza la fruta que quieras, pero come frugalmente las tropicales y secas. La porción de fruta seca es de 1 a 2 cucharadas. Sigue evitando el jugo de fruta (tiene una alta concentración de azúcar).	Sí *Nota*: ajusta y personaliza tu consumo de frutas.

	FASE 1: Vence tus antojos	FASE 2: Reeduca a tus células grasas	FASE 3: Baja de peso en forma permanente
ALIMENTOS ALTOS EN PROTEÍNAS			
Incluye (pero no se limita a): Aves Carne de res Cordero, cerdo y otros productos de origen animal Fiambres vegetarianos Huevo y clara de huevo Mariscos Pescado Proteínas en polvo Queso Tempeh Tofu Yogur (griego)	Sí Consume una porción en cada comida. *Nota*: una porción de proteínas es: • 85 a 170 gramos de carne, aves, pescado, mariscos, tofu, tempeh o fiambres veganos • 3 huevos • 1 taza (85 gramos) de queso rallado • 1 taza de yogur griego • 5 cucharadas de proteínas en polvo (véase tamaño de porción en el paquete) El yogur griego contiene el doble de proteínas de las variedades normales. Las legumbres pueden hacer una contribución sustancial a las proteínas de una comida, en especial para los vegetarianos	Sí Consume una porción en cada comida.	Sí Consume una porción en cada comida.

	FASE 1: Vence tus antojos	FASE 2: Reeduca a tus células grasas	FASE 3: Baja de peso en forma permanente
GRASAS Y ALIMENTOS ALTOS EN GRASAS			
Incluye (pero no se limita a): Aceite de aguacate Aceite de ajonjolí (natural o tostado) Aceite de cártamo (de alto contenido oleico) Aceite de coco Aceite de linaza Aceite de oliva Aguacate Cacahuate y su crema (sin azúcar) Crema agria Crema entera Mantequilla Mayonesa (sin azúcar) Nueces y sus cremas Semillas y sus cremas	Sí Consume en cada comida. *Nota*: si la fuente alta en proteínas de tu comida es alta en grasas (como aves con piel, carne grasosa, queso, tofu o tempeh), añade: • 2 a 3 cucharaditas de aceite, mantequilla o mayonesa • 1 a 2 cucharadas de nueces • ¼ de aguacate Duplica estas cantidades si la fuente de proteínas no es alta en grasas (aves sin piel, carne magra, mariscos, fiambres veganos o proteínas en polvo).	Sí Consume en cada comida, 25% menos que en la Fase 1.	Sí Consume en cada comida, 25% menos que en la Fase 1.

	FASE 1: Vence tus antojos	FASE 2: Reeduca a tus células grasas	FASE 3: Baja de peso en forma permanente
LÁCTEOS Y LECHES NO LÁCTEAS			
Incluye (pero no se limita a): Kéfir sin descremar Leche entera Leche de almendras Leche de coco Leche de soya Yogur, entero	Sí *Nota*: una porción es 1 taza. El yogur natural y el kéfir tienen cultivos probióticos vivos, bacterias "buenas" que desempeñan un papel decisivo en la salud y el bienestar. Prefiérelos a la leche natural tanto como puedas. Elige sólo productos no endulzados (sin azúcar ni endulzantes artificiales).	Sí	Sí
POSTRES Y REFRIGERIOS ALTOS EN CARBOHIDRATOS			
Incluye (pero no se limita a): Bebidas endulzadas (refrescos, té helado, bebidas energizantes, etcétera.) Caramelos Helado Jugo de fruta Nieve Papas a la francesa Papas fritas Productos horneados (galletas, pastel, pay, etcétera).	No *Nota*: el chocolate amargo (con 70% mínimo de cacao) es relativamente bajo en azúcar y está permitido en todas las fases (hasta 30 gramos al día).	No	Sí, con base en la tolerancia individual *Nota*: limita el total de porciones de carbohidratos procesados (cualquier producto con cereales refinados o azúcar concentrada) a 2 al día. Evita bebidas muy endulzadas (con azúcar o endulzantes artificiales).

	FASE 1: Vence tus antojos	FASE 2: Reeduca a tus células grasas	FASE 3: Baja de peso en forma permanente
AZÚCAR			
Incluye (pero no se limita a): Almidón hidrolizado Azúcar Azúcar de caña Azúcar de dátil Azúcar de uva Azúcar morena o mascabado Concentrado de jugo de frutas Dextrano Dextrosa Fructosa Glucosa Jugo de caña Malta de cebada Maltodextrina Maltosa Melaza Miel de abeja Miel de agave Miel de arroz Miel de maíz Miel de maíz alta en fructosa Miel de maple Sacarosa Sucanat (azúcar de caña integral)	No (excepto por la reducida cantidad de azúcar en el chocolate amargo, con 70% mínimo de cacao).	Sí, con límites Hasta 3 cucharaditas (12 gramos) de azúcar al día, de preferencia miel de abeja o de maple. *Nota*: 1 cucharadita de miel de maple, de abeja u otro endulzante contiene 4 gramos de azúcar. Limita el azúcar en bebidas a 1 gramo por cada 30 ml o menos (por ejemplo, un máximo de 2 cucharaditas en una taza de café o té).	Sí, si la toleras Hasta 6 cucharaditas (24 gramos) de azúcar al día, de preferencia miel de abeja o de maple. *Nota*: sigue limitando el azúcar en bebidas a 1 gramo por cada 30 ml.

	FASE 1: Vence tus antojos	FASE 2: Reeduca a tus células grasas	FASE 3: Baja de peso en forma permanente
BEBIDAS CAFEINADAS			
Incluye (pero no se limita a): Café (colado, francés, exprés) Té (negro, verde, chino)	Sí, con límites Hasta 2 a 3 porciones diarias. *Nota*: la cafeína causa resistencia a la insulina, pero el café y el té tienen sustancias vegetales promotoras de la salud llamadas polifenoles. Idealmente, toma té verde (o café, si tienes que evitar el dolor de cabeza). Evita endulzantes. Añade, si quieres, crema o leche entera. Puedes tomar café descafeinado en cantidades ilimitadas.	Sí, con límites Hasta 2 a 3 porciones diarias. *Nota*: añade 1 a 2 cucharaditas de azúcar (4 a 8 gramos) si lo deseas (como parte del máximo diario de 12 gramos).	Sí, si las toleras *Nota*: añade 1 a 2 cucharaditas de azúcar si lo deseas (como parte del máximo diario de 24 gramos).

161

	FASE 1: Vence tus antojos	FASE 2: Reeduca a tus células grasas	FASE 3: Baja de peso en forma permanente
BEBIDAS DE DIETA Y ENDULZANTES ARTIFICIALES			
Incluye (pero no se limita a): Aspartame Bebidas de dieta Estevia Refrescos de dieta Sacarina (Sweet'N Low) Sucralosa (Splenda)	Evita *Nota*: aunque no tienen calorías, estos endulzantes pueden impedir que las papilas gustativas aprecien el dulzor natural en alimentos enteros como la fruta. Además, las investigaciones indican que pueden tener efectos negativos en el metabolismo. La estevia es un endulzante natural sin azúcar. Evita los productos que la contienen en la Fase 1.	Evita *Nota*: ocasionales y reducidas cantidades de estevia son aceptables.	Evita *Nota*: cantidades reducidas de estevia son aceptables.
ALCOHOL			
Incluye (pero no se limita a): Cerveza Ginebra Ron Vino Vodka Whisky	No (¡son sólo 2 semanas!)	Sí, con límites. 1 a 2 copas al día (limita idealmente a fines de semana u ocasiones especiales). *Nota*: una copa es: • 150 ml de vino seco • 355 ml de cerveza • 45 ml de licor Si esta cantidad interfiere con tu progreso, reduce o evita por completo.	Sí, si lo toleras 1 a 2 copas al día *Nota*: si tomas, ve cómo afecta esto a tu peso, patrones de sueño, energía y humor. Limita tu consumo a una cantidad que no interfiera con tu bienestar.

Mi testimonio

¡Lo fantástico de este programa es que admite que no todos los cuerpos funcionan igual! Me preocupaba un poco no comer gluten, soya y frijoles (no me sentía bien con ellos todos los días). ¡Pero ahora me siento más vigorosa! ¡Siento como si debiera haber subido de peso con todo lo que como!

—*Lisa K., 43 años, Albertville, Minnesota*
Pérdida de peso: 3.5 kilogramos
Reducción de cintura: 5 centímetros

Ahora que ya tienes un conocimiento general de las pautas del plan de comidas, podrás empezar a visualizar cómo cambiará tu dieta en este programa. Pero antes de que compres tus provisiones, aún tenemos muchas cosas que hacer. Reunamos tus datos personales básicos.

Día -6: Toma tu instantánea de salud e inicia tu seguimiento

Hoy comenzarás a rastrear tus datos personales de salud más relevantes. Recopilar ahora esta información te dará un punto de partida definitivo y te ayudará a seguir la pista de tu progreso a lo largo del programa. Muchos participantes en el plan piloto descubrieron que la sistemática recolección de datos era estimulante e instructiva.

Reúne tus datos previos al programa

Pésate. Tan pronto como te levantes y después de que hayas usado el baño, pero antes de que comas o bebas cualquier cosa, pésate. Usa ropa ligera. Esta primera medida representa tu peso inicial, aunque no emprenderás la dieta hasta la semana siguiente. Registra este número en tu diagrama de progreso mensual (véase la página 386).

Una vez que obtengas esta medida, esconde por un tiempo tu báscula. Te recomiendo pesarte sólo una vez a la semana durante el programa.

El peso varía naturalmente hasta varios cientos de gramos al día, de acuerdo con el estado de hidratación y otros factores. Por este motivo, los cambios que ocurren de un día para otro son muy poco significativos. Más todavía, como ya indicamos, el peso es sólo una medida aproximada de la eficacia de una dieta, en especial al principio. Un aspecto crucial de este programa es conocer mejor las señales internas de regulación del peso de tu cuerpo. Por desgracia, muchos de nosotros hemos perdido la pista de esas señales y ya no respondemos a las necesidades de nuestro cuerpo de alimentos saludables, sueño adecuado, alivio del estrés y actividad física regular. Las dietas convencionales agravan esta disociación mente-cuerpo, ya que nos piden ignorar específicamente el hambre (una señal biológica primordial) y que en cambio nos concentremos en números externos, como las calorías de lo que comemos y los cambios en la báscula.

En contraste, los niños están en una sintonía natural con las señales internas de su cuerpo. En un estudio, niños de diferentes edades recibieron cantidades variables de macarrones con queso y se les permitió comer tanto o tan poco como quisieran. Los de menor edad comieron la misma cantidad independientemente del tamaño de la porción, mientras que los mayores comieron más al aumentar la porción.[1] Es probable que la exposición al entorno moderno de alimentos de gran tamaño y superprocesados anule nuestras habilidades innatas para saber cuánto es suficiente.

Eliminar alimentos muy procesados contribuirá de modo automático a remediar esa disociación mente-cuerpo. Pero algunas personas podrían tardar algo de tiempo en reaprender a identificar las señales de hambre y saciedad del cuerpo. Ignorar la báscula durante cierto periodo, en vez de ignorar tu hambre te será de utilidad también. Confía en que una vez que le des a tu cuerpo lo que necesita, él te dará lo que necesitas tú.

Mi testimonio

Creo que mi mente y mi cuerpo nunca habían estado tan sincronizados. Antes vivía únicamente con la cabeza y no sabía cómo nutrirme. Disociada de mi cuerpo, podía comer basura (sobre todo carbohidratos refinados), tomar demasiado alcohol y no hacer ejercicio, todo ello con la meta subconsciente de ocultar mis inquietudes bajo una nube de indulgencia extrema. Ahora quiero saber qué efectos tiene en mi bienestar general manejar mi sueño, ansiedad, movimiento y alimentación, y para eso me analizo todo el tiempo. También estoy segura de que puedo confiar en que mi cuerpo me dirá qué necesita para estar sana. Esto no es negación ni seguir reglas, sino asociación... estar atenta a cómo me siento cuando como ciertas cosas o determinadas cantidades. Y estar atenta a si ya he comido suficiente o necesito un refrigerio. Ahora sé que cuando me siento "fuera de control" (con antojos, de mal genio, cansada), mi cuerpo me dice que debo ajustar algo (sueño, alimentos, meditación, movimiento) y que el estrés no puede "remediarse" comiendo chatarra. ¡Es fabuloso que ahora sepa qué se siente estar en paz!

—*Nancy F., 64 años, Eden Prairie, Minnesota*
Pérdida de peso: 6.5 kilogramos
Reducción de cintura: 17.5 centímetros

Mide tu cintura. Aunque el peso suele atraer casi toda la atención, la circunferencia de la cintura es más importante en realidad, porque mide específicamente cuánta grasa tenemos en la zona de mayor riesgo, alrededor del estómago. Imagina a dos personas a dieta que redujeron 10 centímetros su cintura. Una bajó 9 kilos y la otra sólo 4.5. Si suponemos que sus demás circunstancias no cambiaron, ¿cuál de ellas se benefició más? Aunque las dos experimentaron un decremento similar en masa adiposa (a juzgar por el cambio en circunferencia de la cintura), la que bajó menos preservó más músculo, lo cual es una indudable ventaja para la apariencia, la salud y la probabilidad de no volver a subir. La circunferencia de la cintura pronostica mejor que el peso el riesgo a largo plazo de enfermedades del corazón, diabetes y otras complicaciones relacionadas con la obesidad.

Rodea con una cinta métrica tu cintura al nivel del ombligo, justo arriba de la cadera. Toma tu medida al centímetro más cercano. Repite esta medición cada mes y registra los resultados en el diagrama de progreso mensual.

Mide tu estatura (opcional). Tu altura te permitirá determinar tu IMC, si deseas hacerlo (véase www.alwayshungrybook.com para una calculadora de IMC). Quizá ya sepas cuánto mides, aunque el cuerpo puede cambiar con el paso de los años. Si hace tiempo que te mediste, pide ayuda a un amigo o párate junto a una pared, marca tu altura con un lápiz y usa una regla o cinta métrica para determinar tu medida al centímetro más cercano.

Hazte exámenes de sangre (opcional). Considera la posibilidad de realizar estos exámenes antes de que comiences la Fase 1. Tal vez tu médico tenga algunos de tus resultados, de una prueba de laboratorio anterior, que puedas usar como base. Estas pruebas te ofrecen una instantánea de tu salud metabólica y los cambios en ellas indicarán cómo responde tu cuerpo al programa, desde dentro.

- Perfil de lípidos en ayunas: incluye colesterol HDL, colesterol LDL y triglicéridos (factores de riesgo de enfermedades cardiovasculares)

- Glucosa en ayunas, insulina en ayunas y HgAlc (factores de riesgo de diabetes que incluyen resistencia a la insulina)
- Proteína C reactiva, alta sensibilidad (CRP, medida de inflamación)

Tómate la presión (opcional). Dado que es común que la presión arterial se mida en visitas al médico, es probable que tu doctor tenga registrada esta información.

Herramientas de seguimiento

El formulario de seguimiento diario y el diagrama de progreso mensual son componentes importantes del programa que te ayudarán a identificar importantes señales de tu cuerpo, monitorear tu avance, determinar cómo respondes a cambios en la dieta y en tu estilo de vida, e individualizar la Fase 3 con base en tus necesidades biológicas particulares. Además, el uso regular de estas herramientas puede ser muy estimulante (copia los formularios de seguimiento diario del Apéndice B, páginas 384-386, o baja copias electrónicas de www.alwayshungrybook.com). Como su nombre lo dice, necesitarás una copia por día y una copia por mes del diagrama de progreso mensual. Empieza hoy mismo a usar estas herramientas; si trabajas con copias impresas, guárdalas en tu fólder o carpeta del programa.

El formulario de seguimiento diario contiene preguntas sobre tu experiencia general de hambre, antojos, saciedad, nivel de energía y bienestar a lo largo del día en una escala de 0 (malo) a 4 (bueno). Registra tus calificaciones de cada uno de esos síntomas y súmalas para determinar tu puntuación total (la cual va de 0 a 20). Indica después el número de carbohidratos procesados que comiste ese día. Una vez que emprendas este programa, señalarás si cumpliste o no con los soportes de estilo de vida relacionados con la reducción del estrés, la actividad física y el sueño, pero omite esta sección en la fase de preparación. Por

167

último, traza tu puntuación total en el diagrama de progreso mensual usando el color de tinta correspondiente a la cantidad de carbohidratos procesados que hayas ingerido ese día (verde para 0, amarillo para 1 a 2 y rojo para 3 o más). De esta manera, verás cómo cambian tus síntomas, peso y circunferencia de cintura a lo largo del programa y cómo influyen las variaciones de tu dieta en tus resultados.

Mi testimonio

El formulario de seguimiento me volvió más consciente del hambre y la saciedad. Si sentía mucha hambre, me preguntaba: "¿Qué hice mal? ¿Cuál es la causa de esto?".

—*Renee B., 49 años, West Roxbury, Massachusetts*
Pérdida de peso: 5.5 kilogramos
Reducción de cintura: 14 centímetros

Día -5: Estrategias de movimiento, sueño y alivio del estrés

La dieta tiene un efecto preponderante en las células grasas, pero también otras conductas desempeñan un papel destacado. Muy poco sueño, o actividad física, o demasiado estrés pueden elevar el nivel de insulina, promover la inflamación crónica, mantener las células grasas en frenética actividad de almacenamiento de calorías y contrarrestar los beneficios de una buena dieta. En nuestro moderno y acelerado entorno social, muchos de nosotros tenemos dificultades para lograr suficiente sueño, movimiento físico y alivio del estrés. Por esta razón, las tres fases de este programa cuidan de esos tres "soportes de vida" esenciales. Pequeños cambios en cualquiera de estas áreas pueden producir sinergias importantes: reducir el estrés mejora la calidad del sueño; sentirse descansado alienta la actividad física y todos estos factores motivan a comer bien. Al igual que en el caso de la dieta, nuestra estrategia enfatiza el disfrute, no la privación.

Movimiento placentero y passeggiata. Si bajar de peso fuera una simple cuestión de calorías que entran y salen, tú podrías pasar 20 extenuantes minutos en una caminadora y después un puñado de pasas (apenas ½ taza de ellas) invalidarían todos tus esfuerzos. Por fortuna, además de quemar un modesto número de calorías, la actividad física también modera la resistencia a la insulina, lo que sienta las bases para adelgazar. No es necesario que hagas ejercicio horas enteras para producir esos efectos. Un estudio que implicó a adultos mayores en riesgo de diabetes determinó que tres paseos de 15 minutos después de comer elevaron su capacidad para regular su azúcar en la sangre en las 24 horas siguientes. Esos tres paseos cortos fueron al menos tan eficaces como una caminata larga de 45 minutos durante el día.[2] Igualmente, el hábito de hacer varios paseos al día te levanta y aleja de tu escritorio o sillón y disminuye tu nivel de estrés.

Los italianos tienen un nombre para ese tipo de paseo: *passeggiata*. En una *passeggiata* italiana no verás a nadie con un podómetro o vistiendo ropa deportiva; se le practica exclusivamente por placer, para salir a ver a los vecinos, reencontrarse con la familia luego de un largo día y disfrutar de los últimos rayos del sol. El movimiento que haces y la luz que recibes durante tu *passeggiata* antes de que anochezca también pueden recalibrar tu reloj biológico. La *passeggiata* es un momento de movimiento placentero que contribuye a una digestión sana y a la acción de la insulina, al tiempo que alivia el estrés y te ayuda a dormir mejor.

Por sano que seas, la *passeggiata* puede devolverte la sensación del movimiento como una actividad placentera, fácil y liberadora del estrés, no como un deber que soportar y en el cual debes sudar. En la Fase 1, haz un paseo corto al día después de cenar. Si ya posees un hábito de acondicionamiento físico, ¡magnífico!; tus células grasas llevan ventaja. Pero no exageres en la Fase 1, mientras tu cuerpo se adapta a una nueva manera de comer. Haz la *passeggiata*, pero, por lo pronto, reduce en un tercio la intensidad de tus ejercicios.

169

En la Fase 2 continúa con la *passeggiata* y añade (o mantén) 30 minutos de actividad física disfrutable, de moderada a vigorosa y de tres a cuatro días por semana, dependiendo de tu nivel de acondicionamiento y de la recomendación de tu médico. Algunas personas, debido a muchos años de mala alimentación y estilo de vida sedentario, tienen poca masa muscular, afección que se conoce como sarcopenia. Para ellas, la actividad física es muy importante, no tanto para quemar calorías como para aumentar su masa muscular y sensibilidad a la insulina. En la Fase 3 añadirás (o transitarás hacia) una actividad que hagas sólo por placer y que puedas continuar a largo plazo.

Sea cual fuere tu nivel de acondicionamiento físico, las combinaciones de alimentos bajos en carga glucémica contribuirán a tus actividades físicas, puesto que te brindarán mejor acceso a tus reservas de grasas, la fuente de energía más eficiente del cuerpo humano.[3]

Protege tu sueño. Más de 30 por ciento de los adultos estadunidenses duermen menos de seis horas por noche,[4] pese a que el cuerpo precisa de al menos siete u ocho para operar de manera óptima. Estamos tan ansiosos de meter más tareas en nuestra vida que mantenemos encendidas las luces, televisiones, computadoras y teléfonos hasta un segundo antes de acostarnos, luego nos preguntamos por qué se nos dificulta tanto conciliar el sueño o permanecer dormidos. Pagamos con nuestra salud esos minutos de sueño perdido. La exposición a la luz brillante inhibe la liberación de melatonina (la cual nos ayuda a caer dormidos), y la resultante privación de sueño trastorna la liberación normal de hormonas del estrés (las que nos ayudan a mantenernos despiertos).[5] Después de una noche sin dormir, podemos estar irritables y reñir con nuestros colegas o seres queridos, lo que crea más estrés todavía. Debido a la privación de sueño, el sistema de recompensas del cerebro reacciona distinto a la comida chatarra y tendemos a comer más calorías, sobre todo de alimentos con alta carga glucémica, que cuando dormimos bien (además, tendemos a comerlos en el peor momento del día para nuestras células grasas: la noche).[6]

Las células grasas se cuentan entre las mayores víctimas de la privación de sueño. Un estudio de la University of Chicago determinó que esa privación durante apenas cuatro noches (4.5 horas por noche) redujo sustancialmente la sensibilidad de las células grasas a la insulina.[7] Otro estudio sugiere que los cambios en la sensibilidad a la insulina y el metabolismo pueden desarrollarse tras una sola noche de sueño restringido.[8] A largo plazo, la privación de sueño eleva el riesgo de obesidad, diabetes tipo 2 y enfermedades del corazón.[9]

Hoy harás una limpieza a fondo de tu recámara dando seis simples pasos que te permitirán crear condiciones óptimas para un sueño reparador. Librarnos de malos hábitos de sueño puede ser tardado, pero los resultados podrían cambiarnos la vida. Protege tu recámara como un santuario exclusivamente reservado para tres cosas: descanso, lectura y romance.

1. *Apaga el termostato*: un cuarto fresco promueve un sueño más profundo; investigaciones preliminares indican que también mejora el metabolismo al estimular el tejido adiposo marrón que quema grasas.[10]

2. *Apaga la televisión*: ver televisión hasta altas horas de la noche —y en especial series impactantes o violentas, o las noticias— causa estragos en el sistema nervioso y estimula la liberación de hormonas del estrés, justo en el momento en que debes tranquilizarte para descansar. En este programa te concentrarás en mejorar la calidad de tu alimentación, pero considera también lo que tu cerebro ingiere: ¿es de alta calidad? ¿Te nutre? Después de las ocho de la noche no es procedente que te enteres de las últimas noticias, de las que sin duda sabrás al día siguiente.

3. *Apaga el teléfono y la computadora*: estar siempre al tanto de tu trabajo o de Facebook en tu laptop o teléfono no se diferencia de ver televisión; de hecho, podría ser peor. Solemos mantener la laptop o el teléfono muy cerca de nuestra cara en la cama, lo que incrementa nuestra exposición a la luz

azul, perturbadora del sueño. Dos o tres horas antes de dormir podrías usar una app como f.lux (justgetflux.com), que atenúa y filtra automáticamente esa luz para contener su efecto. Pero lo mejor sería una prohibición general: ¡nada de pantallas en la recámara! Esos correos —personales o relacionados con el trabajo— esperarán hasta el día siguiente.

4. *Atenúa las luces*: por la misma razón, apaga la luz del techo y usa focos incandescentes de poca intensidad en las lámparas junto a la cama. Si las luces de la calle o el sol matutino representan un problema, usa cortinas opacas o forros (como los que se emplean en los hoteles). Si deseas una opción fácil, utiliza un antifaz.

5. *Impide la entrada de ruido*: elimina todas las fuentes de ruido alrededor de tu cuarto para crear un ambiente tranquilo y silencioso. Si esto no es posible —porque tu recámara da a una calle muy transitada o tienes vecinos ruidosos, por ejemplo—, usa una app para dormir o de ruido blanco, pon un ventilador a baja velocidad o utiliza tapones para los oídos.

6. *Crea un ritual para antes de dormir*: somos animales de costumbres y las rutinas para antes de acostarse tienen gran impacto en la calidad del sueño. Decide una hora regular para acostarte que te permita dormir un mínimo de siete a ocho horas (o más, si lo necesitas) y ajusta a ello tus actividades nocturnas. Elige algunas actividades calmantes y hazlas en la misma secuencia cada noche. En vez de un café después de cenar, toma tu *passeggiata* con tu familia, amigos o el perro. Apaga las luces lo más temprano que puedas, para hacer saber a tu cerebro que ya estás "cerrando" para reposar. Haz algunos estiramientos. Toma una ducha con vapor o —como me gusta hacerlo a mí— un baño caliente de agua mineral (disuelve 2 tazas de sales de Epsom en la tina, vierte unas gotas de aceite de lavanda y sumérgete de 10 a 15 minutos). Practica tu relajación de reducción del estrés de 5 minutos. Escucha una

grabación de sonidos relajantes de la naturaleza: olas del mar, agua que corre en un arroyo, el viento que sopla a través de los árboles. Acurrúcate con tu pareja. Haz lo que te dé el mejor resultado, pero que sea lo mismo cada noche. Ayudarás así a tu cerebro y tu cuerpo a descender a un somnoliento estado de piloto automático y te prepararás para dormir cuando finalmente apagues la lámpara del buró.

Todos estamos expuestos a recuperar viejos hábitos; no todas las noches serán perfectas. Haz lo que puedas por recordar los numerosos beneficios de un buen sueño nocturno. Hay una razón para que muchas celebridades de Hollywood consideren el sueño como su régimen de belleza número uno. ¡No contamines tu fuente nocturna de juventud! El sueño es sagrado y tu recámara es tu santuario. Protégelo.

Mi testimonio

Ahora me duermo más fácil y no despierto tan seguido durante la noche. Antes, después de comer tomaba una siesta, siempre estaba muy cansada y me descubría a menudo durmiendo sobre mi escritorio. Eso no me ha vuelto a pasar desde que comencé esta dieta.

—*Donna A., 51 años, Selah, Washington*
Pérdida de peso: 10 kilogramos
Reducción de cintura: 12.5 centímetros

Crea tu propio hábito para aliviar el estrés. Momentos esporádicos de estrés positivo pueden ser tonificadores y estimulantes, como cuando se desarrollan habilidades para un deporte difícil o se hace una estupenda presentación en el trabajo para la cual se está perfectamente preparado. Pero mucho estrés prolongado puede trastornar el minuciosamente calibrado equilibrio hormonal del cuerpo y programar a las células grasas para subir de peso. El cortisol, la suprema hormona del estrés, desgasta los huesos, los músculos y acumula grasa en el abdomen. Ayudaremos a neutralizar estos peligrosos efectos si cada día nos damos unos momentos para desestresarnos de manera consciente.

A partir de hoy, adopta una práctica de relajación regular que te acomode, ya sea una relajación muscular progresiva, yoga, tai chi, ejercicios de respiración profunda, meditación, oración, llevar un diario o cualquier otra cosa. Un estudio reciente reveló que una sola sesión de relajación guiada redujo la expresión de genes vinculados con la resistencia a la insulina y la inflamación incluso entre personas que no la habían hecho nunca (aunque el efecto más marcado fue para quienes la practicaban con regularidad).[11] Otros estudios han determinado que estas prácticas de reducción del estrés bajan la presión arterial, mitigan el dolor, aminoran el insomnio, además alivian la ansiedad y la depresión tan eficazmente como los antidepresivos.

Para empezar a experimentar estos beneficios, comenzaremos con sólo 5 minutos al día. Tal vez ya cuentes con una práctica para aliviar el estrés que te funciona. Si tal es el caso, continúala. Como sea, en la Fase 1 recomiendo a todos incluir una práctica de reducción del estrés de 5 minutos antes de acostarse. Añade en la Fase 2 una segunda sesión previa, en el momento más conveniente (y necesario) del día. Una vez que logres una práctica estable, podrás ampliar esas dos sesiones, con una meta última de 30 minutos diarios en la Fase 3. Pero toma en cuenta que el factor más importante es la práctica cotidiana, no el número de minutos. Es mejor practicar 5 minutos diarios que 35 una vez a la semana.

Con estas pequeñas prácticas cotidianas contribuiremos a que nuestro cuerpo pase al modo de pérdida de peso mientras disfrutamos de muchos aspectos de nuestra vida.

Mi testimonio

Mi mente está despejada. Se ha disipado la niebla. Es como si mis órganos se hubieran relajado. No sabía que esto fuera posible y resulta asombroso. Asisto a terapia, pero como ya no estoy en crisis, ahora sólo voy una vez al mes. Mi doctora no sabía que yo estaba en el programa piloto de *No más hambre* la primera vez que la vi, después de iniciarlo, pero cuando ya llevaba tres semanas en él, me miró y me dijo: "¿Qué te pasó? Luces prodigiosamente tranquila".

—*Ann R., 61 años, Windsor Heights, Iowa*
Pérdida de peso: 2.5 kilogramos
Reducción de cintura: no determinada

Día -4: Tu "gran porqué" y tus planes "Si... entonces..."

Tu "gran porqué"

Es muy probable que ya te hayas percatado de que *No más hambre* rechaza el modelo de privaciones del control de peso y desea producir cambios en el cuerpo que te ayuden a sentir menos hambre, tener más energía y experimentar más bienestar. Con menos antojos de carbohidratos es más fácil decir que no a las tentaciones insanas. Además, el plan de comidas es delicioso.

Pero aun en presencia de beneficios tangibles, el cambio puede ser desafiante. Lleva tiempo modificar patrones de estilo de vida y evitar antiguos hábitos que ya no nos sirven. Cuando defines una razón clara y convincente para hacer cambios —tu "gran porqué"—, creas una piedra de toque sobre la cual apoyarte en momentos de tentación, o cuando sientes que te extravías.

Tu "gran porqué" debe girar alrededor de los aspectos más importantes de tu vida: metas a largo plazo, relaciones con tus seres queridos,

175

tus más altas aspiraciones para el futuro. Podría girar en torno a la aventura, como estar en forma para poder irte de campamento con tu cónyuge, hijos o nietos. O bien, tu meta podría ser más urgente si, por ejemplo, te dijeron que tienes prediabetes y quieres impedir que esta enfermedad se desarrolle por completo.

Es fácil conceder demasiado valor a las recompensas inmediatas (ese pastel de chocolate derretido) y desdeñar las metas a largo plazo (bajar de peso). Nuestra agitada y estresada vida puede dificultar una sabia toma de decisiones. Pero si en momentos de tentación recuperas tu "gran porqué", será más probable que te apegues a tu plan. He aquí algunas formas de lograrlo.

Mi testimonio

Crear mi "gran porqué" fue difícil al principio. En el pasado me era muy sencillo permitir que los "porqués" sucumbieran a mi adicción a la comida. Ahora batallo con mis viejos hábitos y veo que sigue siendo fácil darse un atracón de comida rápida y postres (en especial galletas y helado), pero el poder que ellos tienen sobre mí disminuye cada día. Aún tengo un largo camino por recorrer, pero sé que lo lograré y eso me entusiasma.

—Dan B., 45 años, Lehi, Utah
Pérdida de peso: 7 kilogramos
Reducción de cintura: 2.5 centímetros

Ponlo por escrito. Convierte tu "gran porqué" en un contrato contigo mismo: "Correré 10 kilómetros en mayo del año próximo" o "Reduciré mis factores de riesgo de enfermedades del corazón para mi siguiente cita con el médico". Imagina después el momento en que alcanzas tu objetivo: "Me veo cruzando la línea de meta con una gran sonrisa" o "Veo la sorpresa satisfecha en el rostro de mi médico". ¡Y luego fírmalo! El acto de poner tu firma en este documento incrementa tu compromiso personal y tus posibilidades de salir adelante.

Crea un amuleto de tu "gran porqué". Así como el tradicional anillo en tu dedo es un recordatorio, las claves visuales te recordarán tu meta en todo momento. Usa una pulsera o reloj, o haz un simple brazalete o insignia que simbolice tu "gran porqué". Si no te agradan los accesorios, elige una foto o imagen que represente tu "gran porqué" y enmárcala y ponla en un lugar visible: tu escritorio, el lavabo del baño o tu buró. Cada vez que tu amuleto llame tu atención, date unos segundos para recuperar tu "gran porqué" y llévalo al frente de tu mente.

Piensa "¿Qué pasaría si...?" Durante tus reducciones de estrés de 5 minutos, intenta hacer una visualización. Llega hasta la experiencia sensorial de conseguir tu "gran porqué": ¿cómo suena o se siente haber cumplido tu meta? ¿Dónde estás? ¿Quién está contigo? ¿Qué piensas en ese momento? Este tipo de ensayo mental es semejante al que practican los actores, músicos y atletas para prepararse para sus actuaciones y encuentros, y hará que tu "gran porqué" sea más inmediato y real.

Planes "Si... entonces..."

Cuando se trata de hacer cambios positivos de estilo de vida, lo que más estorba a la gente son los retos y factores estresantes imprevistos: "Me habría ido muy bien si tal cosa no hubiera sucedido". No cabe duda que el cambio es mucho más fácil cuando no hay obstáculos en tu camino. Pero la vida raramente es así. Es posible que encuentres algunos obstáculos al seguir este programa, así que la pregunta que debes hacerte es: "¿Qué voy a hacer cuando eso ocurra?".

Los psicólogos de la conducta han descubierto que la planeación "Si... entonces..." —también llamada "previsión de obstáculos y resolución de problemas"— es una de las mejores maneras de crear hábitos firmes y duraderos, porque te ayuda a dar respuestas automáticas a posibles retos. Cuando éstos se presenten, no tendrás que preguntarte "¿Y ahora qué debo hacer?" e incurrir en tus viejos hábitos. Para ese momento ya dispondrás de una solución y un plan, así que será más probable que salgas adelante.

La clave es desarrollar un plan "Si… entonces…" para cada escenario complejo que creas que encontrarás y después *practicar*, *practicar* y *practicar* hasta que eso se convierta en algo natural en ti. Una parte de esta práctica puede ser mental; visualízate tendiendo la mano hacia esas verduras y aquella salsa (espesa y grasosa) y no hacia las papas fritas, y te prepararás para el momento en que eso suceda.

Si llevas un diario, escribe una lista de todos los nuevos hábitos que te gustaría adoptar que apoyen tu programa *No más hambre*. En relación con cada uno de ellos, responde las tres preguntas siguientes. He aquí un ejemplo que implica a una persona que solía comer fuera casi todas las noches, pero a la que ahora le gustaría permanecer casi siempre en casa y hacer de cenar:

1. *¿Qué nuevo hábito te gustaría tener?*
   Quiero preparar la cena al menos cinco noches a la semana.
2. *¿Cuándo, dónde y cómo lo harás?*
   De lunes a viernes a las seis de la tarde.
   En mi cocina.
   Sabiendo con anticipación qué voy a cocinar.
3. *¿Qué podría impedirte hacerlo (podría ser una barrera) y cómo puedes evitarlo?*
   Si me ocupo al final de mi jornada, podría pensar: "Es demasiado tarde para cocinar algo", así que de regreso a casa compraré comida preparada.
   Solución: puedo ir a la sección de ensaladas del súper y adquirir alimentos frescos más fáciles de cocinar que la cena que había planeado.
   Haz entonces el plan "Si… entonces…" para preparar la cena:

Si es de lunes a viernes a las seis de la tarde, *entonces* haré de cenar.

Si me retraso en el trabajo, *entonces* pasaré al súper a comprar verduras para que la cena sea más fácil y rápida de elaborar. O tendré verdura en el refrigerador para disponer rápidamente de ella cuando la necesite.

Ahora despliega esa solución en tu mente: ¿es factible? ¿Es práctica? ¿Hay verdaderas probabilidades de que la apliques? De ser así, ya tienes un plan "Si... entonces..." para esa barrera. De lo contrario, date más tiempo para idear una solución que parezca tan fácil como la de comida para llevar, pero que te ayude a cumplir tus metas de pérdida de peso.

Una vez que tengas varios planes "Si... entonces...", anótalos en tarjetas y llévalas contigo para que las consultes todos los días. Esta práctica mental te ayudará a transitar de inmediato a la respuesta que planeaste cuando se presente la situación.

Cada vez estás más cerca del inicio de la Fase 1.* Pasemos ahora al lugar más importante para tu éxito: la cocina.

Mi testimonio

¡Mis planes "Si... entonces..." me han ayudado mucho! He podido planear situaciones desafiantes, como una reunión de todo el día con servicio de comida. Traer siempre conmigo bocadillos saludables me ayuda también en situaciones en las que me aparto de mi régimen normal. Como tengo dos hijos, nunca dispongo de tiempo suficiente para cocinar, así que las comidas preparadas son un gran beneficio

---

* Puedes dividir en dos tu primer gran viaje de compras, previsto para dentro de un par de días (véase la página 187), el día -4 o -3 podrías comprar los productos no perecederos, sobre todo si tu familia es numerosa.

para nosotros. Confío en poder fijar en nuestra casa un patrón de buena alimentación.

—*Eric D., 44 años, Catonsville, Maryland*
Pérdida de peso: 9.5 kilogramos
Reducción de cintura: 9 centímetros

Día -3: Reúne tus utensilios y limpia tu cocina

Con un poco de preparación el fin de semana, un gran número de platillos para las noches de entre semana estarán listos en menos de 20 minutos. En este programa explicaré paso a paso cómo hacer cada plato y te enseñaré técnicas aplicables a muchas recetas. Podrás preparar estas comidas desde el primer día.

Si ya eres un cocinero frecuente o tienes una cocina totalmente equipada, pasa a la siguiente sección. Pero si, por lo general, no cocinas para ti, date tiempo para leer este apartado. Parte del programa *No más hambre* consiste en ponerte en contacto con tus alimentos, literalmente. Cocinar es una manera muy eficaz de estar, otra vez, en contacto con los alimentos, controlar la calidad de tu dieta y ahorrar en restaurantes o comida para llevar al mismo tiempo.

Con los implementos básicos de la lista que aparece a continuación podrás hacer todas las recetas del plan de comidas. Ve cuáles ya tienes y obtén los demás antes de iniciar la Fase 1. Estas herramientas son una excelente inversión que rendirá dividendos en los años por venir.

ESENCIALES EN LA COCINA
Utensilios
2 tablas para cortar grandes (de 35 x 20 centímetros o más, uná para pescado, aves y carne y la otra para frutas y verduras)
I cuchillo chico y I grande, filosos (para cortar verduras y carnes; los cuchillos filosos ahorran tiempo y esfuerzo)
I batidor (no es necesario si tienes batidora)
I ensaladera grande
2 o 3 tazones medianos (de 20 centímetros de diámetro)
12 frascos (de vidrio) de boca ancha de medio litro (2 tazas), úsalos para hacer salsas (¡la batidora cabe en ellos!) y para guardar salsas y nueces tostadas
3 o más recipientes de vidrio o plástico transparente con tapa (para guardar verdura y fruta picada o sobrantes)
I juego de tazas graduadas para medir ingredientes secos
I juego de cucharas de medir
I o 2 vasos graduados de vidrio o plástico (con capacidad para 2, 4 u 8 tazas) para medir ingredientes líquidos
I abrelatas
I triturador de ajos (opcional)
I coladera (para sacar las verduras blanqueadas del agua caliente)
I escurridor de lechuga (opcional, ¡pero muy útil para evitar que el aderezo se aguade!)
Aparatos
I licuadora (opcional, si ya tienes batidora)
I batidora (con accesorios opcionales de procesador de alimentos)
I procesador de alimentos o accesorio para batidora (opcional, facilita picar grandes cantidades de verduras)
Para la estufa
I sartén o cacerola grande con tapa (de acero inoxidable de 30 centímetros)
I sartén de fondo grueso (opcional; sartén de hierro fundido de 30 centímetros con tapa de vidrio, acero inoxidable o de hierro fundido)

1 olla grande con tapa (con capacidad de entre 6.5 y 7.5 litros, preferiblemente de hierro o barro)
1 olla pequeña o mediana con tapa
1 vaporera (que quepa en una cacerola u olla grande)
1 refractario (de 23 x 30 centímetros, de metal o vidrio) o 6 recipientes individuales para el horno (de 10 a 12.5 centímetros de diámetro)
1 charola de horno (cuadrada de 20 centímetros, de metal o vidrio)
1 molde para pan (de 10 x 20 centímetros) o 6 recipientes (de 7.5 centímetros de diámetro)
1 charola de horno grande (de 25 x 35 centímetros)

Mi testimonio

Un juego de recipientes de vidrio Pyrex para 1 y 2 tazas con tapa facilita consumir un platillo sano ya preparado y medido. También he notado que es más probable que mis hijos tomen algo del refrigerador cuando pueden ver qué es; al parecer, ¡implica mucho esfuerzo abrir un recipiente opaco o semitransparente!

—*Monica M., 45 años, Great Falls, Virginia*
Pérdida de peso: 5 kilogramos
Reducción de cintura: 5 centímetros

Limpieza de la cocina

Nada indica "volver a empezar" como una cocina expurgada de alimentos no del todo buenos para la salud y reabastecida con ingredientes nutritivos. Depuremos tu cocina de tal forma que tengas espacio suficiente para los deliciosos y nutritivos alimentos que prepararás la semana próxima. La lista que aparece en seguida te indicará qué alimentos desechar y cuáles conservar (para productos específicos requeridos en los planes de comidas de las Fases 1 y 2, consulta las listas de compras en línea, en www.alwayshungrybook.com).

Si te sientes culpable por desperdiciar productos de tu cocina, recuerda que el costo de librarte de esos alimentos poco saludables no es nada en comparación con el valor de tu salud. Mañana harás tu primer viaje de compras.

DEPURACIÓN DE LA COCINA

	ELIMINA	GUARDA PARA LA FASE 2	CONSERVA O CONSIGUE (VÉANSE LISTAS DE COMPRAS PARA DETALLES
Congelador	**Frutas/verduras** Frutas congeladas con azúcar Verduras congeladas con condimentos que contengan azúcar (por ejemplo, zanahorias glaseadas) Jugo de naranja, limonada u otros concentrados de jugos de fruta **Productos horneados** Pan, pastelillos, bases de masa o productos similares **Platos fuertes/comidas** Platos fuertes o comidas congeladas que contengan cereales (como arroz o pasta) o azúcar Pizza congelada **Postres** Helado, nieve y otros postres congelados Pasteles, galletas, masa para galletas u otros postres	**Frutas/verduras** Frutas tropicales congeladas, como mango, papaya o piña Chícharos congelados u otras verduras con almidones Elote congelado o mezclas de verduras que contengan elote	**Frutas/verduras** Verduras congeladas como brócoli, espinacas y zanahorias Frijoles blancos, edamames u otros frijoles congelados Frutas no tropicales ni endulzadas congeladas (como arándanos, zarzamoras, duraznos, fresas y frambuesas) **Mariscos/carne/aves/ proteínas vegetarianas** Camarones, pescado u otros mariscos congelados (sin salsas que contengan azúcar) Carne de res, cordero, aves u otras carnes Hamburguesas de verduras hechas con soya, otros frijoles, o verduras sin cereales procesados, papa blanca ni endulzantes

	ELIMINA	GUARDA PARA LA FASE 2	CONSERVA O CONSIGUE (VÉANSE LISTAS DE COMPRAS PARA DETALLES
Refrigerador	**Productos horneados** Pan, tortillas, masa enlatada para bollos **Bebidas** Jugo de cualquier tipo Bebidas azucaradas (con azúcar o endulzantes artificiales), como refrescos o bebidas "de dieta", té helado, ponche de frutas, aguas vitaminadas y bebidas energizantes **Lácteos** Leche sin y baja en grasas (natural, con chocolate u otros sabores) Yogur sin o bajo en grasas, natural o saborizado **Frutas** Mermelada y jalea con azúcar (guarda productos con 100% fruta para la Fase 2) Frutas tropicales (plátano, mango, papaya, piña, melón) **Carnes** Hot dogs y salchichas (de carne o veganas) que contengan cereales procesados, papa blanca o azúcar **Salsas/condimentos** Pepinillos dulces, guarniciones Salsas y aderezos con azúcar (por ejemplo, muchos tipos de cátsup y mayonesa)	**Endulzantes** Miel de maple (sólo 100% pura)	**Bebidas** Agua mineral Agua mineral saborizada (mientras no tenga azúcar ni endulzantes artificiales) Té helado sin endulzantes **Lácteos/leche de soya** Leche entera Yogur natural entero, sin endulzar (griego o común) Leche de soya, de almendras o de coco sin endulzar (pero no de arroz) Queso común de todo tipo (no bajo en grasas) Mantequilla Crema agria, queso crema (no bajo en grasas) Crema entera **Huevos** Claras líquidas en envase de cartón (opcional) **Frutas/verduras** Todas las frutas no tropicales (manzanas, moras, naranjas, limones, peras) Todas las verduras, excepto papa blanca **Carne/proteínas vegetarianas** Carnes frías gourmet o fiambres vegetarianos Tofu, tempeh u otras proteínas vegetarianas **Salsas/condimentos** Salsas y aderezos sin azúcar, como salsa de soya y mostaza Hummus Aceitunas, alcaparras Hierbas y especias (albahaca, orégano, etcétera)

	ELIMINA	GUARDA PARA LA FASE 2	CONSERVA O CONSIGUE (VÉANSE LISTAS DE COMPRAS PARA DETALLES
Refrigerador	**Postres** Crema endulzada y batida, otras cubiertas "no lácteas" endulzadas o leche en polvo saborizada para café Concentrado de chocolate y caramelo de leche Puré de manzana (endulzada) Budín, gelatina u otros postres		Vinagre (blanco destilado, de manzana, de vino blanco o tinto, de arroz sin condimentos)
Alacena	**Bebidas/mezclas para bebidas** Véanse las enlistadas en "Refrigerador", polvo para preparar aguas de sabores, mezcla de cacao (con azúcar o endulzantes artificiales) **Productos enlatados/en frasco** Frijoles cocidos u otros con azúcar Fruta en almíbar Salsa para espagueti o salsa de tomate con azúcar **Cereales** Cereales hechos con harina (refinada o integral) Hojuelas de avena y muesli (guarda para la Fase 3) **Verduras** Papa blanca	**Productos enlatados** Elote en granos (sin azúcar) **Cereales** Cereales como avena irlandesa, mezclas integrales **Frutas/verduras** Frutas secas Camote, ñame **Endulzantes** Miel de abeja Miel de maple (100%)	**Bebidas** Té (negro, verde, de hierbas) o café Cocoa sin endulzantes Bebidas como las enlistadas en "Refrigerador" **Productos enlatados/en frasco** Frijoles (negros, colorados u otros sin azúcar) Salmón, atún, ostiones ahumados u otros mariscos Salsa para espagueti (de jitomate, sin azúcar ni otros endulzantes) Salsa (sin azúcar ni otros endulzantes) **Nueces y semillas** Todas las nueces (almendras, cacahuates, nueces de Castilla, etcétera) Todas las semillas (chía, linaza, calabaza, ajonjolí, girasol, etcétera) Cremas de nueces y semillas, como de almendras o de cacahuate (sin azúcar)

185

	ELIMINA	GUARDA PARA LA FASE 2	CONSERVA O CONSIGUE (VÉANSE LISTAS DE COMPRAS PARA DETALLES
Alacena	**Granos, harina, mezclas** Arroz blanco (guarda para la Fase 3) Pasta o cuscús, de granos blancos o integrales (o guarda para la Fase 3) Harina, de granos blancos o integrales (o guarda para la Fase 3) Mezcla de papa instantánea Harina de maíz, sémola de maíz, maíz palomero (guarda para la Fase 3) **Pan/galletas** Pan y otros productos horneados Galletas, pasteles de arroz, pan molido o trozos de pan tostado Pan pita, de maíz, papas fritas u otras hojuelas Barras de granola, palomitas, galletas saladas y refrigerios de frutas procesadas **Postres** Golosinas (excepto chocolate amargo, con 70% mínimo de cacao) Polvo para gelatina o mezcla para budín Galletas u otros productos horneados dulces Brownies, pasteles, galletas, muffins u otras		**Aceite** De aguacate De oliva De cártamo (de alto contenido oleico) De ajonjolí (natural o tostado) **Postres** Chocolate amargo (con 70% mínimo de cacao)

Mi testimonio

Mi oftalmólogo usa un instrumento que mide los carotenoides en la sangre, un preventivo clave para problemas de los ojos. Mi puntaje más reciente había sido superior al promedio, pero ahora llegué a lo más alto de la escala. ¡Todas esas comidas dignas de ser fotografiadas están surtiendo efecto! El oftalmólogo me explicó que los ojos están hechos de la misma materia que el cerebro, así que no sólo mis ojos serán más fuertes, sino que también mi cerebro se ha beneficiado.

—*Luisa G., 51 años, Menomonie, Wisconsin*
Pérdida de peso: 2.5 kilogramos
Reducción de cintura: 6.5 centímetros

Día -2: Ve de compras

Comienza ahora la parte divertida: surtir el refrigerador y la alacena con productos saludables y deliciosos para la Fase 1. Hoy te abastecerás de lo básico, obtendrás ingredientes para una semana de salsas y nueces (que prepararás mañana) y comprarás comida para tres días (de lunes a miércoles).

Imprime una copia de la Lista de compras de productos no perecederos para la Fase de preparación y de la Lista de compras para los días 1-3 de la Fase 1, en www.alwayshungrybook.com. Si el día -4 ya adquiriste los productos no perecederos, sólo necesitarás la segunda de estas listas. Si has estado un tiempo alejado de la cocina y te sientes algo abrumado, echa un vistazo a los atajos de la página 211 y al Plan de comidas simplificado en línea, en www.alwayshungrybook.com. Éste es ideal para una persona y puede ampliarse para una familia de cualquier tamaño. Lleva estas listas a tu cocina y marca todos los productos que ya tienes.

Lee rápidamente el Plan de comidas de la Fase 1, en las páginas 213 y siguientes, para ver si hay algunas que no consumirás a causa de alergias o sensibilidad a sustancias y borra de las listas de compras los ingredientes respectivos. No obstante, te invito a que seas audaz. En un principio algunas de esas comidas podrían parecer fuera de tu zona de confort. Haz la prueba sólo estas dos semanas; es probable que te sorprendas. Apegarte estrictamente al plan no sólo te permitirá probar nuevos y maravillosos sabores, sino que también garantizará mejores resultados. Prepárate: si aún no has comprado los productos no perecederos, ésta será tu principal compra durante el programa, ya que te abastecerás de artículos que podrás usar durante varias semanas.

¡Y luego vete de compras! Disfruta el proceso de guardar tus víveres y disponerlo todo para el programa. Visita la página de Recursos en www.alwayshungrybook.com para conocer recomendaciones sobre productos específicos.

Día -1: Preparación de alimentos para la Fase 1, semana 1

Este último día de la fase de preparación, antes de que inicies la Fase 1, será tu primer día para cocinar. Hoy dedicarás un par de horas a preparar salsas y nueces tostadas, dos componentes fundamentales (y apetitosos) del plan, con el fin de que estés listo para tu semana. Con una preparación previa de alimentos durante los fines de semana podrás elaborar una deliciosa cena de entre semana en 30 minutos o menos, tu desayuno o comida en 15 minutos o menos y refrigerios en un instante. Familiarízate con el Plan de comidas de la Fase 1 (véanse las páginas 213 y siguientes) y con las recetas (capítulo 9). Ve si hay algo más que puedas hacer para procurarte un buen inicio de semana.

Hoja semanal de preparación para la Fase 1, semana 1

Salsas y aderezos preelaborados facilitan y agilizan la preparación de una comida de este programa. Por ejemplo, puedes asar un filete de pescado, servirlo con la salsa cremosa de eneldo (página 339) y bañar una ensalada con la vinagreta de mostaza (página 333). Las salsas se conservan en buen estado en el refrigerador de 1 a 2 semanas, con excepción del aderezo cremoso de limón con cilantro (página 340), que debe usarse en 3 a 5 días.

Mi testimonio

Noté que varias salsas tenían ingredientes similares, así que hice una línea de producción. Pegué las recetas en la alacena y puse un frasco de tamaño apropiado bajo cada una. Comencé con un ingrediente común a todas (como vinagre) y recorrí la fila para poner la cantidad justa en cada frasco. Continué después con el siguiente ingrediente común, sal, limón o lo que fuera. Al final coloqué todos los ingredientes distintos. Cuando cada frasco tuvo todo lo necesario, tomé la batidora y recorrí la fila mezclando el contenido de cada una (enjuagando la batidora entre una y otra). ¡Funcionó de maravilla!

—*Pat M., 66 años, Maple Grove, Minnesota*
Pérdida de peso: 2 kilogramos
Reducción de cintura: 1 centímetro

Las nueces y semillas también son un pilar de *No más hambre*. Tostarlas intensifica su sabor y les da un gusto ligeramente acaramelado. Por suerte, el proceso de tueste es muy simple y tarda unos cuantos minutos. Lee las instrucciones para tostar nueces y semillas en el Apéndice C. Guárdalas en frascos o recipientes herméticos. ¡Reemplaza el dulcero de tu escritorio u oficina por un tarro de nueces tostadas! Consérvalas en lugares estratégicos para tomar refrigerios en tu casa y lleva un recipiente resistente en tu bolsa o auto para comerlas cuando estés en la calle.

Mi testimonio

Me sorprenden dos cosas. Primero, que después de tantos años de creer que "No puedo comer nueces, ¡porque tienen grasas!", me haya dado permiso de consumirlas. Segundo, que cuando siento que necesito un bocadillo, un puñado de nueces baste para satisfacerme.

—*Pam M., 55 años, Confluence, Pennsylvania*
Pérdida de peso: 6 kilogramos
Reducción de cintura: 5 centímetros

Durante el programa elige uno o dos días a la semana para preparar alimentos y usa como guía la Hoja de preparación semanal. En las tres semanas próximas, cíñete a las hojas de los planes de comidas de la Fase 1 (dos semanas) y la Fase 2 (una semana). Entonces estarás listo para completar las demás (en línea, en www.alwayshungrybook.com) conforme a los planes de comidas que diseñes. La Hoja de preparación semanal de la Fase 1, semana 1 aparece en las páginas 191-192. Esta semana tendrás un poco de trabajo extra, pero ten la seguridad de que el día de preparación se facilitará en las semanas futuras, dado que dispondrás de salsas y nueces tostadas de semanas anteriores.

Mi testimonio

Estaba seguro de que cambiar mi dieta era una tarea difícil que implicaría varias horas al día. Pero para que en este plan las cosas funcionen bien durante la semana, basta con dedicar la tarde del domingo. Puedes hacer un platillo grande e integrarlo después a varias comidas de la semana. En un principio, esto no entusiasmó mucho a mi novia, pero cuando vio que ahorrábamos dinero se puso feliz.

—*Benjamin P., 26 años, Natick, Massachusetts*
Pérdida de peso: 6.5 kilogramos
Reducción de cintura: 5 centímetros

HOJA DE PREPARACIÓN SEMANAL

Día de preparación del plan de comidas de la Fase 1, semana 1

Como ésta es la primera preparación del plan de comidas, esta semana tendrás un poco de trabajo extra. La preparación se facilitará en las semanas futuras, cuando dispondrás de salsas y nueces ya elaboradas.

Nota: esta hoja está diseñada para dos personas. Haz cada una de las recetas enlistadas, a menos que se indique otra cosa, aumenta o reduce, de acuerdo con tus necesidades.

Salsas
• Salsa de tahini con limón (página 338)
• Aderezo de queso azul (página 332)
• Salsa cremosa de eneldo (página 339)
• Salsa frita (página 329)
• Aderezo cremoso de limón con cilantro (página 340)

Usa esta semana los ingredientes siguientes y guarda los sobrantes para la semana 2:

- Mayonesa básica (página 328); haz una tanda doble o añade mayonesa sin azúcar a tu lista de compras
- Aderezo de aceite de oliva con limón (página 338)
- Vinagreta de jengibre con soya (página 336)
- Salsa de chocolate (página 359)
- Salsa ranchera (página 341); usa 1 taza esta semana; congela 2½ tazas para la semana 2 y ½ taza para la Fase 2

Refrigerios, nueces y semillas tostadas

- Hummus básico (página 360), o añade hummus preelaborado a tu lista de compras
- Tuesta 2 cucharadas de nueces de Castilla (página 396, "Guía para tostar nueces y semillas") para la ensalada de pollo con uvas y nueces del día 2 y ¼ de cacahuates para el rollo de lechuga con pollo frito en wok del día 6, o sustituye por nueces tostadas las nueces crudas de tu lista de compras

Usa esta semana los ingredientes siguientes y guarda los sobrantes para la semana 2:

- Semillas de calabaza con especias (página 362), o sustituye por semillas tostadas las semillas crudas de tu lista de compras
- Mezcla de nueces (página 361), o sustituye por nueces tostadas las nueces crudas de tu lista de compras

Ingredientes para preparar (proteínas, cereales, sopas, etcétera, para usar durante la semana)

- Si eliges variantes vegetarianas de cualquier receta: 500 gramos de tiras fritas de tempeh o tofu (página 311) o tempeh desmenuzado (página 312)

Nota: el plan de comidas de la Fase 1 empieza en la página 213

Una última consideración sobre el hambre, antes de empezar

Cuando se disponían a iniciar la Fase 1, algunos participantes en el plan piloto expresaron cierta ansiedad: ¿Qué hago si me da hambre durante la dieta? ¿De veras puedo comer todo lo que quiera? ¿Cómo será posible que baje de peso?

Considera esto: en última instancia, la principal razón de que la gente coma demasiado es el hambre. Irónicamente, los planes convencionales para adelgazar sólo agravan este problema, ya que restringen de una forma u otra la cantidad de comida que ingieres. Claro que podrías bajar 9 kilos en dos meses con una dieta baja en calorías y esto sería estimulante al principio, pero después comienza el verdadero trabajo. Las señales internas que ignoraste por un tiempo se volverán cada vez más intensas conforme tu cuerpo se resista, con creciente tenacidad, a la privación de calorías. El hambre persistente y el desplome del nivel de energía impondrán un costo cada vez más pesado. Tú podrías superar esto haciendo un gran esfuerzo, pero ¿por cuánto tiempo? Tarde o temprano, la fuerza de voluntad se debilita, la motivación se desgasta y el peso retorna apresuradamente.

No más hambre pone de cabeza ese método al animarte a comer hasta que estés totalmente satisfecho y a tomar refrigerios cada vez que tengas hambre. Con un plan de comidas probado en forma cuidadosa —y reforzado con importantes soportes de vida—, las células grasas son obligadas a abrirse para liberar sus calorías almacenadas. En este programa, las calorías permanecen en la sangre y nutren durante más tiempo al resto del cuerpo, lo que conduce a una saciedad más duradera. Al final comerás menos —y tal vez quemarás más calorías—, pero con la activa cooperación de tu cuerpo. Esto se parece a la manera en que baja la temperatura después de tratar la causa de fondo de una fiebre.

Usa tu formulario de seguimiento diario para estar en armonía con tu cuerpo. Come cuando tengas hambre (aunque no mucha) y deja de hacerlo cuando estés satisfecho, pero no demasiado. Sírvete porciones razonables, come sin prisas y analiza regularmente la situación durante la comida. Si aún tienes hambre, come más. Y si te sacias antes de que termines tu plato, deja de comer.

Como ésta no es expresamente una dieta de control de calorías, los tamaños de porción de los planes de comidas y las recetas son meras sugerencias, diseñadas para alguien de talla y nivel de actividad promedio. Tus requerimientos podrían diferir y tu cuerpo te dirá si necesitas más o menos. No es preciso que te niegues a ti mismo; sólo debes prestar atención. De hecho, entre más tiempo permanezcas en este programa, *más fácil* te resultará.

Esta facilidad se deriva, en parte, de aprender a incorporar el programa a tu estilo de vida. Pero el resto procede de una creciente sensación de bienestar, a medida que el hambre y los antojos disminuyen, el nivel de energía aumenta y el peso desciende en forma natural, todos ellos signos de que este programa opera de adentro para afuera.

Mi testimonio

De la fase de preparación: ¡Comer 50 por ciento de grasas parece terrible! Llevo mucho tiempo considerando que "Las grasas son malas". Eso implicará cambiar confiadamente de manera de pensar.

De la semana 1 (Fase 1): Noto que mi cuerpo está tranquilo, sin antojos ni hambre que me obliguen a hacer grandes esfuerzos. Las dietas en las que se bajan 2 kilos la primera semana me hacen sentir que araño las paredes. Ésta se siente muy distinta.

De la semana 2 (Fase 1): Aun sin que la báscula se haya movido esta semana, me siento más esbelta y contenta. ¡Otra vez tengo pómulos! Siento como si renegociara con mi cuerpo.

De la semana 6 (Fase 2): Admito que al principio fui escéptica; ¿ésta era otra dieta fallida? Antes, tenía poca energía, casi todo el tiempo estaba de mal humor, no me interesaba el sexo y tenía muchos achaques. Me encogía cada vez que me veía en el espejo o me enfundaba en mi ropa. Un avance rápido a seis semanas después: me siento una persona nueva. Suspiro de puro placer durante las comidas. ¡Tengo interés nuevamente en el sexo! Los bochornos han desaparecido, duermo mejor. Mi ropa me queda bien y tengo más opciones en el clóset.

De la semana 10 (Fase 2): Advierto con calma qué ocurre en mi mente y mi cuerpo, entiendo mi hambre y sé que una cantidad moderada de alimentos nutritivos satisface esa necesidad. Sé lo que es sentirse bien (en lo mental y en lo físico). Curiosamente, esto tiene que ver menos con la báscula de lo que yo esperaba.

De la semana 16 (Fase 3): Me siento emocional y físicamente renovada; es increíble lo mucho que he aprendido a trabajar con mi cuerpo y mi biología, no contra ellos. Ahora tengo más que perder, pero me siento optimista y tengo el control... algo que en el pasado sólo había tenido en unos cuantos destellos.

—Nancy F., 64 años, Eden Prairie, Minnesota
Pérdida de peso: 6.5 kilogramos
Reducción de cintura: 17.5 centímetros

Ya estás listo

Has concluido oficialmente la etapa de preparación. Mañana comenzarás la Fase 1. Duerme bien esta noche en tu santuario de descanso para que puedas disfrutar al máximo el día 1.

6 Fase 1: vence tus antojos

Tablas, herramientas y recursos clave

Habiendo concluido la fase de preparación, ¡ya estás listo para descubrir tu solución personal al programa *No más hambre*! En los tres capítulos siguientes describiré soportes de vida muy específicos (relacionados con la reducción del estrés, el sueño y el movimiento), herramientas para la dieta y planes de comidas que te permitirán integrar este programa a tu vida en una forma útil. En este capítulo nos concentraremos en la Fase 1.

En los próximos catorce días eliminarás por completo los productos derivados de cereales y de la papa, lo mismo que el azúcar (excepto por la pequeña cantidad presente en el chocolate amargo). Para evitar toda sensación de privación, reemplazarás esas calorías de alta carga glucémica por grasas procedentes del aceite de oliva, nueces, aguacate, lácteos enteros y otras fuentes. Pero ésta no es una dieta muy baja en carbohidratos; debes comer carbohidratos de lenta digestión, bajo la forma de verduras sin almidones, legumbres y frutas. Las grasas compondrán un total de 50 por ciento de tus calorías, las proteínas otro 25 por ciento y los carbohidratos el 25 por ciento restante (véase "Cómo será la Fase 1", página 148).

Mi testimonio

Comencé a pensar: "¿Esto contiene proteínas? ¿Contiene grasas?" Ya no pensaba que las grasas eran malas, que es francamente como se me educó a mí y a muchas otras personas —"¡Reduce tu consumo de grasas!"—, sino que las concebía como algo positivo, y pensaba en cómo me afectarían el resto del día. Y el efecto fue muy profundo.

—*Eric F., 42 años, Needham, Massachusetts*
Pérdida de peso: 7.5 kilogramos
Reducción de cintura: 7.5 centímetros

En la dieta estadunidense estándar, la mayoría de la gente ha desarrollado cierto grado de resistencia a la insulina e inflamación crónica. En la Fase 1, la proporción de los carbohidratos respecto a las grasas y las proteínas se diseñó para revertir rápidamente esas dos causas de problemas metabólicos. Al igual que en las demás fases del programa, comerás cada vez que tengas hambre, tanto como necesites para sentirte satisfecho (pero no demasiado lleno), con lo que permitirás que tu cuerpo abandone el modo de inanición. Durante estas dos primeras semanas, es probable que tu cuerpo experimente grandes cambios en su metabolismo. Bebe mucha agua, tómate las cosas a la ligera y sigue los soportes de vida relacionados con el sueño, la reducción del estrés y el movimiento moderado mientras tu cuerpo se adapta.

Mi testimonio

En la primera semana de la Fase 1, tuve intensos dolores de cabeza, la forma en que mi cuerpo se desintoxicó de todas esas cosas que no debí procurarle. Tres semanas después de haber iniciado el programa, noté un drástico aumento de energía. Trabajo doce horas diarias y dedico tres horas más a transportarme, pero saliendo de trabajar tenía que ir al gimnasio para sacar toda mi energía. También advertí que mi sueño no cambió cuantitativa, sino cualitativamente. Me sentía descansada cada mañana. Cuando ceno azúcar extra o un montón de carbohidratos, mi sueño pierde calidad. ¿Quieres sacrificar eso? Yo no.

—*Amanda N., 28 años, Pepperell, Massachusetts*
Pérdida de peso: 3.5 kilogramos
Reducción de cintura: 12.5 centímetros

Soportes de vida de la semana 1

Antes de que exploremos detalladamente la dieta, repasemos un momento los tres soportes clave de la Fase 1 para una pérdida óptima de peso.

Movimiento

En la Fase 1 iniciarás la *passeggiata*, tu paseo corto después de cenar (véase la página 169). Estos paseos tienen el propósito de ser un grato momento de convivencia con tus vecinos, tus seres queridos, tu perro o tú mismo, no de "hacer ejercicio". Antes que quemar muchas calorías, el fin de la *passeggiata* es contribuir a tu digestión, desalentar el aumento de insulina después de cenar (lo cual opera en sinergia con la dieta) y estimular el metabolismo. Además, la *passeggiata* podría ser el primer componente de tu ritual antes de acostarte. Si ya dispones de un programa de acondicionamiento físico, por lo pronto reduce en un tercio su intensidad —¡la dieta de la Fase 1 pondrá a prueba tus células grasas!—, pero no omitas la *passeggiata*.

Mi testimonio

Mi *passeggiata* consistía en dar una vuelta de cinco o diez minutos al hospital donde trabajo. Además de la salud digestiva que esto aportaba, el paseo era relajante y consumía parte de la energía adicional provista por la dieta. Y mientras quemaba algo de energía, también me activaba, casi como si hubiera tomado una taza de café.

—*Benjamin P., 26 años, Natick, Massachusetts*
Pérdida de peso: 6.5 kilogramos
Reducción de cintura: 5 centímetros

Sueño

En la fase de preparación hiciste una limpieza a fondo de tu recámara, de manera que el santuario de tu sueño está listo para únicamente tres cosas: descanso, lectura y romance. Mientras desarrollas tu ritual antes de dormir (véanse las páginas 171-173), no olvides respetar tus horas de sueño designadas, piedra angular de los buenos hábitos de sueño. Descansar bien durante la noche reduce la resistencia a la insulina, mantiene en equilibrio los niveles de las hormonas del estrés y facilita adoptar otros cambios positivos en tu vida.

Alivio del estrés

Como parte de tu ritual antes de dormir (véanse las páginas 171-173) realiza tu práctica de reducción del estrés de 5 minutos, ya sea meditación, oración, yoga, ejercicio de respiración o llevar un diario. Podrías hacer algo de relajación muscular progresiva antes de acostarte. Pon, además, una grabación de meditación, visualización, relajación guiada o hermosos sonidos de la naturaleza.

Mi testimonio

Como ya no tengo que combatir incesantemente mis antojos, me siento más libre y menos estresada. Esto ocurrió de un día para otro, en la primera semana de la dieta. Al principio no sabía qué me pasaba, aunque intuía que algo estaba cambiando en mi interior.

—Donna A., 51 años, Selah, Washington
Pérdida de peso: 10 kilogramos
Reducción de cintura: 12.5 centímetros

Otros soportes

Tu "gran porqué": busca unos momentos para visualizar o llevar un diario sobre tu "gran porqué", a fin de que no pierdas de vista tus metas a largo plazo y mantengas tu motivación todos los días.

Prueba tus planes "Si... entonces...": en vez de esperar a ver si tu plan tendrá éxito en un momento de crisis, haz un simulacro. Imagina que tu situación *si* ya sucedió e implementa tu *entonces*. ¿Dio resultado? De no ser así, ¿qué puedes hacer para cambiar de estrategia y tener éxito cuando realmente necesites ese plan?

Usa tu formulario todos los días. Para mantenerte en contacto con el hambre y las señales de saciedad de tu cuerpo, no olvides completar regularmente tu formulario de seguimiento diario. Copia las páginas 384-385 o baja el formato de www.alwayshungrybook.com. El formulario de seguimiento diario te permitirá registrar las reacciones de tu cuerpo al programa —tu nivel de hambre, antojos, satisfacción, energía y sensación de bienestar— y datos afines. Anota cada día tu puntaje total del formulario y registra tu peso y cintura cada mes en el diagrama de progreso mensual. Ve después cómo cambian las tendencias mientras recorres las diversas fases del programa. ¿Se correlacionan tus resultados con el consumo de carbohidratos procesados o con el sueño, la actividad física y la reducción del estrés? Esta información te ayudará a ajustar el programa a tus necesidades particulares, sobre todo en la Fase 3.

Mi testimonio

La planeación "Si... entonces..." me ha ayudado mucho. Su modesta práctica de la planeación ha educado a mi cerebro a ver opciones y me ha ayudado a pasar del rígido pensamiento de "todo o nada" a sentir que tengo miles de posibilidades. Esto me hace sentir capaz y potenciada.

—*Kim S., 47 años, South Jordan, Utah*
Pérdida de peso: 11.5 kilogramos
Reducción de cintura: 9 centímetros

Las herramientas de la fase 1

Guía de tamaños de porción

En la Fase 1, los participantes en el plan piloto reportaron una reducción enorme en su hambre, a veces desde el día 1. A medida que las células grasas se apacigüen y empiecen a liberar sus reservas excedentes de calorías, tu cerebro registrará (quizá por primera vez en años) que tiene suficiente combustible para ejecutar el metabolismo de manera óptima. Como tu cuerpo quemará más grasas, tu necesidad de calorías externas decrecerá. Te saciarás con menos comida y permanecerás más tiempo así. No obstante, estos cambios no ocurrirán en todas las personas al mismo tiempo o de la misma manera. Y tal como se advirtió en el capítulo 5, los requerimientos de calorías diferirán entre una persona y otra con base en su talla, edad, nivel de actividad física y otros factores biológicos.

No más hambre rechaza las recomendaciones universales de calorías propias de los planes convencionales para adelgazar. Las recetas y planes de comidas de este programa ofrecen sugerencias de tamaños de porción para una persona promedio. Pero sólo tú puedes determinar la cantidad de alimentos que requieres para satisfacer tus necesidades y alcanzar un índice de pérdida de peso correcto para tu cuerpo. Comienza con una cantidad de comida que te parezca apropiado, come atentamente y déjate guiar por tu cuerpo y sus señales. Al empezar a comer, fíjate en la sensación que los alimentos producen en tu cuerpo. ¿Tu hambre cede? ¿Tus bocados son lentos? ¿Sientes lleno el estómago de modo agradable? Si estás satisfecho antes de que termines de comer, haz alto y no te preocupes por desperdiciar comida (sírvete menos la próxima vez y ve si con eso quedas satisfecho). ¿Aún tienes hambre luego de haber vaciado tu plato? Sírvete más de todo (plato fuerte y guarniciones) para mantener en equilibrio las proporciones de nutrientes. Y si tienes hambre entre comidas, no dudes en buscar un refrigerio extra.

Cómo hacer una comida de la Fase 1

La Fase 1 contiene un plan de comidas cuidadosamente probado (páginas 213 y siguientes) que cubre todas las comidas y refrigerios de estos catorce días, un entrenamiento para tus células grasas (¡aunque no para ti!). Sin embargo, este plan fue concebido para ser flexible. No dudes en adaptarlo a tus necesidades específicas, pero haz cuanto puedas por seguir las combinaciones de alimentos recomendadas y cumplir la proporción de nutrientes sugerida. Esta sección y las dos siguientes ("Rollos de lechuga" y "Sustitutos vegetarianos") te enseñarán a crear comidas compatibles con la Fase 1, si prefieres hacerlo así por cualquier razón.

Todas las comidas de la Fase 1 siguen esta fórmula general:

COMIENZA CON PROTEÍNAS DE ALTA CALIDAD...	REFUÉRZALAS SI ES NECESARIO...	ADICIONA GRASAS...	Y AÑADE CARBOHIDRATOS
Altos en proteínas/ altos en grasas: • carne o pescado grasosos, aves con piel (115 a 170 gramos) Altos en proteínas/ bajos en grasas: • carne o pescado magros, aves sin piel (115 a 170 gramos) • carnes frías (115 a 170 gramos) • proteínas en polvo (30 gramos) Bajos en proteínas/ altos en grasas: • tempeh, tofu (115 a 170 gramos) • huevos (3) • queso (85 gramos)	A productos bajos en proteínas agrégales otra fuente de proteínas: • yogur griego (½ taza) • frijoles (½ taza) • queso (30 a 60 gramos) • nueces o sus cremas (2 a 3 cucharadas)	A productos bajos en grasas agrégales una mayor porción de grasas: • aderezos y salsas (2 a 4 cucharadas) • aceites (1 a 2 cucharadas) • crema entera o leche de coco en lata (3 a 4 cucharadas) • nueces o sus cremas (2 a 3 cucharadas) • ½ aguacate	Si tu comida no los tiene ya, agrega una porción de carbohidratos como: • frijoles (½ taza) • sopa de frijoles o verduras (1 taza) • frutas no tropicales (1 taza) Nota: añade todas las verduras sin almidones que quieras (por ejemplo, ensalada o verduras cocidas)

COMIENZA CON PROTEÍNAS DE ALTA CALIDAD...	REFUÉRZALAS SI ES NECESARIO...	ADICIONA GRASAS...	Y AÑADE CARBOHIDRATOS
		A productos altos en grasas agrégales una menor porción de grasas: • aderezos y salsas (1 a 2 cucharadas) • aceites (1 a 3 cucharaditas) • crema entera o leche de coco en lata (1 a 3 cucharadas) • nueces o sus cremas (1 a 2 cucharadas) • ¼ de aguacate	

Mi testimonio

Mientras comía mi ensalada de bistec con queso azul, que devoré suculentamente en veinte minutos, saboreando cada bocado, recordé las comidas congeladas que me zampaba en tres minutos en otras dietas. Es muy grato comer alimentos de calidad y ajustar mi plan alimenticio. ¡Siento como si esta semana hubiera ido a un spa!

—*Nancy F., 64 años, Eden Prairie, Minnesota*
Pérdida de peso: 6.5 kilogramos
Reducción de cintura: 17.5 centímetros

205

Rollos de lechuga

Un secreto para ser eficiente en la cocina es saber usar los sobrantes de manera creativa, alterándolos de tal forma que parezcan nuevos y frescos. Los rollos de lechuga con salsas son un modo fácil de dar a tus sobrantes un cambio de imagen. Todos los sobrantes de pescado, pollo u otras proteínas pueden servir de base para un rollo. Añade verduras junto con una salsa y tendrás una comida fresca, rápida y fácil.

Elige un ingrediente de cada una de las siguientes categorías y haz un rollo de lechuga.

ROLLO	INGREDIENTE BASE	VERDURAS ADICIONALES	SALSA
Una hoja grande de lechuga (romanita, de mantequilla, francesa, de hojas verdes o rojas) Hojas con mucho sabor, como achicoria morada o escarola	Sobrantes de proteínas como pollo rostizado, muslos de pollo asados a las hierbas (página 309), pescado asado u horneado, ensalada de salmón (página 322), tiras fritas de tempeh o tofu (página 311) Sobrantes de guisados, ya sea fríos o reservados y recalentados antes de enrollar Una lata de salmón o sardinas (con piel y huesos, para un contenido máximo de omega 3 y calcio) Salmón ahumado	Sobrantes de verduras blanqueadas, cocidas al vapor o salteadas (sólo duran un día, así que guarda para tu cena o el desayuno previos) Rebanadas de jitomate, aguacate, zanahorias cortadas en julianas u otras verduras crudas	Cualquiera de tus salsas favoritas de la lista de recetas o hecha por ti Guacamole o crema agria envasados Sugerencias para acompañar: Cremosa de eneldo (página 339) con casi cualquier pescado De limón con cilantro (página 340) con pollo deshebrado a la mexicana (página 310) De queso azul (página 332) con carne de res Vinagreta de jengibre con soya (página 336) con pescado, pollo o tofu De tahini con limón (página 338) con rellenos mediterráneos

Sustitutos vegetarianos

Los planes de comidas hacen énfasis en una gran cantidad de alimentos enteros de una amplia variedad de fuentes vegetales, aunque también incluyen productos animales. Debido a que algunas personas han optado por minimizar o eliminar de su dieta los alimentos animales por diversas razones —como salud, preferencias de gusto, alergias o preocupación por el bienestar de los animales y el medio ambiente—, todas las recetas incluyen opciones vegetarianas. Esta tabla sirve de guía para sustituir la totalidad de los productos animales usados en el plan de comidas por opciones veganas:

EN LUGAR DE...	USA...
Carne, pollo, pescado o huevos grasosos	• Tofu • Tempeh
Carnes magras	• Fiambres vegetarianos • Seitan* • Proteínas vegetarianas en polvo
Queso	• Nueces o sus cremas (en especial de cacahuate) • Queso de soya
Yogur	• Yogur de coco natural sin endulzar y ½ porción de proteínas vegetarianas en polvo • Yogur de soya natural sin endulzar
Crema entera	• Leche de coco en lata
Crema agria	• Aguacate • Guacamole • Aderezo o salsa a tu elección

* Gluten de trigo; evítalo si eres sensible a los productos que contienen gluten.

Mi testimonio

Nunca he sido fan del tofu, ¡pero el plato de tofu con frijoles negros es maravilloso! Jamás esperé que esta receta supiera tan bien. ¡Es definitivamente para conservarse!

—*Angelica G., 50 años, Sacramento, California*
Pérdida de peso: 5 kilogramos
Reducción de cintura: 7.5 centímetros

Sugerencias para el éxito en la Fase 1

He aquí algunas orientaciones adicionales para que no pierdas el rumbo al iniciar la Fase 1.

Apégate al plan lo más que puedas. En los próximos catorce días, haz todo lo posible por seguir estrictamente el plan de comidas. Ese plan está diseñado para ofrecer una combinación específica de proteínas, grasas y carbohidratos naturales que permita rápidos cambios de metabolismo. Si debes hacer ajustes por motivos personales, consulta las pautas de las páginas 204-205 para hacer una comida de la Fase 1. Si no te es posible preparar tus alimentos, elige entre las recomendaciones de restaurantes y comedores del capítulo 7 (página 245-247).

Los tamaños de porción te corresponde determinarlos a ti. Las porciones del plan de comidas fueron ideadas para una persona promedio, pero tus necesidades pueden ser mayores o menores. Come hasta que estés satisfecho, aunque no desagradablemente lleno. Si descubres que necesitas más o menos, sírvete porciones mayores o menores. Añade u omite un refrigerio. Mientras comas esos tipos de alimentos en las proporciones prescritas, tu cuerpo hará el resto.

Opta por productos similares siempre que sea posible. Si cierto ingrediente de una receta no te gusta, cámbialo por uno parecido (brócoli por coliflor, frambuesas por fresas, pescado por pollo, etcétera), siempre y cuando los alimentos estén estrechamente relacionados en contenido de nutrientes principales. Consulta los alimentos del programa fase por fase (páginas 152 y siguientes) para obtener pautas.

Los condimentos son una cuestión de preferencia personal. Hemos incluido en el plan de comidas una extensa variedad de hierbas y especias. Al añadir sabor a los alimentos, unas y otras permiten desplazar el azúcar de la dieta. Además contienen polifenoles, que reducen la inflamación. Sé creativo e indaga cuáles te gustan. Guárdalas en un lugar conveniente (como un cajón o estante exclusivo) para tener fácil acceso a ellas.

Limítate a los postres de la Fase 1. Si sueles tener antojo de postres, quizá descubras que te sientes satisfecho con los que acompañan a la mayoría de las cenas del plan de comidas. Los participantes en la prueba piloto reportaron sistemáticamente, desde el principio del programa, una reducción en su deseo de alimentos muy endulzados. Sin embargo, si necesitas una pequeña golosina extra, come hasta 30 gramos de chocolate amargo, con contenido mínimo de 70% de cacao, una vez al día. Y por favor no te resistas a consumir los postres del plan. Forman parte integral de las proporciones nutricionales de cada día y te ayudarán a obtener los mejores resultados.

Mi testimonio

Antes pensaba: "Estoy exhausta, déjenme comer algo dulce". Pero esto sólo te da un estímulo reducido y luego vuelves a venirte abajo. Gracias a que les huyo a los carbohidratos y a las caídas en picada del azúcar, mantengo todo el día mi energía en un nivel estable.

—Renee B., 49 años, West Roxbury, Massachusetts
Pérdida de peso: 6 kilogramos
Reducción de cintura: 15 centímetros

Disfruta del café o el té. Toma dos o tres tazas de café cafeinado o té al día. Añade crema o leche entera si lo deseas (no es preciso que emplees las versiones descremada o baja en grasas), pero evita el azúcar y otros endulzantes.

Evita el alcohol... por ahora. Únicamente por estas dos semanas, abstente de bebidas alcohólicas. Tendrás la opción de reintroducir cantidades moderadas en la Fase 2.

Suplementos. Considera la posibilidad de tomar tres suplementos a todo lo largo del programa:

- Vitamina D3: hoy muchas personas pasamos tantas horas en interiores y hacemos tal uso de los protectores solares que no nos exponemos al sol lo suficiente para mantener niveles adecuados de vitamina D. Además de su importancia para la salud de los huesos, esta vitamina participa en la prevención del cáncer, las enfermedades autoinmunes, la diabetes, las enfermedades del corazón y problemas psiquiátricos (nota: la vitamina D3 tiene mayor actividad biológica que la vitamina D2, y ahora se dispone de versiones veganas de ella).[1]
- Aceite de pescado: este aceite es una magnífica fuente de ácidos grasos omega 3 de cadena larga (véase página 120). Elige un producto concentrado, purificado y sin contaminantes. A los vegetarianos, el aceite de linaza y ciertas nueces pueden proporcionarles ácidos grados omega 3 de cadena corta (los que se convierten en el cuerpo en la forma activa de cadena larga).
- Probióticos: estos suplementos se consiguen en cápsulas y contribuyen a la salud intestinal, por lo que complementan a fuentes dietéticas como el yogur (véase página 122).

Si estás presionado de tiempo, consulta el plan de comidas simplificado. El plan de comidas simplificado (en línea, en www.always hungrybook.com) ofrece una versión funcional del plan de comidas de la Fase 1 (páginas 213 y siguientes), con menos variedad, más uso de sobrantes y lo básico en labores de preparación. Esta versión es apta para una persona. Y si tienes una familia muy ocupada, multiplica las instrucciones del plan de comidas simplificado por el número de bocas que alimentar.

Usa sobrantes con frecuencia, pero añade siempre algo fresco. Varios guisos y caldos pueden congelarse en porciones individuales como comidas de refuerzo. Agrega a los sobrantes recalentados verduras recién preparadas (crudas o cocidas).

Utiliza atajos para ahorrar tiempo. Estos alimentos de "conveniencia" —los cuales son ingredientes de este plan— te permitirán entrar y salir más rápido de la cocina. Compra bolsas de plástico con cierre hermético para guardarlos, para que se mantengan frescos en el refrigerador.

- Verduras picadas de la sección de ensaladas del súper, como coliflor, brócoli o apio (comprueba la frescura)
- Verduras de hojas verdes lavadas y precortadas: espinacas, col rizada, verduras mixtas o verduras para ensaladas
- Col y zanahoria cortadas en julianas
- Frutas y verduras congeladas
- Pollo rostizado
- Tofu horneado, condimentado y envasado
- Legumbres enlatadas y no endulzadas, como frijoles negros, garbanzos o frijoles colorados (bien escurridos y enjuagados)
- Queso rallado (entero y sin aditivos)

También usa las salsas para ahorrar tiempo. Haz con anticipación tus salsas o partes de recetas para que la preparación de la comida en días agitados te quite menos tiempo. Las salsas pueden formar parte importante de tu planeación "Y si... entonces...": "*Si* estoy demasiado cansado, retrasado o poco inspirado, *entonces* usaré las salsas del refrigerador para hacer una cena rápida".

Adquiere un cuchillo afilado, consérvalo así y aprende a usarlo. No disponer de un cuchillo apropiado puede causar grandes retrasos al cocinar. El dominio del cuchillo requiere algo de práctica, pero aprender a utilizarlo te ahorrará tiempo precioso en la cocina.

No olvides tu periodo de preparación. Reserva varias horas cada fin de semana a hacer compras y preparar comidas para la semana siguiente; esas pocas horas te harán más fácil seguir el programa.

Listas de compras y preparación para el plan de comidas

Las listas de compras fueron ideadas para hacer dos viajes al mercado cada semana en busca de productos perecederos (ya te abasteciste de los no perecederos en la fase de preparación). Te sugerimos que hagas uno de esos viajes el fin de semana, para adquirir los alimentos que consumirás entre el lunes y el miércoles (provisiones para hacer comidas para tres días, además de salsas y nueces para la semana), y el otro el miércoles para adquirir los alimentos que consumirás entre el jueves y el domingo (provisiones para comidas para cuatro días). Si prefieres ir de compras sólo una vez a la semana, junta las dos listas de alimentos perecederos y congela los productos previstos para los días posteriores. El domingo es día de preparación de salsas y nueces tostadas para toda la semana. Consulta las hojas de preparación semanal de la Fase 1 (semana 1 en el capítulo 5, página 191, y semana 2 en la página 222). Y prepárate para la fase siguiente con la hoja de preparación semanal de la Fase 2, semana 1 (página 232).

Antes de cada viaje de compras, consulta las tablas de menús de un vistazo (en línea, en www.alwayshungrybook.com) para saber qué contienen. Si padeces alergias o sensibilidad a ciertos alimentos, descarta todos los productos que pueden representarte un problema. Busca opciones en la tabla de alimentos del programa fase por fase (páginas 152 y siguientes). Después consulta la correspondiente lista de compras en línea y cópiala o bájala de www.alwayshumgrubook.com

Mi testimonio

Crecí comiendo pastel de carne con una cubierta enorme de papa. No creí que pudiera enloquecer con esta combinación de coliflor con frijoles, ¡pero lo hice! ¡Estaba deliciosa! ¡Estas recetas no dejan de sorprenderme!

—Amanda B., 35 años, Roslindale, Massachusetts
Pérdida de peso: 3.5 kilogramos
Reducción de cintura: 6.5 centímetros

Plan de comidas y hojas de preparación de la Fase 1

El plan de comidas está diseñado para dos personas y se describe por porción, pero puede ampliarse fácilmente para familias de cualquier tamaño. Si cocinas sólo para ti, reduce las recetas o consulta el plan de comidas simplificado en línea, en www.alwayshungrybook.com (la hoja de preparación de la semana 1 aparece en la página 191).

Mi testimonio

Del día 1: ¡Qué rica estuvo la comida! Estoy tan satisfecha que creo que omitiré el postre. ¿Acabo de decir "omitiré el postre"? ¡Guau!

—Pam M., 55 años, Confluence, Pennsylvania
Pérdida de peso: 6 kilogramos
Reducción de cintura: 5 centímetros

LUNES (DÍA 1)
Desayuno

Huevos rancheros

Fríe 2 huevos y 1 clara en 1 cucharadita de aceite de oliva. Cubre con ½ taza de salsa ranchera (página 341) y 2 cucharadas de queso cheddar rallado. Sirve con 1 taza de frambuesas y ½ taza de yogur griego natural entero

Proteínas: 25% • Grasas: 53% • Carbohidratos: 22% • Calorías: 534*

Prepara: haz y guarda los refrigerios de hoy

Haz la comida de hoy: ensalada de chícharos con jitomate y mozzarella

Refrigerio

¼ de taza de mezcla de nueces (página 361)

Comida

Ensalada de chícharos con jitomate y mozzarella

1 jitomate mediano picado; ½ taza de garbanzos cocidos, escurridos y enjuagados; 85 gramos de mozzarella fresco rebanado; 1 taza de lechuga romana u otra picada; 2 cucharadas de salsa de tahini con limón (página 338); sal y pimienta negra molida; 60 gramos de sardinas enlatadas (opcional)

Sin sardinas:

Proteínas: 21% • Grasas: 55% • Carbohidratos: 24% • Calorías: 446*

Con sardinas:

Proteínas: 27% • Grasas: 54% • Carbohidratos: 19% • Calorías: 564*

Refrigerio

Barcas de lechuga con carnes frías (página 364) y salsa cremosa de eneldo (página 339)

Cena

Sopa, pollo asado a las hierbas y verduras

1 ½ tazas de crema de coliflor** (página 350, preparada sin crema); muslos de pollo asados a las hierbas** (página 309); 1 taza de brócoli y ½ zanahoria chica blanqueada (página 387; "Guía para cocinar verduras") con 1 cucharada de aderezo de aceite de oliva con limón (página 338)

Postre:

1 taza de fruta con 15 gramos de chocolate (con 70% mínimo de cacao)

Proteínas: 24% • Grasas: 52% • Carbohidratos: 24% • Calorías: 661*

Prepara: haz la comida de mañana, ensalada de pollo con uvas y nueces (página 320), usando una porción reservada de muslos de pollo asado a las hierbas sin piel; aparta lechuga y añade mañana antes de servir
Guarda una porción reservada de crema de coliflor para la cena de mañana

* El contenido de calorías se da únicamente con fines descriptivos, no para limitar el consumo de alimentos.
** Para dos personas haz la receta completa y guarda porciones para comidas subsecuentes, como se indica en las notas de preparación.

MARTES (DÍA 2)
Desayuno
Batido energizante de la Fase I
Batido energizante de la Fase I (página 287)
Proteínas: 22% • Grasas: 54% • Carbohidratos: 24% • Calorías: 500*
Prepara: haz y guarda los refrigerios de hoy
Refrigerio
Salmón ahumado y queso crema con eneldo en rebanadas de pepino (página 366)
Comida
Ensalada de pollo con uvas y nueces
Ensalada de pollo con uvas y nueces (página 320) (usa pollo de la cena de anoche)
Proteínas: 23% • Grasas: 53% • Carbohidratos: 24% • Calorías: 572*
Refrigerio
1/3 de taza de hummus básico (página 360) con bastoncitos de verduras
Cena
Sopa, bistec con cebolla, verduras
1½ tazas de crema de coliflor (de la cena de anoche) sazonada con 1 cucharada de crema entera; asa un filete de res de 250 gramos (sigue las instrucciones de la ensalada de bistec, página 321) o prepara 225 gramos de tiras fritas de tempeh (página 311); usa 150 gramos del bistec o 125 del tempeh para la cena de hoy y los 100 gramos restantes para la comida de mañana; saltea ½ cebolla chica en los jugos del sartén a fuego lento-alto hasta que caramelice; 1 taza de col rizada blanqueada u otra verdura verde (página 387, "Guía para cocinar verduras") cubierta con 1 cucharada de salsa de tahini con limón (página 338)
Postre:
1 taza de frambuesas con 2 cucharadas de crema entera
Proteínas: 25% • Grasas: 51% • Carbohidratos: 24% • Calorías: 602*
Prepara: haz la comida de mañana, ensalada de bistec y aderezo de queso azul (página 321), usando la porción restante de bistec o tempeh; aparta lechuga y añade mañana, antes de servir; reserva una mandarina

* El contenido de calorías se da únicamente con fines descriptivos, no para limitar el consumo de alimentos.

MIÉRCOLES (DÍA 3)

Desayuno

Plato de tofu con frijoles negros

Plato de tofu con frijoles negros** (página 289) cubierto con 2 cucharadas de queso cheddar, 1 a 2 cucharadas de crema agria, ½ aguacate rebanado o 5 cucharadas de guacamole

Proteínas: 23% • Grasas: 55% • Carbohidratos: 22% • Calorías: 455*

Prepara: haz y guarda los refrigerios de hoy

Guarda una porción del plato de tofu con frijoles negros para la comida de mañana

Refrigerio

Barcas de lechuga con carnes frías (página 364) y salsa de tahini con limón (página 338)

Comida

Ensalada de bistec con queso azul

Ensalada de bistec con aderezo de queso azul (página 321) (usa bistec de la cena de anoche). Sirve con una mandarina

Proteínas: 27% • Grasas: 47% • Carbohidratos: 26% • Calorías: 565*

Refrigerio

¼ taza de mezcla de nueces (página 361)

Cena

Pescado asado y col rizada salteada

Pescado asado con ajo y limón*** (página 300). Retira el pescado de la sartén y saltea en los jugos 1 taza de col rizada. Cubre el pescado o la col con dos cucharadas de salsa cremosa de eneldo (página 339). Sirve con 1 taza de ensalada de verduras con 1 cucharada de aderezo a tu elección

Postre:

Escalfado de frutas frescas de la estación (página 358) con 1 a 1½ cucharadas de salsa de chocolate (página 359)**

Proteínas: 25% • Grasas: 50% • Carbohidratos: 25% • Calorías: 594*

Prepara: haz la comida de mañana, ensalada para tacos (véase la comida del Día 4), usando la porción reservada del plato de tofu con frijoles negros; aparta lechuga y añade mañana antes de servir

Guarda una porción de salsa de chocolate para la cena del Día 7

* El contenido de calorías se da únicamente con fines descriptivos, no para limitar el consumo de alimentos.

** Para dos personas haz la receta completa y guarda porciones reservadas para comidas subsecuentes, como se indica en las notas de preparación.

*** Para dos personas haz ½ receta.

JUEVES (DÍA 4)
Desayuno
Omelette de espinacas Calienta en una sartén 2 cucharaditas de aceite de oliva. Revuelve 2 huevos y 1 clara. Agrega 1 taza de espinacas baby, sal y pimienta. Vierte en una cacerola. Cubre con 3 cucharadas de queso cheddar rallado. Voltea y cocina hasta que se cueza. Sirve con 1 taza de fruta fresca y ½ taza de yogur griego natural entero
Proteínas: 25% • Grasas: 54% • Carbohidratos: 22% • Calorías: 524*
Prepara: haz y guarda los refrigerios de hoy
Refrigerio
Una manzana chica con 2 cucharadas de crema de cacahuate
Comida
Ensalada para tacos 1½ tazas de plato de tofu con frijoles negros (página 289) (del desayuno de ayer), 1 taza de lechuga romana u otra picada, 1 jitomate chico en dados, 2 cucharadas de salsa, 2 cucharadas de queso cheddar. Cubre con 3 cucharadas de aderezo cremoso de limón con cilantro (página 340)
Proteínas: 23% • Grasas: 52% • Carbohidratos: 25% • Calorías: 502*
Refrigerio
¼ taza de semillas de calabaza con especias (página 362)
Cena
Berenjenas a la parmesana y ensalada Berenjenas a la parmesana** (página 315). Sirve con una ensalada de 1 taza de pepino rebanado, ½ taza de zanahoria cortada en julianas, ½ pimiento rojo rebanado y 1 cucharada de aderezo a tu elección. Postre: 1 taza de frambuesas Preparación adicional: haz enjambres de coco con nueces de la India*** (página 354); sigue las instrucciones para 4 porciones y aparta para el postre de mañana en la noche
Proteínas: 20% • Grasas: 56% • Carbohidratos: 24% • Calorías: 698*
Prepara: guarda para la comida de mañana una porción de berenjenas a la parmesana y 1 taza de frambuesas

* El contenido de calorías se da únicamente con fines descriptivos, no para limitar el consumo de alimentos.

** Para dos personas haz la receta completa y guarda porciones reservadas para comidas subsecuentes, como se indica en las notas de preparación.

*** Para dos personas haz ½ receta.

VIERNES (DÍA 5)
Desayuno
Salmón ahumado con salsa cremosa de eneldo   85 gramos de salmón ahumado, 30 gramos de queso cheddar, 1 jitomate mediano rebanado y 1 pepino chico rebanado. Cubre con 3 a 4 cucharadas de salsa cremosa de eneldo (página 339). Sirve con 1 taza de arándanos frescos o fruta a tu elección
Proteínas: 23% • Grasas: 55% • Carbohidratos: 22% • Calorías: 530*
Prepara: haz y guarda los refrigerios de hoy
Refrigerio
Barcas de lechuga con carnes frías (página 364) y salsa a tu elección
Comida
Berenjenas a la parmesana y fruta   Berenjenas a la parmesana (página 315) (de la cena de anoche); 1 taza de frambuesas
Proteínas: 24% • Grasas: 54% • Carbohidratos: 22% • Calorías: 549*
Refrigerio
1/3 de taza de hummus básico (página 360) con bastoncitos de verduras
Cena
Pollo deshebrado frito   Pollo frito o tiras fritas de tofu** (página 298). Si usas tofu, sirve con ½ taza de edamame como botana   Postre: Enjambres de coco con nueces de la India preparados la noche anterior
Proteínas: 29% • Grasas: 49% • Carbohidratos: 22% • Calorías: 597*
Prepara: guarda para la comida de mañana, rollos de lechuga (véase la comida del Día 6), una porción de pollo deshebrado frito; aparta lechuga, zanahorias, cacahuates y vinagreta de jengibre con soya (página 336) y mezcla antes de comer; reserva una mandarina

* El contenido de calorías se da únicamente con fines descriptivos, no para limitar el consumo de alimentos.

** Para dos personas haz la receta completa y guarda porciones reservadas para comidas subsecuentes, como se indica en las notas de preparación.

219

SÁBADO (DÍA 6)
Desayuno
Waffles sin cereales y tocino de pavo Waffles o crepas sin cereales con salsa de frutas** (página 290) y 3 cucharadas de crema batida (página 297) o 1 cucharada de crema de almendras; 1 rebanada de tocino de pavo
Proteínas: 26% • Grasas: 51% • Carbohidratos: 23% • Calorías: 441*
Prepara: haz y guarda los refrigerios de hoy Haz una receta completa de dip de frijoles pintos con queso y guarda las porciones reservadas para la semana 2 Guarda una porción reservada de waffles sin cereales con salsa de frutas y crema batida para el desayuno del Día 8
Refrigerio
¹/₃ de taza de dip de frijoles pintos con queso (página 361)
Comida
Rollo de pollo deshebrado frito Divide en partes iguales una porción (de comida) de pollo deshebrado frito (de la cena de anoche) con ½ taza de zanahorias cortadas en julianas y 2 cucharadas de cacahuates para 3 o 4 hojas de lechuga (si usas tofu, sirve con edamames en vez de zanahorias y cacahuates); deja espacio para doblar y enrollar cada hoja. Vierte 2 cucharadas de vinagreta de jengibre con soya (página 336) en un recipiente poco profundo y remoja los rollos ahí. Sirve con una mandarina
Proteínas: 24% • Grasas: 51% • Carbohidratos: 25% • Calorías: 552*
Refrigerio
Barcas de pepino con pavo y queso feta (página 365)
Cena
Pastel de carne Pastel de carne con cubierta de coliflor** (página 306); 1 taza de chícharos blanqueados (página 387; "Guía para cocinar verduras") con 1 cucharada de salsa cremosa de eneldo (página 339) Postre: 30 gramos de chocolate amargo en trozos
Proteínas: 22% • Grasas: 48% • Carbohidratos: 30% • Calorías: 648*

Prepara: guarda para la comida de mañana una porción de pastel de carne y chícharos con 1 cucharada de aderezo a tu elección

Congela porciones restantes de pastel de carne para futuras comidas

* El contenido de calorías se da únicamente con fines descriptivos, no para limitar el consumo de alimentos.

** Para dos personas haz la receta completa y guarda porciones reservadas para comidas subsecuentes, como se indica en las notas de preparación.

HOJA DE PREPARACIÓN SEMANAL

Día de preparación del plan de comidas de la Fase 1, semana 2

Nota: esta hoja está diseñada para dos personas. Haz cada una de las recetas enlistadas, a menos que se indique otra cosa, aumenta o reduce, de acuerdo con tus necesidades.

Salsas
- Salsa de coco al curry (página 334)
- Mayonesa al chipotle (página 337)
- Salsa tártara (página 330)
- Vinagreta de mostaza (página 333)
- Salsa de cacahuate a la tailandesa (página 331)

Para los siguientes ingredientes, usa los sobrantes de la semana 1:
- Vinagreta de jengibre con soya (página 336)
- Salsa ranchera (página 341, descongela 2½ tazas)
- Salsa de chocolate (página 359)
- Aderezo de aceite de oliva con limón (página 338)
- Mayonesa básica (página 328), usa para hacer la salsa tártara (enlistada arriba)

Refrigerios/Nueces y semillas tostadas
- Garbanzos asados a las hierbas (página 363)
- Tuesta ¼ taza de nueces pecanas (página 396, "Guía para tostar nueces y semillas") u otras nueces para el postre del Día 10 y ½ taza de cacahuates para el tempeh con cacahuate a la tailandesa del Día 12 (página 326), o sustituye por nueces tostadas las nueces crudas de la lista de compras

Para los siguientes ingredientes, usa sobrantes de la semana 1:

- Semillas de calabaza con especias (página 362), o sustituye por semillas de calabaza tostadas las semillas crudas de la lista de compras
- Mezcla de nueces (página 361), o sustituye por nueces tostadas las nueces crudas de la lista de compras

Ingredientes para preparar (proteínas, granos, sopas, etcétera, para usar durante la semana)

- Tempeh desmenuzado (página 312) para la cena del viernes
- Ensalada de salmón (página 322) para la comida del martes
- Si eliges variantes vegetarianas de cualquier receta: tiras fritas de tempeh o tofu (página 311) o tempeh desmenuzado (página 312)

DOMINGO (DÍA 7)
Desayuno
Frittata con frutas y yogur
Frittata favorita del doctor Ludwig** (página 292); I taza de fruta, $2/3$ de taza de yogur griego simple entero
Proteínas: 25% • Grasas: 47% • Carbohidratos: 28% • Calorías: 468*
Prepara: haz y guarda los refrigerios de hoy
Guarda una porción de frittata favorita del doctor Ludwig para el desayuno del Día 9
Refrigerio
¼ taza de mezcla de nueces (página 361)
Comida
Pastel de carne y ensalada
Pastel de carne con cubierta de coliflor (página 306) (sobrantes de la cena de anoche); I taza de chícharos blanqueados con I cucharada de aderezo a tu elección
Proteínas: 26% • Grasas: 47% • Carbohidratos: 27% • Calorías: 518*
Refrigerio
Una manzana chica con 30 gramos de queso
Cena
Camarones con coco al curry
Camarones o tofu con coco al curry** (página 317)
Postre:
½ taza de fresas con I a 2 cucharadas de salsa de chocolate (página 359) (del postre del Día 3)
Proteínas: 23% • Grasas: 52% • Carbohidratos: 25% • Calorías: 567*
Prepara: guarda para la comida de mañana, rollos de lechuga (véase la comida del Día 8), una porción de camarones con coco al curry; aparta lechuga; reserva una naranja y aderezo opcional o gajos de limón

* El contenido de calorías se da únicamente con fines descriptivos, no para limitar el consumo de alimentos.

** Para dos personas haz la receta completa y guarda porciones reservadas para comidas subsecuentes, como se indica en las notas de preparación.

LUNES (DÍA 8)
Desayuno

Waffles sin cereales y tocino de pavo

Waffles o crepas sin cereales con salsa de frutas (del desayuno del Día 6) y 3 cucharadas de crema batida (página 297) o 1 cucharada de crema de almendras (del desayuno del Día 6); 1 rebanada de tocino de pavo

Proteínas: 26% • Grasas: 51% • Carbohidratos: 23% • Calorías: 440*

Prepara: haz y guarda los refrigerios de hoy

Refrigerio

¹/₃ de taza de garbanzos asados a las hierbas (página 363)

Comida

Rollo de camarones con coco al curry

Divide en partes iguales la porción reservada de camarones o tofu con coco al curry (página 317) (de la cena de anoche) para 3 a 4 hojas grandes de lechuga; deja espacio para doblar y enrollar cada hoja. Sirve con una naranja

Opcional: añade unas gotas de limón o vierte 1 a 2 cucharadas de vinagreta de jengibre con soya (página 336) en un recipiente poco profundo y remoja los rollos ahí

Proteínas: 26% • Grasas: 46% • Carbohidratos: 28% • Calorías: 480*

Refrigerio

30 gramos de chocolate amargo

Cena

Pescado horneado con mayonesa al chipotle y col rizada

Pescado horneado con mayonesa al chipotle** (página 318). Cuece al vapor 1 taza de col rizada y 1 zanahoria chica (½ taza cortada en julianas). Cubre con 1 cucharada de aderezo de aceite de oliva con limón (página 338)

Postre:

1 taza de arándanos con 2 cucharadas de leche de coco enlatada

Proteínas: 23% • Grasas: 54% • Carbohidratos: 23% • Calorías: 591*

Prepara: reserva para la comida de mañana, rollos de lechuga (véase la comida del Día 9), ensalada de salmón o tofu*** (página 322) (de la preparación del domingo); aparta lechuga; reserva una manzana

* El contenido de calorías se da únicamente con fines descriptivos, no para limitar el consumo de alimentos.

** Para dos personas haz la receta completa y guarda porciones reservadas para comidas subsecuentes, como se indica en las notas de preparación.

*** Para dos personas haz ½ receta.

MARTES (DÍA 9)
Desayuno
Frittata con fruta y yogur Frittata favorita del doctor Ludwig (del desayuno del Día 7); 1 taza de fruta, ²/₃ de taza de yogur griego natural entero
Proteínas: 25% • Grasas: 47% • Carbohidratos: 28% • Calorías: 468*
Prepara: haz y guarda los refrigerios de hoy
Refrigerio
¼ de taza de semillas de calabaza con especias (página 362)
Comida
Rollos de ensalada de salmón Divide en partes iguales la ensalada de salmón o tofu (página 322) (de la preparación del domingo) para 3 o 4 hojas grandes de lechuga; deja espacio para doblar y enrollar cada hoja. Sirve con una manzana
Proteínas: 22% • Grasas: 55% • Carbohidratos: 23% • Calorías: 515*
Refrigerio
¹/₃ de taza de dip de frijoles pintos con queso (página 361)
Cena
Pollo mediterráneo *Pollo o tofu mediterráneo*** (página 313). Sirve con 1 jitomate chico rebanado, ½ pepino chico rebanado y algunas hojas de albahaca fresca con 1 cucharada de vinagreta de mostaza (página 333) Postre: ½ taza de moras
Proteínas: 26% • Grasas: 47% • Carbohidratos: 27% • Calorías: 656*
Prepara: guarda para la comida de mañana una porción de pollo o tofu mediterráneo y 15 gramos de chocolate amargo

  * El contenido de calorías se da únicamente con fines descriptivos, no para limitar el consumo de alimentos.

** Para dos personas haz la receta completa y guarda porciones reservadas para comidas subsecuentes, como se indica en las notas de preparación.

MIÉRCOLES (DÍA 10)
Desayuno
Batido energizante de la Fase I
Batido energizante de la Fase I (página 287)
Proteínas: 22% • Grasas: 54% • Carbohidratos: 24% • Calorías: 500*
Prepara: haz y guarda los refrigerios de hoy
Refrigerio
¼ de taza de mezcla de nueces (página 361)
Comida
Pollo mediterráneo
Pollo o tofu mediterráneo (página 313) (de la cena de anoche). Sirve 15 gramos de chocolate amargo
Proteínas: 30% • Grasas: 46% • Carbohidratos: 24% • Calorías: 580*
Refrigerio
Una manzana chica con 2 cucharadas de crema de cacahuate
Cena
Sopa, guisado de col y verduras
1½ tazas de sopa de zanahoria con jengibre** (página 352) sazonada con 2 cucharadas de leche de coco; guisado de col** (página 304); 1 taza de col rizada ligeramente blanqueada (página 387, "Guía para cocinar verduras") y otra verdura de hojas verdes con 1 cucharada de aderezo a tu elección
Postre:
2 cucharadas de nueces pecanas tostadas (de la preparación del domingo)
Proteínas: 23% • Grasas: 49% • Carbohidratos: 28% • Calorías: 640*
Prepara: guarda para la comida de mañana una porción de guisado de col y verduras de hojas verdes con 1 a 2 cucharadas de vinagreta de mostaza a un lado
Guarda una porción de sopa de zanahoria con jengibre y 2 cucharadas de leche de coco para la cena de mañana

* El contenido de calorías se da únicamente con fines descriptivos, no para limitar el consumo de alimentos.

** Para dos personas haz la receta completa y guarda porciones reservadas para comidas subsecuentes, como se indica en las notas de preparación.

227

JUEVES (DÍA 11)
Desayuno
Plato de tofu con frijoles negros Plato de tofu con frijoles negros*** (página 289) con 2 cucharadas de queso cheddar rallado, 1 a 2 cucharadas de crema agria, ½ aguacate rebanado o 5 cucharadas de guacamole
Proteínas: 23% • Grasas: 55% • Carbohidratos: 22% • Calorías: 455*
Prepara: haz y guarda los refrigerios de hoy
Refrigerio
Barcas de pepino con pavo y queso feta (página 365)
Comida
Guisado de col y verduras Guisado de col (página 304) (de la cena de anoche); 2 tazas de verduras mixtas con 1 a 2 cucharadas de vinagreta de mostaza (página 333)
Proteínas: 26% • Grasas: 52% • Carbohidratos: 22% • Calorías: 523*
Refrigerio
⅓ de taza de garbanzos asados a las hierbas (página 363)
Cena
Sopa, salmón asado y calabacitas rebanadas con ajo a las hierbas 1½ tazas de sopa de zanahoria con jengibre (página 352) (de la cena de anoche) sazonadas con 2 cucharadas de leche de coco. Asa 300 gramos de salmón por persona conforme al pescado asado con ajo y limón** (página 300, sigue la variante con salmón); usa la mitad para la cena y la otra mitad para la comida de mañana. Sirve con calabacitas rebanadas con ajo a las hierbas (página 347) Postre: ½ taza de fruta con 15 gramos de chocolate amargo en trozos
Proteínas: 26% • Grasas: 51% • Carbohidratos: 23% • Calorías: 598*
Prepara: haz la comida de mañana —ensalada de salmón, arúgula y naranja (véase la comida del Día 12)— usando los 150 gramos reservados de salmón; aparta la arúgula

* El contenido de calorías se da únicamente con fines descriptivos, no para limitar el consumo de alimentos.

** Para dos personas haz la receta completa y guarda porciones reservadas para comidas subsecuentes, como se indica en las notas de preparación.

*** Para dos personas haz ½ receta.

VIERNES (DÍA 12)
Desayuno
Huevos rancheros   Fríe 2 huevos y 1 clara en 1 cucharadita de aceite de oliva. Cubre con ½ taza de salsa ranchera (página 341) y 2 cucharaditas de queso cheddar rallado. Sirve con 1 taza de frambuesas y ½ taza de yogur griego natural entero
Proteínas: 25% • Grasas: 53% • Carbohidratos: 22% • Calorías: 534*
Prepara: haz y guarda los refrigerios de hoy
Refrigerio
30 gramos de chocolate
Comida
Ensalada salmón, arúgula y naranja   Mezcla 150 gramos de salmón (de la cena de anoche), 1½ a 2 tazas de arúgula o lechuga, 1 naranja desgajada y picada y ¼ de aguacate en dados. Revuelve con 2 cucharadas de vinagreta de jengibre con soya (página 336)
Proteínas: 26% • Grasas: 52% • Carbohidratos: 22% • Calorías: 474*
Refrigerio
½ taza de edamames desvainados** (página 366)
Cena
Tempeh con cacahuate a la tailandesa   Tempeh con cacahuate a la tailandesa** (página 326). Sirve con ½ pepino chico rebanado, una pizca de sal y unas gotas de limón   Postre: 1 taza de chai con especias con 1 a 2 cucharadas de leche de soya o leche entera.
Proteínas: 22% • Grasas: 53% • Carbohidratos: 25% • Calorías: 680*
Prepara: guarda para la comida de mañana, rollos de lechuga (véase la comida del Día 13), una porción de tempeh con cacahuate a la tailandesa sazonada con 1 cucharada de cacahuates; aparta lechuga, gajos de limón y germinados

* El contenido de calorías se da únicamente con fines descriptivos, no para limitar el consumo de alimentos.

** Para dos personas haz la receta completa y guarda porciones reservadas para comidas subsecuentes, como se indica en las notas de preparación.

229

SÁBADO (DÍA 13)
Desayuno
Waffles sin cereales y tocino de pavo Waffles o crepas sin cereales con salsa de frutas** (página 290) y 3 cucharadas de crema batida (página 297) o 1 cucharada de crema de almendras; 1 rebanada de tocino de pavo Preparación adicional: haz una rebanada extra de tocino de pavo para la comida de la Fase 2, día 1
Proteínas: 26% • Grasas: 51% • Carbohidratos: 23% • Calorías: 441*
Prepara: haz y guarda los refrigerios de hoy Guarda en el congelador una porción reservada de waffles o crepas sin cereales con salsa de frutas para la Fase 2, día 6
Refrigerio
Barcas de lechuga con carnes frías (página 364) y una salsa a tu elección
Comida
Rollos de tempeh con cacahuate a la tailandesa Divide en partes iguales una porción de tempeh con cacahuate a la tailandesa (página 326) (de la cena de anoche) para 3 o 4 hojas grandes de lechuga; deja espacio para doblar y enrollar cada hoja. Cubre con germinados, cacahuates y unas gotas de limón
Proteínas: 24% • Grasas: 48% • Carbohidratos: 28% • Calorías: 562*
Refrigerio
Una manzana chica con 30 gramos de queso
Cena
Sopa, pollo ranchero y brócoli 1½ a 2 tazas de crema de coliflor*** (página 350, preparada sin crema); pollo ranchero** (página 326); 1 taza de brócoli blanqueado cubierto con 2 cucharadas de aderezo a tu elección Postre: 30 gramos de chocolate amargo en trozos
Proteínas: 27% • Grasas: 49% • Carbohidratos: 24% • Calorías: 612*
Prepara: haz la comida de mañana, pollo ranchero en 5 capas, usando una porción reservada de pollo ranchero; guarda aguacate y crema agria

* El contenido de calorías se da únicamente con fines descriptivos, no para limitar el consumo de alimentos.
** Para dos personas haz la receta completa y guarda porciones reservadas para comidas subsecuentes, como se indica en las notas de preparación.
*** Para dos personas haz ½ receta.

DOMINGO (DÍA 14)
Desayuno
Batido energizante de la Fase I   Batido energizante de la Fase I (página 287)
Proteínas: 22% • Grasas: 54% • Carbohidratos: 24% • Calorías: 500*
Prepara: haz y guarda los refrigerios de hoy
Refrigerio
Una manzana chica con 2 cucharadas de crema de cacahuate
Comida
Pollo ranchero en cinco capas   Haz capas con 1 taza de espinacas, 115 a 150 gramos de pollo ranchero (página 326) (de la cena de anoche), ½ taza de frijoles negros y 1 cucharada de queso cheddar. Hornea a 180°C hasta que el queso se derrita y las espinacas encojan. Acompaña con ½ aguacate rebanado o ¼ de taza de guacamole y 1 cucharada de crema agria
Proteínas: 32% • Grasas: 44% • Carbohidratos: 24% • Calorías: 554*
Refrigerio
A tu elección
Cena
Piernas de cordero   Piernas de cordero que se derriten en tu boca** (página 301); verduras salteadas con ajo (página 344); 1 taza de verduras crudas (por ejemplo, $^1/_3$ de taza de apio, otro de jitomate y otro más de zanahoria) con salsa opcional a tu elección   Preparación adicional: Cuece un huevo para la comida de mañana   Mientras está listo el cordero, haz el camote asado (página 349), usando la variante de papa horneada, para la cena de mañana   Postre: 1 taza de moras
Proteínas: 29% • Grasas: 49% • Carbohidratos: 22% • Calorías: 613*

231

Prepara: haz la comida de mañana, ensalada Cobb (página 323), usando la porción reservada de tocino de pavo (de la preparación del desayuno de ayer); reserva aderezo
Guarda una porción de piernas de cordero que se derriten en tu boca y camote asado para la cena de mañana

* El contenido de calorías se da únicamente con fines descriptivos, no para limitar el consumo de alimentos.

** Para dos personas haz la receta completa y guarda porciones reservadas para comidas subsecuentes, como se indica en las notas de preparación.

*** Para dos personas haz ½ receta.

HOJA DE PREPARACIÓN SEMANAL

Día de preparación del plan de comidas de la Fase 2, semana 1

Nota: esta hoja está diseñada para dos personas. Haz una vez cada una de las recetas enlistadas, a menos que se indique otra cosa, aumenta o reduce, de acuerdo con tus necesidades.

Salsas
- Vinagreta de jengibre con soya (página 336)
- Aderezo de aceite de oliva con limón (página 338)
- Marinado de miel balsámica (página 343), haz la mitad de la receta
- Salsa frita (página 329)
- Aderezo cremoso de limón con cilantro (página 340)

Para los siguientes ingredientes, usa los sobrantes de la semana 2:
- Vinagreta de mostaza (página 333)
- Salsa ranchera (página 341, descongela ½ taza)
- Mayonesa al chipotle (página 337)

Refrigerios, nueces y semillas tostadas
- Tuesta 1/3 de taza de pecanas (véase Apéndice C, página 396) para la ensalada de quinoa con nueces pecanas y arándanos del

FASE I: VENCE TUS ANTOJOS

jueves (página 347), ½ taza de cacahuates para el desayuno del lunes y la comida del domingo y ¼ de taza de nueces a tu elección para el desayuno del miércoles, o sustituye por nueces tostadas las nueces crudas de la lista de compras

Prepara una selección de refrigerios:

_____

_____

Ingredientes por preparar (proteínas, granos, sopas, etcétera, para usar a lo largo de la semana)

- Tempeh desmenuzado (página 312) para la marinara primavera del Día 2 (página 302)
- Si eliges variantes vegetarianas para cualquier receta: tiras fritas de tempeh o tofu (página 311) o tempeh desmenuzado (página 312)

Nota: El plan de comidas de la Fase 2 empieza en la página 251

Mi testimonio

La Fase I me enseñó dos importantes cosas lógicas: primero, evitar los alimentos con azúcar y comer sólo los que tienen dulzor natural. Mi cuerpo resiente el azúcar, así que la simple abstención es la solución. Segundo, evitar los productos con trigo y gluten. No soy intolerante al gluten, pero evitar estos productos me hace sentir mejor. Mi esposa tiene diabetes tipo I, y desde que iniciamos este programa ella ha necesitado menos insulina (tiene un medidor digital).

—*Paul G., 66 años, Aurora, Illinois*
Pérdida de peso: 12.5 kilogramos
Reducción de cintura: 11.5 centímetros

7 Fase 2: reeduca a tus células grasas

Tablas, herramientas y recursos clave

¡Felicidades! ¡Ya terminaste la Fase 1, la parte más difícil de este programa!

Si eres como la mayoría de los participantes en nuestro programa piloto, hasta ahora has bajado entre medio y dos kilos y medio, pero la cantidad no importa mucho en este momento. En las dietas de restricción de calorías, la pérdida de peso ocurre en forma un tanto fácil en unas cuantas semanas (aunque gran parte de esa pérdida es de agua o tejido magro del cuerpo, no de grasa). Empieza entonces lo realmente difícil, mientras te esfuerzas en mantener el peso a raya. En contraste, *No más hambre* se facilita cada vez más con el paso del tiempo. Si en las dos últimas semanas experimentaste menos hambre, menos antojos, una saciedad más duradera después de comer o más energía (y de modo ideal una combinación de todo esto), ten la seguridad de que el programa está operando de adentro hacia afuera.

En estudios de investigación, cuando se priva a la gente de calorías, desde luego que baja de peso. Pero cuando el estudio llega a su fin, por lo general ese peso se recupera. Tras un periodo de alimentación forzosa ocurre lo contrario: el peso baja en forma natural donde empezó. Estas observaciones han llevado a los investigadores a pensar en términos de un "punto fijo del peso", el cual difiere de una persona a otra con base en los genes (véase la página 29). Sin embargo, el punto fijo no es inmutable. Nuestros genes no han cambiado mucho en las últimas décadas, cuando los índices de obesidad se dispararon. Y muchos de nosotros subimos de peso continuamente desde la adolescencia a la edad madura tardía. Entonces es evidente que factores en el ambiente deben combinarse con los genes para determinar el punto fijo de cada individuo en cada momento.

Este programa fue diseñado para reducir el punto fijo del peso, atacando la resistencia a la insulina y la inflamación crónica con alimentos de calidad, sueño, reducción del estrés y nivel de actividad.* Con este método quizás al principio tu peso decrezca con más lentitud que con una dieta convencional, pero trabajarás con tu cuerpo, no contra él. No tendrás que forcejear con un hambre rápidamente creciente y una motivación en picada.

---

* Si ya alcanzaste un peso óptimo y decides seguir este programa por sus beneficios de salud, tu punto fijo no cambiará.

Mi testimonio

Sinceramente, casi no puedo verbalizar lo que siento. Sólo la fascinación de comer muy bien, sentirme mucho mejor y, para mi sorpresa, adelgazar. ¡Nunca antes había podido modificar mi peso!

—*Nan T., 53 años, Birmingham, Alabama*
Pérdida e peso: 3.5 kilogramos
Reducción de cintura: 2.5 centímetros

La Fase 2 puede ir de un mes o dos, a seis o más, dependiendo de tu peso inicial y otros factores individuales. Con el tiempo descubrirás que necesitas más alimentos para controlar el hambre y sentirte satisfecho después de comer. Tu ritmo de pérdida de peso será más lento. Éstos son signos de que tu cuerpo ha quemado gran parte de sus reservas excedentes de grasas y de que ahora debe depender de los alimentos que comes para una creciente proporción de tus requerimientos de calorías. Tu peso puede continuar bajando durante mucho tiempo y otros beneficios de salud seguirán acumulándose, pero los cambios visibles se volverán más sutiles. En adelante, la meta es la sostenibilidad: volver fácil, placentera y natural una dieta y estilo de vida sanos... por el resto de tu vida. Sea cual sea tu peso óptimo *No más hambre* te ayudará a alcanzarlo (Fases 1 y 2) y a mantenerlo (Fase 3).

Las comidas de la Fase 2 comparten los componentes básicos de las de la Fase 1, pero te permiten elegir entre una variedad más extensa de alimentos para una mayor flexibilidad y sostenibilidad. Como se muestra en la figura de la página 150, reducirás ligeramente las grasas (a 40 por ciento de tus calorías) e incrementarás el consumo de carbohidratos (a 35 por ciento). El porcentaje de proteínas se mantendrá igual (25 por ciento). Ahora podrás añadir porciones moderadas de cereales integrales intactos, verduras con almidones (excepto papa blanca) y frutas tropicales y melones. Y podrás optar por agregar un poco de endulzantes naturales (como miel de abeja o de maple) a tus postres o té/café.

237

Soportes de vida de la Fase 2

Ahora que ya has experimentado durante un par de semanas *No más hambre*, quizás empezarás a sentir los beneficios de tus nuevas estrategias de movimiento, sueño y alivio del estrés. Tal vez tengas más energía y esperes con ansia tu *passeggiata* diaria. Es de suponer que te sentirás más descansado y menos estresado. En la Fase 2 reforzarás las prácticas de la Fase 1 para acelerar la pérdida de peso.

Movimiento

Como sabes por el capítulo 5, este programa enfatiza actividades físicas placenteras para poner a punto tu metabolismo, antes que quemar muchas calorías. En la Fase 2 proseguirás con la *passeggiata* —tu paseo diario después de cenar— e incluirás además de 30 a 40 minutos de una agradable actividad física entre moderada y vigorosa tres o cuatro días a la semana (dependiendo de tu acondicionamiento físico y la recomendación de tu médico). Podrías añadir otro paseo a un ritmo más vigoroso, en el que, por ejemplo, mantengas un trote ligero, excursiones en la naturaleza, tomes una clase de zumba o yoga, trabajes en tu jardín, juegues tenis… lo que quieras. Busca hacer una actividad que te haga respirar un poco más rápido de tal forma que puedas sostener una conversación, pero tengas dificultades para cantar. Considera qué actividades serán las más satisfactorias y absorbentes. ¿Has descubierto que pierdes la noción del tiempo cuando bailas, practicas un deporte o nadas en una piscina?

Mi testimonio

Tengo un Fitbit y lo uso todos los días. Desde que inicié este programa he tenido tanta energía y me he ocupado tanto cocinando ¡que aumenté mi promedio de pasos en 3,000 o 4,000 al día!

—Leasa E., 43 años, Jacksonville, Florida
Pérdida de peso: 2.5 kilogramos
Reducción de cintura: 10 centímetros

Sueño

¿Duermes mejor después de los catorce primeros días del programa? ¿Te sientes más descansado y tranquilo? En la Fase 2 continúa afinando tu rutina antes de acostarte, de acuerdo con tus necesidades, para que la incorpores a tu vida como algo natural. Recuerda que el sueño suficiente y de alta calidad es una de las mejores cosas que puedes hacer para acelerar tu metabolismo y proteger tu salud.

Alivio del estrés

¿La práctica de reducción del estrés de 5 minutos te ha ayudado a sentirte más sereno durante el día? La reducción del estrés opera junto con el sueño, la actividad física y la dieta para ayudar a las células grasas a tranquilizarse, abrirse y liberar sus reservas excedentes de calorías, con lo que la pérdida de peso se vuelve prácticamente automática. En la Fase 2 es momento de añadir una segunda sesión. Espácialas a lo largo del día, una en la mañana o primeras horas de la tarde y otra en la noche, para que obtengas un beneficio permanente.

Si tienes problemas para ser constante en esta práctica, cambia de método. La reducción del estrés no implica necesariamente que te sientes con las piernas cruzadas en silenciosa meditación. Otras opciones son utilizar grabaciones de imágenes guiadas, leer poesía inspiracional o dar un breve paseo por la naturaleza en el momento más estresante del día: cualquier cosa que te desconecte del frenético mundo exterior y serene tu sistema nervioso. Por agitado que sea tu día, mereces unos momentos para ti.

Otros soportes

Mantente atento a tu "gran porqué". ¿Ya has experimentado algunos beneficios del programa, como un creciente nivel de energía, un humor más estable y pérdida de peso? De ser así, ¡es probable que ya te sientas motivado! No obstante, para que esos cambios de estilo de vida sean duraderos, no pierdas de vista tus razones más importantes para adelgazar y mantenerte sano, tu "gran porqué". Si aún no cuentas con un amuleto de tu "gran porqué", date un momento para hacerlo ahora. Simplemente, podrías escribir unas palabras en una hoja adhesiva y pegarla en el espejo del baño. Conservar cerca de ti tu "gran porqué" te ayudará a evitar conductas contraproducentes y a persistir en la persecución de tus metas.

Evalúa tus planes "Si... entonces...". ¿Cómo han funcionado tus planes? Dedica unos momentos a analizar los obstáculos que has encontrado y haz planes adicionales para esos escenarios.

Mi testimonio

A causa de un invierno con nevadas sin precedentes, tuve que quedarme a dormir cuatro días en el hospital donde trabajo. Descubrí que si te apegas a alimentos simples puedes encontrar qué comer en la cafetería: queso, hummus, zanahorias, fruta y cosas por el estilo. Descubrí que era muy fácil hacer esto. Así que mientras la gente engordaba debido a ese crudo invierno, yo bajaba un poco de peso cada semana.

—*Renee B., 49, West Roxbury, Massachusetts*
Pérdida de peso: 6 kilogramos
Reducción de cintura: 15 centímetros

Continúa con tu seguimiento. ¿El formulario de seguimiento diario y el diagrama de progreso mensual te han ayudado a percibir patrones en tu reacción al programa? ¿Tu hambre, antojos, nivel de energía y peso marchan en la dirección correcta? No abandones tus tareas de seguimiento. Estas herramientas desempeñan un papel cada vez más importante mientras continúas con la Fase 2 y te introduces a la 3.

Acepta la experiencia de enseñanza. Nadie es perfecto. Inevitablemente habrá un momento en el que seas demasiado indulgente contigo mismo, consumas demasiados alimentos indebidos y tengas una reacción negativa. Quizá te atiborraste de pastel y helado en una fiesta. O desayunaste a toda prisa una rosquilla en vez de algo más balanceado y nutritivo. Puede ser que luego te hayas sentido físicamente incómodo, experimentado un descenso en tu nivel de energía, puesto de mal humor o hasta desarrollado un dolor de cabeza. Un par de horas más tarde podrías sentir un hambre extrema y batallar con tus antojos. En esos momentos es importante que no seas demasiado duro contigo. No te culpes. Recuerda que recuperar el rumbo está a sólo una comida de distancia. En vez de juzgarte con severidad concibe esos pequeños tropiezos como procesos naturales, oportunidades para saber cómo responde tu cuerpo a variaciones en la calidad de los alimentos y para descubrir más acerca de lo que tu cuerpo realmente necesita (el formulario diario y el diagrama de progreso mensual buscan ayudarte a hacerlo). Con una buena atención estas experiencias pueden ser una guía eficaz en el camino a la salud óptima.

Mi testimonio

He dejado de preguntarme qué me pasa y comenzado a pensar que "la siguiente vez tomaré una mejor decisión", lo cual es mucho más sano y me hace mucho más feliz que afligirme por no ser capaz de combatir algo que parece una adicción.

—*Pat M., 66 años, Maple Grove, Minnesota*
Pérdida de peso: 2 kilogramos
Reducción de cintura: 1 centímetro

Las herramientas de la Fase 2

En esta sección encontrarás un completo plan de comidas de 7 días para transitar fácilmente a las nuevas proporciones de proteínas (25 por ciento), grasas (40 por ciento) y carbohidratos (35 por ciento) de la Fase 2. También encontrarás guías detalladas y otras herramientas en tanto comienzas a crear tus propias comidas y a salvar los retos de comer fuera.

Cómo hacer una comida de la Fase 2

En esta fase, los carbohidratos subirán un poco, las grasas bajarán otro tanto y la selección de alimentos será más flexible. A los carbohidratos de la Fase 1 podrás añadir cereales integrales (véase la "Guía para cocer cereales integrales", Apéndice C, página 394) y verduras con almidones (excepto papa blanca). Las comidas de la Fase 2 siguen este diseño general.

COMIENZA CON PROTEÍNAS DE ALTA CALIDAD...	REFUÉRZALAS DE SER NECESARIO...	ADICIONA GRASAS...	INCLUYE CARBOHIDRATOS SIN ALMIDONES...	AÑADE UNA VERDURA CON ALMIDONES O UN CEREAL INTEGRAL
Altos en proteínas/altos en grasas: • carne o pescado grasosos, aves con piel (115 a 170 gramos) **Altos en proteínas/bajos en grasas:** • carne o pescado magros, aves sin piel (115 a 170 gramos) • carnes frías (115 a 170 gramos) • proteínas en polvo (30 gramos) **Bajos en proteínas/altos en grasas:** • tempeh, tofu (115 a 170 gramos) • huevos (3) • queso (85 gramos)	A productos bajos en proteínas agrégales otra fuente de proteínas: • yogur griego (½ taza) • frijoles (½ taza) • queso (30 a 60 gramos) • nueces o sus cremas (2 a 3 cucharadas)	A productos bajos en grasas agrégales una mayor porción de grasas: • aderezos y salsas (1 a 2 cucharadas) • aceites (2 a 3 cucharaditas) • crema entera o leche de coco en lata (1 a 3 cucharadas) • nueces o sus cremas (1 a 2 cucharadas) • 1/3 de aguacate A productos altos en grasas agrégales una menor porción de grasas: • aderezos y salsas (2 a 4 cucharaditas) • aceites (1 a 2 cucharaditas) • crema entera o leche de coco en lata (2 a 4 cucharaditas) • nueces o sus cremas (2 a 3 cucharaditas) • aguacate, un par de rebanadas	Si tu comida no los tiene ya, agrega una porción de carbohidratos como: • frijoles o sopa de frijoles (½ taza) • sopa de verduras (por ejemplo, zanahoria) (1 taza) • frutas (no tropicales) (1 taza) *Nota:* añade todas las verduras sin almidones que quieras (por ejemplo, ensalada o verduras cocidas).	• cereales integrales (arroz integral, bayas de trigo, quinoa, cebada, avena irlandesa,* etc.) • camote o ñame (pero no papa blanca) • calabaza de invierno (bellota, moscada, de ranúnculo, japonesa) *Nota:* el tamaño de porción es ½ taza.

Mi testimonio

Mis papilas gustativas cambiaron al punto de que los platillos del programa me resultan deliciosos y mis antiguos alimentos procesados ya no son tan atractivos. Jamás lo habría creído, pero ahora es una realidad para mí.

—Dan B., 45 años, Lehi, Utah
Pérdida de peso: 7 kilos.
Reducción de cintura: 2.5 centímetros

Haz tus propios refrigerios

En las Fases 2 y 3 los refrigerios son opcionales, con base en las necesidades individuales. A algunas personas les convendrá continuar con uno o dos al día, mientras que otras podrían necesitarlos sólo en ocasiones. Como siempre, permite que tu hambre sea tu guía. Las opciones confiables incluyen:

- Queso cottage entero (4%) con fruta
- Yogur griego entero, moras y una buena dosis de crema de cacahuate (¡uno de mis favoritos!)
- 2 huevos duros y uvas
- Rollo de lechuga con carnes frías (u opciones vegetarianas), mayonesa y zanahorias
- Un puñado de nueces tostadas

O bien, elige entre las recetas de refrigerios, las cuales son apropiadas para todas las fases del programa (estos platillos también funcionan como guarniciones o botanas).

- Barcas de pepino con pavo y queso feta (página 365)
- Barcas de lechuga con carnes frías (página 364)
- Salmón ahumado y queso crema con eneldo en rebanadas de pepino (página 366)
- Hummus básico (página 360)
- Edamames (página 366)
- Mezcla de nueces (página 361)
- Un puñado de semillas de calabaza con especias (página 362)
- Garbanzos asados a las hierbas (página 363)
- Salsa de frijoles pintos con queso (página 361)
- Un ración de sobrantes de la frittata favorita del doctor Ludwig (página 292)

Recomendaciones de restaurantes y comedores

Cuando estés en la calle o muy ocupado para preparar una comida en casa, sigue estas sugerencias para permanecer en tu ruta.

Qué ordenar en… un restaurante bar estadunidense
- Proteínas (carne, pescado, pollo, huevos, tofu, 115 a 170 gramos)
- Verduras fritas en aceite de oliva
- Ensalada con aderezo entero
- Frijoles y/o una pequeña porción de cereales integrales
- Sopa (opcional)
- Postre: moras frescas con chocolate amargo y nueces

… un restaurante mediterráneo/griego/italiano
- Pescado, pollo o carne frescos (sin rebosar con pan)
- Guarniciones de verduras cocidas o con aderezo de aceite de oliva
- Hummus o ensalada de lentejas (no con pita; acompaña con

zanahoria, apio, rábano, pimiento rojo rebanado u otras ver-
duras frescas y rápidas de preparar)
- Pasta de aceitunas
- Aceitunas y queso feta
- Ensalada griega
- Tabule (con trigo bulgur)
- Ensalada de Capri (con mozzarella fresco)
- Postre: fruta con yogur griego sin endulzar y un poco de miel
  (opcional)

... un restaurante asiático
- Curry con tofu, carne, pollo o pescado (¡sin arroz!)
- Sashimi (no sushi, incluye arroz blanco endulzado)
- Verduras fritas
- Sopa de miso o a base de leche de coco
- Verduras salteadas
- Arroz integral (si lo hay)
- Postre: fruta

... un restaurante mexicano
- Fajitas, usa hojas de lechuga en vez de tortillas
- "Burrito desmantelado": un tazón con frijoles, pollo, verdu-
  ras, queso, guacamole, lechuga, jitomate y crema agria
- Sopa de chile con carne o de frijoles negros cubierta con cre-
  ma agria y/o queso
- Guacamole con rábanos, hinojo, pepinos, jícama o cualquier
  otra verdura
- Arroz integral (si lo hay)

... barras de ensaladas
Sobre una cama de lechuga romana, espinacas u otras verdu-
ras, disponer:
- Pollo, atún, tofu

- Sardinas (lleva una lata en tu bolsa para emergencias)
- Salmón ahumado
- Huevo cocido
- Cualquier verdura sin almidones
- Nueces
- Frijoles (negros, chícharos, hummus, lentejas)
- Aguacate
- Aceitunas
- Queso rallado
- Queso cottage
- Cereales integrales (por ejemplo, bayas de trigo o quinoa)
- Aderezos enteros (sin azúcar)
- Sopas (no a base de papa)
- Postre: fruta (con crema de la cafetería)

... una tienda de productos delicatessen
- Nueces mixtas
- Carnes frías o huevo duro, bastones de queso entero y manzana
- Salmón ahumado sobre una hoja de lechuga con queso crema, jitomate y cebolla
- Yogur griego sin endulzar, arándanos y un puñado de nueces de la India
- Hummus (cubierto con aceite de oliva), con zanahorias, apio, jitomates cherry y/o pimientos

Sugerencias para el éxito de la Fase 2

Dependiendo de tu peso inicial y otros factores individuales (véase la página 141), podrías permanecer mucho tiempo en la Fase 2. Una vez que te sientas a gusto con el método básico, experimenta tanto como sea posible con los nuevos ingredientes y recetas, para dotar de frescura a tu experiencia. (Consulta www.alwayshungrybook.com para una regular actualización de recetas.)

Disfruta de cereales integrales intactos. Consume hasta tres porciones diarias, una por comida. Una porción es ½ taza de cereales integrales cocidos, como arroz integral, avena irlandesa o quinoa. Hasta la Fase 3 evita los cereales procesados como pan, pasta, arroz blanco y galletas (incluidos los productos elaborados con harina integral).

Consume verduras con almidones (si te gustan). Disfruta de una porción de ½ taza al día de elote cocido (técnicamente un cereal), ñame o camote. Resiste la papa blanca hasta la Fase 3. Los frijoles no cuentan como verduras con almidones, así que puedes comerlos tan frecuentemente como quieras.

No combines cereales y verduras con almidones. Consume en una comida ½ taza de cereales o ½ taza de verduras con almidones, pero no ambos platillos (o come media porción de cada uno, como ¼ de taza de chícharos mezclados con ¼ de taza de quinoa cocida).

Ingiere un poco de miel de abeja o de maple (si te gusta). Consume hasta 3 cucharaditas diarias en la Fase 2. Estos endulzantes tienen un sabor más intenso —así que no será necesario que los uses en grandes cantidades— y contienen también beneficiosos fitonutrientes. Evita por ahora el azúcar refinado y los demás endulzantes muy procesados. La estevia, un extracto de hierbas sin calorías, es aceptable en cantidades reducidas, pero los efectos de dosis altas en el metabolismo no han sido adecuadamente examinados. Además, un endulzante de alta intensidad podría interferir con el proceso de librarte del azúcar.

Haz sustituciones con "similares". Como en la Fase 1, puedes sustituir algunos alimentos por otros con contenido similar de nutrientes principales: peras por manzanas, arroz integral por quinoa, pollo por tofu, etcétera (véase "Alimentos del programa fase por fase" en las páginas 152 y siguientes para más detalles).

Mi testimonio

Comí una piña el fin de semana ¡y me supo demasiado dulce! No podía creer que mis papilas gustativas hubieran cambiado tanto en tan poco tiempo.

—*Lynn B., 33 años, Southborough, Massachusetts*
Pérdida de peso: 5 kilogramos
Reducción de cintura: no determinada

Para comenzar, sigue estrictamente el plan de comidas de la Fase 2, semana 1. Incluso podrías repetir el plan de comidas durante un tiempo extra, para aprender a hacer las combinaciones correctas de nutrientes y alimentos.

Después, empieza a diversificar. Tras seguir los planes por una o dos semanas, comienza a crear tus propias comidas, según lo descrito en la página 243. Puedes regresar al plan de la Fase 2 —para una comida o un día entero— cada vez que quieras.

Experimenta con las porciones. En la Fase 2 pon atención a las señales clave de hambre, saciedad y nivel de energía con que tu cuerpo te retroalimenta. Como vimos en el capítulo 5, los niños registran y responden naturalmente a estas señales internas. Pero en nuestro moderno entorno de alimentos de gran tamaño, hemos perdido contacto con ellas al paso del tiempo. Experimenta con los tamaños de porción para alcanzar el equilibrio correcto de satisfacción, sin excesos, al comer. De esta manera redescubrirás cuánta comida necesita realmente tu cuerpo y cómo ajustar esta cantidad a diferentes circunstancias (por ejemplo, si has estado muy activo durante el día). Pregúntate:

- ¿Me siento agradablemente hambriento antes de cada comida? ¿Estoy satisfecho después?

- ¿Hago mis comidas regularmente, o mis horas de comer son caóticas y trastornan mi cuerpo? ¿Tengo hambre a altas horas de la noche?
- Si me descubro pensando en alimentos específicos, ¿qué se me antoja y qué me dice ese antojo? (Por ejemplo: si se me antojan alimentos crujientes, ¿necesito más verduras frescas en mi dieta?)
- ¿Desarrollo antojos de carbohidratos cuando estoy privado de sueño, en momentos de estrés o si mi dieta se ha salido de su curso?

Mi testimonio

Hoy descubrí algo sobre el hambre: que cuando pienso en chocolate puedo considerar esto como una señal de que mi cuerpo requiere alimento. Así, en vez de estar a merced de mis antojos, puedo usarlos como avisos de que es momento de actuar en forma positiva, como buscar comida apropiada. ¡Nada como un cambio de paradigma para dar esperanzas a una mujer de que su vida dejará de estar controlada por el antojo de chocolate!

—*Pat M., 66 años, Maple Grove, Minnesota*
Pérdida de peso: 2 kilogramos
Reducción de cintura: 1 centímetro

Recuerda que puedes retornar en cualquier momento a los platillos de la Fase 1. Es aceptable que los consumas en la Fase 2. A algunas personas podría convenirles permanecer en esta combinación de nutrientes (por ejemplo, si tienes prediabetes). Sin embargo, las comidas de la Fase 2 brindan más flexibilidad, en especial cuando se come fuera y, a largo plazo, para la mayoría serán más fáciles de seguir.

Plan de comidas de la Fase 2

Inicia la Fase 2 siguiendo el plan de comidas de la página 252. Como en el caso de la Fase 1, al principio de esta semana consulta los planes de comidas o la tabla de menús de un vistazo (en línea) y haz las modificaciones que correspondan de acuerdo con tus preferencias individuales. Luego descarga las listas de compras de la Fase 2 en www.alwayshungry-book.com. Estas listas pueden usarse para uno (domingo) o dos viajes (domingo y miércoles) de compras a la semana, aunque de ser necesario no dudes en alterar esta recomendación. En las semanas subsecuentes harás tu propio plan de comidas usando los formatos en blanco de la hoja de planeación de comidas y la hoja de preparación semanal (en línea).

Respecto al plan de comidas de la Fase 2, elige tus propios refrigerios si tienes hambre entre comidas. Selecciona opciones altas en proteínas para días con platos fuertes que promedien menos de 25 por ciento de proteínas y viceversa. Igual que en la Fase 1 este plan de comidas está diseñado para dos personas y se describe por porciones, pero éstas pueden aumentarse fácilmente en familias de cualquier tamaño. Si cocinas sólo para ti, reduce las recetas o consulta en línea el plan de comidas simplificado.

PLAN DE COMIDAS DE LA FASE 2

LUNES (DÍA 1)
Desayuno
Yogur con higo, fresas y nueces
1 taza de yogur griego natural entero, 1 taza de fresas partidas a la mitad, 2 higos secos finamente picados, 1 cucharadita de miel y 2 cucharadas de cacahuates o nueces
Proteínas: 24% • Grasas: 41% • Carbohidratos: 35% • Calorías: 432*
Prepara: haz y guarda los refrigerios de hoy
Comida
Ensalada Cobb
Ensalada Cobb** (página 323); 1 taza de moras u otra fruta de la estación
Proteínas: 26% • Grasas: 41% • Carbohidratos: 33% • Calorías: 544*
Cena
Piernas de cordero, camote asado y espárragos
Piernas de cordero que se derriten en tu boca (página 301) (de la cena de la Fase 1, Día 14); camote asado (página 349, usa la variante de papa horneada) (de la preparación adicional de la Fase 1, Día 14); 6 a 10 piezas de espárragos (asados, blanqueados o cocidos al vapor; página 387, "Guía para cocinar verduras")
Preparación adicional:
Haz la sopa de lentejas rojas (página 353) para la comida del Día 4 (haz la receta completa y congela porciones extra para futuras comidas)
Postre:
1 pera mediana
Proteínas: 27% • Grasas: 40% • Carbohidratos: 33% • Calorías: 673*
Prepara: haz la comida de mañana, ensalada de camarones con trigo quebrado (página 324)

  * El contenido de calorías se da únicamente con fines descriptivos, no para limitar el consumo de alimentos.

 ** Para dos personas haz la receta completa y guarda porciones reservadas para comidas subsecuentes, como se indica en las notas de preparación.

MARTES (DÍA 2)
Desayuno
Plato de tofu con frijoles negros Plato de tofu con frijoles negros*** (página 289) y ¼ de taza de salsa ranchera (página 341), 3 cucharadas de queso cheddar rallado y 1 cucharada de guacamole, o una rebanada grande de aguacate. Sirve con 1 taza de fruta fresca
Proteínas: 21% • Grasas: 42% • Carbohidratos: 37% • Calorías: 528*
Prepara: haz y guarda los refrigerios de hoy.
Comida
Ensalada de camarones con trigo quebrado Ensalada de camarones con trigo quebrado** (página 324)
Proteínas: 23% • Grasas: 46% • Carbohidratos: 31% • Calorías: 539*
Cena
Marinara primavera Marinara primavera** (versión con tempeh, página 302); ½ taza de quinoa cocida Preparación adicional: Haz ¾ de taza de quinoa seca por persona (página 394, "Guía para cocer cereales integrales"); rinde 2¼ tazas. Usa ½ taza de quinoa cocida por persona para la cena de esta noche; reserva ½ taza por persona para la comida de mañana y 1/3 de taza por persona para el desayuno del Día 5. Usa el resto para hacer ensalada de quinoa con nueces pecanas y arándanos (página 347) para la cena del día 4 y la comida del Día 5 Postre: 1 taza de chai con 1 a 2 cucharadas de leche de soya, o leche entera, y 1 cucharadita de miel
Proteínas: 21% • Grasas: 46% • Carbohidratos: 33% • Calorías: 560*
Prepara: guarda para la comida de mañana, una porción de marinara primavera (versión con tempeh) y ½ taza de quinoa Guarda la quinoa restante para la ensalada de quinoa con nueces pecanas y arándanos del Día 4 y para el desayuno con huevos revueltos del Día 5 Prepara la avena irlandesa *overnight*** (página 293)

* El contenido de calorías se da únicamente con fines descriptivos, no para limitar el consumo de alimentos.

** Para dos personas haz la receta completa y guarda porciones reservadas para comidas subsecuentes, como se indica en las notas de preparación.

*** Para dos personas haz ½ receta.

MIÉRCOLES (DÍA 3)
Desayuno
Avena irlandesa overnight Calienta la avena irlandesa *overnight**** (página 293). Coloca 2 cucharadas de nueces y ½ taza de arándanos por porción. Sirve 2 huevos revueltos en ½ cucharadita de aceite de oliva
Proteínas: 22% • Grasas: 44% • Carbohidratos: 34% • Calorías: 523*
Prepara: haz y guarda los refrigerios de hoy
Comida
Marinara primavera Marinara primavera (versión con tempeh, de la cena de anoche); ½ taza de quinoa cocida (de la preparación adicional de anoche)
Proteínas: 21% • Grasas: 47% • Carbohidratos: 32% • Calorías: 540*
Cena
Pollo deshebrado a la mexicana y polenta ligera de mijo con elote Pollo deshebrado a la mexicana** (página 310); polenta ligera de mijo con elote*** (página 345); 1 taza de col rizada blanqueada u otras verduras verdes con 2 cucharadas de aderezo cremoso de limón con cilantro (página 340) Postre: 1 taza de fresas cubiertas con ⅓ de taza de yogur griego natural entero mezclado con una cucharadita de miel
Proteínas: 25% • Grasas: 40% • Carbohidratos: 35% • Calorías: 618*
Prepara: haz la comida de mañana, pollo deshebrado a la mexicana y ensalada de elote (véase la comida del Día 4), usando una porción reservada de pollo deshebrado a la mexicana; aparta lechuga y añade mañana, antes de servir Congela dos porciones adicionales de pollo deshebrado a la mexicana para futuras comidas

* El contenido de calorías se da únicamente con fines descriptivos, no para limitar el consumo de alimentos.

** Para dos personas haz la receta completa y guarda porciones reservadas para comidas subsecuentes, como se indica en las notas de preparación.

*** Para dos personas haz ½ receta.

JUEVES (DÍA 4)
Desayuno
Batido energizante de la Fase 2 Batido energizante de plátano con crema de cacahuate (página 288).
Proteínas: 25% • Grasas: 41% • Carbohidratos: 34% • Calorías: 442*
Prepara: haz y guarda los refrigerios de hoy.
Comida
Sopa de lentejas rojas, pollo deshebrado a la mexicana y ensalada de elote con mayonesa al chipotle 1½ tazas de sopa de lentejas rojas (página 353) (de la preparación adicional del Día 1). Mezcla ½ taza de pollo deshebrado a la mexicana (de la cena de anoche), ¹/₃ de taza de elote, ½ taza de jitomate en cubos y ½ taza de pimiento rojo picado y revuelve con 2 cucharadas de mayonesa al chipotle (página 337) o de aderezo cremoso de limón con cilantro (página 340). Mezcla con 1 taza de verduras para ensalada
Proteínas: 26% • Grasas: 38% • Carbohidratos: 36% • Calorías: 586*
Cena
Salmón asado, ensalada de quinoa y calabaza moscada hervida al vapor Asa 250 gramos de salmón por persona conforme al pescado asado con ajo y limón** (página 300, sigue la variante de salmón). Sirve 150 gramos para la cena y reserva los 100 restantes para la comida de mañana, ensalada de quinoa con nueces pecanas y arándanos** (página 347), usando la porción de quinoa de la preparación adicional de la cena del día 2; ¾ de taza de calabaza moscada cocida al vapor (haz ²/₃ de taza extra para la comida de mañana) Preparación adicional: Haz enjambres de coco con nueces de la India** (página 354), sigue las instrucciones para 6 porciones y aparta para el postre de mañana en la noche Postre: Escalfado de frutas frescas de la estación (página 358) (la pera escalfada combina bien con esta cena)
Proteínas: 22% • Grasas: 42% • Carbohidratos: 36% • Calorías: 628*

Prepara: guarda para la comida de mañana: porción de salmón, ensalada de quinoa con nueces pecanas y arándanos, calabaza moscada cocida al vapor y ½ taza de fruta.
Pon a remojar I taza de arroz integral deshidratado por persona ("Guía para cocer cereales integrales", página 394). Opcional: remoja una cantidad mayor para usar en futuras recetas.

* El contenido de calorías se da únicamente con fines descriptivos, no para limitar el consumo de alimentos.
** Para dos personas haz la receta completa y guarda porciones reservadas para comidas subsecuentes, como se indica en las notas de preparación.

VIERNES (DÍA 5)
Desayuno
Huevos revueltos con espinacas, jitomate y quinoa
Revuelve 2 huevos en una cucharadita de aceite de oliva con I taza de espinacas baby, I jitomate mediano en cubos y 1/3 de taza de quinoa cocida; cubre con I a 2 cucharadas de queso cheddar rallado. Sirve con I taza de fruta fresca cubierta con ½ taza de yogur griego natural entero y I cucharadita opcional de miel
Preparación adicional:
Pon a cocer arroz integral para que esté listo para la cena de esta noche
Proteínas: 24% • Grasas: 42% • Carbohidratos: 34% • Calorías: 520*
Prepara: haz y guarda los refrigerios de hoy
Comida
Salmón asado con ajo y limón
Salmón asado, ensalada de quinoa con nueces pecanas y arándanos (página 347) y 2/3 de taza de calabaza moscada cocida al vapor. Sirve con ½ taza de fruta
Proteínas: 24% • Grasas: 43% • Carbohidratos: 33% • Calorías: 557*
Cena
Pollo frito en wok con arroz integral
Pollo o tofu frito en wok** (página 298), sigue las Fases 2 y 3, variante de arroz integral
Postre:
Enjambres de coco con nueces de la India preparados la noche anterior. Sirve una porción y reserva el resto para futuras comidas o refrigerios
Proteínas: 28% • Grasas: 38% • Carbohidratos: 34% • Calorías: 644*
Prepara: guarda para la comida de mañana, rollos de lechuga (véase la comida del Día 6), una porción de pollo frito en wok con arroz integral; aparta lechuga y aderezo; reserva una mandarina

* El contenido de calorías se da únicamente con fines descriptivos, no para limitar el consumo de alimentos.

** Para dos personas haz la receta completa y guarda porciones reservadas para comidas subsecuentes, como se indica en las notas de preparación.

SÁBADO (DÍA 6)
Desayuno
Waffles sin cereales con tocino de pavo
Waffles o crepas sin cereales con salsa de frutas (recalienta la porción reservada del desayuno de la Fase I, Día 13) cubiertos con 1 cucharada de crema batida (página 297); 1 rebanada de tocino de pavo
Proteínas: 26% • Grasas: 43% • Carbohidratos: 31% • Calorías: 428*
Prepara: haz y guarda los refrigerios de hoy
Comida
Rollo de pollo frito en wok con vinagreta de jengibre con soya
Divide en partes iguales una porción de pollo o tofu frito con arroz integral (de la cena de anoche) para 3 o 4 hojas grandes de lechuga; deja espacio para doblar y enrollar cada hoja. Vierte 1 a 2 cucharadas de vinagreta de jengibre con soya (página 336) en un recipiente poco profundo y sumerge los rollos ahí; sirve con una mandarina
Proteínas: 25% • Grasas: 40% • Carbohidratos: 35% • Calorías: 459*
Cena
Estofado de carne de res, frijoles y cebada
Estofado de carne de res, frijoles y cebada (página 303)*
Postre:
Crocante de pera con fresas (página 355)
Proteínas: 25% • Grasas: 34% • Carbohidratos: 41% • Calorías: 617*
Prepara: guarda para la comida de mañana una porción de estofado de res o tofu, frijoles y cebada, junto con un puñado de espinacas, 15 gramos de chocolate amargo y 1 cucharada de cacahuates (de la preparación del domingo)

* El contenido de calorías se da únicamente con fines descriptivos, no para limitar el consumo de alimentos.

DOMINGO (DÍA 7)
Desayuno
Frittata favorita del doctor Ludwig   Frittata favorita del doctor Ludwig*** (página 292, usa la variante de la Fase 2). Sirve con ½ taza de frijoles negros con 1 cucharada de crema agria y 1 taza de frutas mixtas con 2 cucharadas de yogur griego natural entero
Proteínas: 23% • Grasas: 41% • Carbohidratos: 36% • Calorías: 438*
Prepara: haz y guarda los refrigerios de hoy
Comida
Estofado de carne de res, frijoles y cebada   Estofado de carne de res o tofu, frijoles y cebada (página 303) con un puñado de espinacas crudas; 15 gramos de chocolate amargo y 1 cucharada de cacahuates
Proteínas: 27% • Grasas: 37% • Carbohidratos: 36% • Calorías: 566*
Cena
Bacalao balsámico marinado con miel, camote asado y col con zanahorias y pasas   150 gramos de pescado marinado con miel balsámica*** (página 343); camote asado** (página 349); col con zanahorias y pasas*** (página 346)   Postre: Escalfado de frutas frescas de la estación*** (página 358) con 3 cucharadas de salsa de chocolate*** (página 359)
Proteínas: 23% • Grasas: 41% • Carbohidratos: 36% • Calorías: 672*
Prepara: guarda una porción de camote asado para futuras comidas

* El contenido de calorías se da únicamente con fines descriptivos, no para limitar el consumo de alimentos.

** Para dos personas haz la receta completa y guarda porciones reservadas para comidas subsecuentes, como se indica en las notas de preparación.

*** Para dos personas haz ½ receta.

Después de una o dos semanas de seguir el plan de comidas de la Fase 2, ¡es momento de abandonar las ruedas auxiliares! Es tu turno de planear comidas usando todo lo que has aprendido hasta ahora. Una vez a la semana, en tu día regular de preparación y compras, llena la hoja de planeación de comidas en blanco (bájala de www.alwayshungrybook.com) y selecciona todas las comidas posibles para los días por venir. (Podrías tener esta herramienta en tu refrigerador para anotar las ideas que te gustaría poner a prueba la semana siguiente.) Elige cualquier elemento de los planes de comidas de las Fases 1 y 2 o diséñalas consultando las tablas de cómo hacer tus propias comidas: Fase 1 (página 204), o Fase 2 (página 242), "Rollos de lechuga" (página 206), las opciones de restaurantes y comedores (página 245) y "Alimentos del programa fase por fase" (páginas 152 y siguientes). Una vez que hayas completado este plan para una semana usa la hoja de preparación semanal en blanco (en línea) para anotar las salsas, refrigerios, nueces y semillas tostadas que harás, los ingredientes clave para preparar con anticipación y los guisos u otros platos que quieres hacer por adelantado y congelar. Después registra en la plantilla de lista de compras (en línea) los productos que deberás comprar.

Algunos ingredientes favoritos para uso semanal

He aquí algunos platos básicos de *No más hambre* que pueden facilitar la preparación de comidas y rendir deliciosos resultados. Modifica esta lista de acuerdo con tus preferencias (y las de tu familia).

Salsas
- Mayonesa al chipotle
- Salsa cremosa de eneldo
- Vinagreta de jengibre con soya
- Aderezo de aceite de oliva con limón
- Vinagreta de mostaza

- Ranchera
- Tártara
- Otra _____

Nueces/semillas:
Nueces tostadas
- Almendras
- Nueces de la India
- Nueces pecanas
- Nueces de Castilla

Semillas tostadas
- Semillas de calabaza
- Semillas de girasol

Mezcla de frutos secos

¿Qué pasa si no cumplo mi meta de peso?

El propósito de la Fase 2 es que llegues a un nuevo y más bajo punto fijo correcto para tu cuerpo. En el caso de algunas personas, los resultados hablarán por sí solos, con una progresiva pérdida de peso hasta arribar a la meta de peso personal en la escala óptima de IMC. Pero en otras, la pérdida de peso puede ser lenta o detenerse antes de alcanzar la meta personal. Si esto te ocurre considera las preguntas siguientes:

¿Soy especialmente sensible a todos los carbohidratos? Como detallaremos en el capítulo 8, las personas varían en su capacidad para manejar carbohidratos muy procesados (la Fase 3 fue ideada para ayudarte a encontrar tu nivel de tolerancia personal a esos alimentos). Pero a algunas personas —quizás en relación con una marcada historia familiar de diabetes u otros factores individuales— podría beneficiarles limitar todos los carbohidratos de alta carga glucémica (véase

261

el Apéndice A, página 379), incluso los cereales integrales no procesados. ¿Reaccionaste muy bien a la Fase 1 sin alimentos con almidones ni azúcar? ¿Tu hambre y antojos aumentaron con la adición de esos elementos en la Fase 2? De ser así, reduce o elimina por un tiempo los cereales, papas y azúcar e incrementa el consumo de grasas (nueces, aceite de oliva, etcétera). Cerciórate de ingerir proteínas en cada comida y en la mayoría de tus refrigerios. Ve después si tu índice de pérdida de peso vuelve a aumentar.

¿He escuchado las señales de control de peso de mi cuerpo? Una meta fundamental de *No más hambre* es desplazar la atención de medidas externas arbitrarias (calorías) al sistema interno de control de peso del cuerpo. Si le das la combinación de alimentos indicada, tu cuerpo podrá hacerte saber con más precisión cuánta comida necesita y cuándo es suficiente. Pero es importante que le prestes atención. Come a conciencia, buscando en cada comida el momento en que te sientes agradablemente satisfecho, pero no demasiado lleno, y haz alto entonces. Saborea una taza de café o té para socializar (si los demás lo hacen también) y contribuye a concluir la comida de forma agradable. Algunas personas han perdido contacto con las señales de control de peso del cuerpo al paso de los años, así que esto puede implicar un poco de práctica. Escucha a tu cuerpo entre comidas también. Si sientes hambre y la siguiente comida está lejos aún, toma un refrigerio saludable. Ignorar demasiado tiempo el hambre sienta las bases para comer en exceso después.

Mi testimonio

Como la mayoría, soy de las personas que quieren una gratificación instantánea. Antes, cuando iniciaba una dieta, la abandonaba un par de meses más tarde. Este programa me ha vuelto más consciente de cómo me siento antes y después de comer. Es alimentación intuitiva.

—*Elizabeth R., 39 años, Boston, Massachusetts*
Pérdida de peso: 3.5 kilogramos
Reducción de cintura: 1 centímetro

¿Tengo poca masa corporal magra? La mayoría de la gente con mucha grasa ha incrementado en realidad su masa corporal magra ya que sus músculos hacen ejercicio regular para cargar el peso extra. Pero algunas personas pueden tener una masa muscular inusualmente reducida por varias razones: muy bajo peso al nacer, una vida de inactividad física, ciertas enfermedades crónicas o prolongado uso de medicamentos con esteroides. Si tú estás en esta categoría, quizá tengas un metabolismo lento y, en consecuencia, más dificultad para adelgazar. Considera incrementar tus actividades físicas más allá de la recomendación general de la Fase 2, y en especial incluir entrenamiento de fuerza (ejercicios de fisicoconstructivismo) y ejercicios aeróbicos.

¿Duermo muy poco o estoy bajo demasiado estrés? La privación de sueño causa estrés, el exceso de estrés afecta al sueño y ambas cosas socavan el metabolismo e interfieren con la pérdida de peso. Renueva tu compromiso con las prácticas de sueño y alivio del estrés de la Fase 2. Si has experimentado un reto en tu vida personal o profesional que parezca abrumador, busca la ayuda de un amigo de confianza o un profesional de la salud mental.

¿Consumo demasiado alcohol? ¿Tomas bebidas alcohólicas casi todos los días, o con frecuencia bebes más de 1 o 2 copas por día? ¿Dependes del alcohol para controlar el estrés? Considera la posibilidad de abstenerte por unas semanas e incorporar a tu vida diaria otras formas de relajarte.

¿Tengo un problema médico de fondo? Un nivel de energía sistemáticamente bajo, excesiva somnolencia durante el día, extrema sensibilidad al frío, estreñimiento crónico, piel o cabello demasiado resecos y (en las mujeres) cambios inexplicables en el ciclo menstrual pueden ser signos de un problema médico como hipotiroidismo o apnea del sueño. Si no has podido bajar de peso, pese a que has seguido este programa y experimentas preocupantes cambios de salud, habla con tu médico de esta situación.

¿Es realista mi meta de peso personal? Aun en circunstancias ideales, desde luego algunas personas serán siempre más obesas que otras. Y las normas de belleza han sido demasiado distorsionadas con incesantes imágenes de modelos ultradelgadas en los medios de comunicación (imágenes a su vez manipuladas en computadora). Además del peso, toma en cuenta otros cambios que quizás hayan ocurrido desde que iniciaste este programa, en nivel de energía, bienestar general, cintura (una medida de grasa mejor que el peso) y factores de riesgo de enfermedades crónicas. Si todo esto ha mejorado, quizá tu peso actual sea el correcto para tu cuerpo, al menos en esta etapa de tu vida.

Mi testimonio

Ayer desayuné un batido energizante de la Fase 2 y salí de casa para ir a nadar y cumplir algunos compromisos. Pensé que estaría fuera un par de horas, así que no me molesté en llevar un bocadillo; ¡gran error! Dos horas se convirtieron en seis. Mientras me cortaban el cabello, sentí que mi azúcar en la sangre se desplomaba a cada segundo. Estaba molesto por lo mucho que habían durado mis actividades, y el estrés y el hambre no son una buena combinación para mí. Normalmente, en este punto busco la opción alimentaria más rápida e insana, como muy rápido y mucho más de lo que necesito. La mala alimentación lleva a la culpa, lo que desembocaba en comer más. Taco Bell con un Dr. Pepper extragrande era mi norma, y no excluía una bolsa de tamaño familiar de Doritos sumergidos en queso o medio litro de helado con un pastel al lado (parece una exageración, pero mi esposa podrá confirmar que es verdad).

Por el contrario, ayer hice algo que nunca había hecho antes de emprender este programa. Fui a la tienda, compré unas almendras, una manzana y, por increíble que parezca, ese bocadillo me mantuvo en pie hasta la cena. Ahora sé que cuando estás 10/10 en una escala de hambre, no tienes que comer hasta llegar a 0/10. Llevaré siempre una lata de almendras en mi auto, porque esa sensación no es algo que yo extrañe. Éste fue un gran paso para mí en mi cambio de mentalidad sobre la alimentación (mi meta principal en todo esto).

—*Matthew F., 36 años, Roslindale, Massachusetts*
Pérdida de peso: 14 kilogramos
Reducción de cintura: 14 centímetros

---

8 Fase 3: baja de peso en forma permanente

Tablas, herramientas y recursos clave

Para este momento llevas en el programa entre un mes y seis o más. Tu peso ha bajado a un punto fijo nuevo y menor. Quizás hayas experimentado otros beneficios, como más energía y menos factores de riesgo de enfermedades del corazón. Y si lograste todo esto sin padecer hambre ni antojos problemáticos, ¡felicidades!; ya dominas *No más hambre*. Ahora la clave es ajustar el programa a las necesidades específicas de tu cuerpo y tus preferencias personales, para que puedas mantener todos esos beneficios fácilmente... y para siempre. Ése es el propósito de la Fase 3.

En esa fase, reintroducirás cautelosamente como miniexperimentos algunos carbohidratos muy procesados —panes y otros cereales refinados, productos de la papa blanca y postres—, para ver cómo reacciona tu cuerpo. Después de unos meses de alimentación óptima, mejor sueño, reducción de estrés y actividades físicas regulares, algunas personas pueden volver a empezar de cero y tolerar cantidades moderadas de estos alimentos. Si tú eres una de ellas, ¿por qué no disfrutar de un pastelillo recién horneado en una visita a París, de fettuccine en Little Italy o de la ocasional rebanada de pastel con helado en una fiesta? Otras personas descubrirán que cualquier cantidad de carbohidratos procesados provoca antojos u otros síntomas, sentando así las bases para recuperar el peso que perdieron. Para ellas, lo gratificante de la buena salud compensará de sobra cualquier placer momentáneo perdido.

Mi testimonio

Me siento mucho más sana, esbelta y lista para permanecer en la Fase 3 el resto de mi vida (con unas cuantas salvedades por vacaciones y eventos especiales).

—*Roshni T., 51 años, Norfolk, Massachusetts*
Pérdida de peso: 7 kilogramos
Reducción de cintura: no determinada

Pero independientemente de la categoría en la que te encuentres ahora, con el tiempo tu cuerpo puede cambiar hacia una mayor flexibilidad con mejoras continuas en metabolismo conforme permanezcas en el programa, o decaigas en momentos de estrés. En las Fases 1 y 2 volviste a ponerte en contacto con tu cuerpo y sus señales de hambre y saciedad para el control de peso. ¡No te desconectes ahora! Compara regularmente tus hábitos alimenticios y de estilo de vida con tus síntomas físicos y tu peso, para que puedas ajustar el programa a tus necesidades en los meses y años por venir. El formulario de seguimiento diario y el diagrama de progreso mensual están diseñados para ayudarte a hacer precisamente eso.

Las proporciones de proteínas, en relación con las grasas y los carbohidratos, en la Fase 3 están individualizadas y variarán entre una persona y otra, pero por lo general 20 por ciento de tus calorías procederán de proteínas, 40 por ciento de grasas y 40 por ciento de carbohidratos, como se mostró en la figura de la página 151 (el consumo total de proteínas no cambia en realidad en comparación con la Fase 2, pero el porcentaje decrece ligeramente al aumentar la cantidad de los otros alimentos que consumes). Estas proporciones se asemejan a las de la dieta estadunidense de mediados del siglo xx, antes de que surgieran la fiebre baja en grasas y las dietas mediterráneas que se consumen hoy. Con casi iguales contribuciones de grasas y carbohidratos, no tendrás que restringir ningún nutriente importante y disfrutarás de libertad en la selección de alimentos. Como en el caso de las demás fases de este programa, permite que tu hambre sea tu guía. Come hasta que te sientas satisfecho, pero no incómodamente lleno, y mantén fija tu atención en la calidad de los alimentos.

Soportes de vida de la Fase 3

La meta de la Fase 3 es crear una fórmula personalizada para el éxito a largo plazo y no sólo respecto a la dieta, sino también con relación al movimiento, el sueño y el alivio del estrés, los otros componentes clave de una vida sana. Para lograr esto, determina qué practicas serán las más disfrutables, útiles y satisfactorias para ti e intégralas a tu vida.

Movimiento

Si has disfrutado de la *passeggiata* nocturna, conviértela en una práctica permanente. Quizás el hábito prospere y comunidades enteras apaguen

269

la televisión y salgan a la calle después de cenar para tener la oportunidad de moverse, relajarse y socializar. ¿Qué hay de tus actividades físicas moderadas a vigorosas de tres a cuatro veces por semana? ¿Has encontrado opciones que te gusten y puedas continuar indefinidamente? Contempla la posibilidad de coincidir con amigos en estas actividades para obtener apoyo grupal: asistir juntos a un curso de baile o reunirse a una hora específica cada semana para hacer algunos tiros al aro. ¿Has bajado de peso, ganado condición física y aumentado tu confianza física? De ser así, actividades que antes podrían haber parecido amedrentadoras, como andar en patines o el montañismo, ¡pueden estar ahora a tu alcance! Busca oportunidades para añadir movimiento a lo largo de tu día: camina en vez de conducir cuando sea factible; sube las escaleras en lugar de usar el ascensor; permanece de pie mientras hablas por teléfono, o sostén una reunión de negocios caminando, si el clima lo permite.

Mi testimonio

Me gusta hacer mi ejercicio placentero en compañía de mis hijos. Tiendo a ver el ejercicio como algo que debo hacer sola en el gimnasio. Quiero mantener eso todavía, pero ahora llevo a los chicos a la piscina en las noches, después de cenar. Les encanta, lo mismo que a mí. Las diversiones "informales" también queman calorías. Y nos dejan gratos recuerdos.

—Monica M., 45 años, Great Falls, Virginia
Pérdida de peso: 5 kilogramos
Reducción de cintura: 5 centímetros

Sueño

El aumento de movimiento y la reducción de estrés te ayudarán a dormir mejor. Intenta adelantar treinta minutos tu hora de acostarte. ¿Despiertas sintiéndote más descansado y necesitas menos cafeína para salvar el día? Sigue afinando tu rutina antes de acostarte y protege el santuario de tu sueño.

Alivio del estrés

Si descubriste beneficios en las dos breves sesiones de alivio del estrés de la Fase 2, piensa en ampliar el periodo total a 20 o 30 minutos al día. Pero ten en mente que aquí lo más importante es mantener una práctica diaria, no cumplir un objetivo de tiempo. ¿De qué otras formas puedes protegerte del costo que impone la vida moderna a tu sistema nervioso? Para muchas personas, nada sustituye a un periodo regular en la naturaleza, sea un paseo en el parque, una zambullida en el mar o un ascenso a las montañas.

Otros soportes

Reescribe tus planes "Si... entonces...". Quizás ya hayas usado exitosamente tus estrategias para lidiar con obstáculos recurrentes. O tal vez no has adoptado aún el hábito de utilizarlas. De cualquier manera, piensa en reescribir tus planes "Si... entonces..." al comenzar la Fase 3. Obstáculos que parecían temibles en la Fase 1 quizás ya no presenten problemas, mientras que otros podrían emerger. Muchos de nosotros acostumbramos permanecer en una "dieta" por un periodo específico. ¿Pero qué pasa cuando intentamos mantener los cambios? Tus planes "Si... entonces..." te ayudarán a permanecer (o regresar) al curso durante este largo viaje.

271

Reimagina un "gran porqué". Tal vez tu "gran porqué" —la razón decisiva de que hayas emprendido este programa— siga siendo el mismo: evitar la diabetes o sentirte lo mejor posible cada día. Pero si tu "gran porqué" implicó algo a corto plazo, como estar en forma para el verano, quizás ya hayas alcanzado tu propósito. De ser así, es momento de que establezcas uno nuevo. ¿Qué visión específica te ayudará a sincronizar tus conductas diarias con tus aspiraciones en la vida? Aprovecha esta oportunidad para reflexionar sobre el amplio panorama de tu vida (consulta la página 175 para orientación).

Mi testimonio

Si vamos a tomar un helado o salimos a algún sitio, la mitad de las veces me abstengo y la otra mitad consumo un poco menos que antes. Esto no es privación, sino moderación, algo que realmente aprecio.

—*Eric F., 42 años, Needham, Massachusetts*
Pérdida de peso: 7.5 kilogramos
Reducción de cintura: 7.5 centímetros

Las herramientas de la Fase 3

La Fase 3 no tiene un plan de comidas específico, pero se basa en la Fase 2. Usa para orientarte las tablas, consejos y sugerencias de comidas que siguen, las recetas del capítulo 9 y las hojas de planeación de comidas en línea en www.alwayshungrybook.com.

Tras varios meses de comer en forma concienzuda, ahora puedes empezar a reintroducir en tu dieta algunos carbohidratos procesados (véase "Alimentos del programa fase por fase", páginas 152 y siguientes). Consume una pieza de pan con un omelette en el desayuno, una tortilla con un platillo mexicano en la comida, pasta para la cena o un postre. Comienza con sólo uno de esos alimentos algunas veces a la semana, e incrementa poco a poco según lo toleres (los productos integrales son preferibles a los de harina molida, pero no obligatorios).

Mientras haces estos cambios en tu dieta, presta especial atención a tu nivel de hambre, antojos, energía, ánimo, sensación general de bienestar, peso y cintura (lo cual registrarás en el formulario de seguimiento diario y el diagrama de progreso mensual). Si experimentas reveses, restringe los carbohidratos procesados o vuelve a concentrarte en tus soportes de vida relacionados con el movimiento, el sueño y la reducción del estrés. Puedes retornar a la Fase 2 en cualquier momento, o incluso a la Fase 1 para volver a empezar desde cero.

Muchas personas descubren que demasiados carbohidratos procesados no les sientan bien, pero aun si tú no experimentas efectos negativos obvios, te recomiendo que te limites por regla general a dos modestas porciones de carbohidratos procesados al día. Los carbohidratos muy procesados están entre los componentes de menor calidad de la alimentación, y se vinculan con la mayoría de las enfermedades relacionadas hoy con la dieta en Estados Unidos; y están muy concentrados en calorías, pero desprovistos de nutrición real. Éste no es en absoluto un remedio único. Tener conciencia de las señales biológicas y las necesidades de tu cuerpo, estarás bien adaptado para encontrar el equilibrio correcto para ti. Y si te cuentas entre el considerable número de personas que no toleran muchos carbohidratos procesados, decidir que "esos alimentos no son para mí" puede ser un acto liberador, ¡sobre todo si sabes lo satisfactoria que puede ser una dieta de productos naturales bajos en grasas!

Mi testimonio

Antes sentía muy poca energía en la tarde, pero ahora me siento mucho mejor. La comida me deja muy satisfecha, me mantuve en el programa gracias a que no tuve antojos y pese a que siempre como acompañada en casa y salgo a comer en ocasiones. He tenido alergias a algunos alimentos desde hace años y nunca me había sentido tan bien. Mi hijo llegó el otro día y me dijo que lucía espléndida y de mejor semblante. Éste es el primer plan alimentario en el que me he sentido completamente satisfecha.

—*Betty T., 76 años, Garland, Texas*
Pérdida de peso: 7.5 kilogramos
Reducción de cintura: 7.5 centímetros

Transforma las comidas de las Fases 1, 2 y 3

Con unas cuantas modificaciones puedes adaptar algunas de tus recetas preferidas para convertirlas en comidas de la Fase 3. He aquí algunos ejemplos para que empieces. Recuerda que incluir más carbohidratos procesados en la Fase 3 es totalmente opcional. Consúmelos con moderación, sólo si tu cuerpo los puede manejar. De lo contrario, apégate al plan de alimentos de la Fase 2.

COMIDA DE LA FASE 1	VARIANTE DE LA FASE 2	VARIANTE DE LA FASE 3
DESAYUNO		
Omelette 2 huevos 1 clara Aceite de oliva, 2 cucharaditas Espinacas Queso, 3 cucharadas	Igual que la Fase 1, pero: Omite la clara Reduce el aceite de oliva a 1 cucharadita Incluye jitomate Reduce el queso a 2 cucharadas Añade ¼ de taza de quinoa cocida	Igual que la Fase 2, pero: Sirve con 1 rebanada de pan en lugar de quinoa
Moras, 1 taza Yogur griego, ½ taza	Agrega a las moras y el yogur 1 cucharadita de miel de abeja	
Plato de tofu con frijoles negros Plato de tofu con frijoles negros (página 289) Cubre con: Queso cheddar, 2 cucharadas, crema agria, 1 a 2 cucharadas Aguacate, ½ rebanado	Igual que la Fase 1, pero: Mezcla 1/3 de taza de arroz integral Cubre con: Queso cheddar, 2 cucharadas Crema agria, 1 cucharada Aguacate, ¼ rebanado	Igual que la Fase 2, pero: Envuelve en 1 tortilla de harina de trigo o 2 de maíz y omite el arroz integral
Salmón ahumado Salmón ahumado, 85 gramos Queso, 30 gramos Jitomate, 1 mediano rebanado Pepino, 1 chico rebanado Cubre con: Salsa cremosa de eneldo (página 339), 3½ cucharadas	Igual que la Fase 1, pero: Reduce la salsa cremosa de eneldo a 2 cucharadas	Igual que la Fase 2, pero: Haz sándwiches de salmón con 2 rebanadas de pan (de centeno, recomendado para este plato)
Arándanos, 1 taza	Reduce los arándanos a ½ taza Sirve con: Avena irlandesa, ½ taza cocida	Omite la avena
COMIDA		
Ensalada para tacos Pollo deshebrado a la mexicana (página 310) Ensalada (lechuga, jitomate, zanahoria, etcétera, picados) Aderezo cremoso de limón con cilantro (página 340)	Igual que la Fase 1, pero: Reduce el aderezo de limón con cilantro en 1/3 Añade cereal integral, ½ taza	Igual que la Fase 2, pero: Usa verduras cortadas en tiras (por ejemplo, col) en lugar de ensalada Envuelve en 1 o 2 tortillas de maíz en lugar de añadir cereal Acompaña cada rollo con aderezo

COMIDA DE LA FASE 1	VARIANTE DE LA FASE 2	VARIANTE DE LA FASE 3
Ensalada de bistec Ensalada de bistec con aderezo de queso azul (página 321) Mandarina, 1	Igual que la Fase 1, pero: Reduce el aderezo de queso azul en $1/3$ Sirve con camote asado (página 349), variante: papas a la francesa	Igual que la Fase 2, pero: Añade a la ensalada 1 taza de trozos de pan tostado y omite las papas a la francesa
CENA		
Curry Camarones con coco al curry (página 317) Sirve sobre una cama de espinacas	Igual que la Fase 1, pero: Sirve sobre arroz integral en lugar de espinacas	Igual que la Fase 2, pero: Sirve sobre arroz integral o blanco
Pollo asado Crema de coliflor (página 350) Muslos de pollo asados a las hierbas (página 309) Brócoli, 1 taza Zanahoria, ½ chica Sirve verduras con aderezo de aceite de oliva con limón (página 338), 1 cucharada	Igual que la Fase 1, excepto: Sustituye el aderezo de aceite de oliva con limón por unas gotas de jugo de limón Añade un camote chico asado	Igual que la Fase 2, excepto: Añade una papa asada chica de cualquier clase
Tempeh con cacahuate a la tailandesa Tempeh con cacahuate a la tailandesa (página 326) Verduras crudas rebanadas (pepino, zanahoria, pimiento rojo) con unas gotas de jugo de limón	Igual que la Fase 1, pero: Reduce la porción de tempeh en ¼ Sirve sobre una cama de arroz integral (½ taza)	Igual que la Fase 2, pero: Sirve el tempeh sobre una cama de fideos asiáticos (½ taza)
POSTRE		
Moras y crema Moras, 1 taza Crema entera, 2 cucharadas	Igual que la Fase 1, pero: Añade un poco de miel de abeja (opcional)	Igual que la Fase 2, pero: Cubre con granola casera (página 296) en lugar de miel

Sugerencias para el éxito de la Fase 3

La Fase 3 es para toda la vida. Necesitarás inspiración y nuevas ideas para renovar tu experiencia. La experimentación es el nombre del juego. Consulta www.alwayshungrybook.com para recetas actualizadas. Si tienes una que te guste mucho, no dudes en presentarla en mail@alwayshungrybook.com.

La cantidad de proteínas que elijas no cambiará. Consume de 115 a 170 gramos de proteínas por comida, incluidas las opciones vegetarianas.

Sigue enfatizando las grasas. Sustanciosas salsas, aderezos, nueces y sus cremas, semillas, aguacate y aceite de oliva continúan siendo los elementos básicos, pues hacen que las comidas se vuelvan deliciosas, nutritivas y te dejen satisfecho. La cantidad total que usarás todavía será más o menos la misma que en la Fase 2.

Disfruta de toda la variedad de frutas y verduras sin almidones. Busca ocupar la mitad de cada comida con estos alimentos naturales promotores de la salud.

Continúa incluyendo ½ taza de cereales o verduras con almidones hasta tres veces al día. A diferencia de la Fase 2, en ésta puedes incluir papa blanca, arroz blanco, hojuelas de avena, panes y otros productos de harina, palomitas y demás como parte de tu total (véase "Alimentos del programa fase por fase", páginas 152 y siguientes). Aspira a que la mayoría de los cereales que comes sean integrales, ya sea molidos (convertidos en harina, pero con el salvado y el germen presentes) o, mejor todavía, sin moler.

Busca tu "punto ideal" de endulzantes (si lo deseas). Ahora puedes consumir una reducida cantidad de azúcar blanca, con base en tu tolerancia individual, pero intenta limitar tu total de endulzantes (como miel de abeja, de maple y todos los demás tipos, véase página 125) a 6 cucharaditas diarias. Habiendo pasado ya varios meses en el programa, es probable que tu umbral de sabor haya cambiado, así que no necesitas mucha azúcar para disfrutar de la experiencia de lo dulce.

277

Con una habilidad para apreciar el sabor de fresas perfectamente maduras, podrás comer una pequeña rebanada de pastel en una fiesta en la oficina sin sentirte fuera de control.

TABLA DE PROCESAMIENTO DE CEREALES

Elige opciones integrales intactas en la mayoría de tus cereales. Los productos integrales muy procesados son preferibles a los de cereales refinados (ya sin fibra ni germen). En esta tabla se dan algunos ejemplos para ilustrar las diferencias entre tipos de productos de cereales.

CEREALES POCO PROCESADOS/INTEGRALES	CEREALES INTEGRALES MUY PROCESADOS	CEREALES REFINADOS MUY PROCESADOS
Consumo total de cereales recomendado: 0 a 3 porciones diarias		
Fases 2 y 3*	Sólo Fase 3	
0 a 3 porciones diarias	*Hasta 2 porciones diarias pueden incluirse como parte del total*	
Bayas de trigo	Pan integral**	Pan blanco
Avena integral o irlandesa	Pasta o cuscús integral	Pasta o cuscús blancos
Arroz integral	Galletas integrales	Arroz blanco
Alforfón (trigo sarraceno)	Tortillas de maíz o de harina	Galletas blancas
Mijo	de trigo integral	Papas fritas
Quinoa	Avena en hojuelas	

* La Fase I no incluye cereales de ningún tipo.
** Los panes "sin harina", de germinados y "molidos al modo tradicional" están menos procesados que los productos convencionales; se hacen con harinas finamente molidas y se asemejan en valor nutrimental a los de cereales integrales.

Mi testimonio

Viajamos a Nueva Orleans y tratamos de no comer pan ni postres (lo cual era increíble para mi esposo y para mí), pero comimos camarones y ostiones fritos y papas a la francesa. No me sentí bien al comer eso; ¡se me antojaba mi ensalada casera! ¿Puedes creerlo? Mi cuerpo se acostumbra gradualmente a esta manera de comer, y ahora no quiere hacerlo de otro modo. Nunca creí que diría esto.

Jyoti A., 59 años, Muscogee, Oklahoma
Pérdida de peso: 3 kilogramos
Reducción de cintura: 10 centímetros

Alcohol y cafeína. Es aceptable tomar hasta 2 copas al día, si lo toleras. Disfruta de café o té conforme a tu tolerancia, pero, para muchas personas, de 2 a 3 bebidas cafeinadas diarias es un límite razonable. Cantidades mayores pueden producir resistencia a la insulina —una complicación relacionada con el peso (véase página 89)— y tener otros efectos negativos.

Alimentación atenta. Con los carbohidratos muy procesados es fácil pasar muy rápido de demasiado hambriento a demasiado lleno. La transición del hambre a la saciedad ocurre más despacio con los alimentos naturales, lo que te da más tiempo para ajustar la cantidad que consumes a las necesidades de tu cuerpo. Este ajuste será más atinado si comes con atención. Cuando te sientes a comer, apaga la tele y guarda el periódico. Relájate y concéntrate en tus alimentos. Si estás acompañado no incurras en conversaciones estresantes. Ése no es el momento para resolver una controversia política o un malentendido personal. Come despacio. Presta atención a tu experiencia sensorial de olores, sabores, texturas y forma de masticar y deglutir. Cada tantos minutos, percibe la sensación que el alimento produce en tu estómago, a medida que satisfaces tu apetito. Busca el momento en que has comido lo suficiente pero no demasiado. Los japoneses llaman a este punto *hara hachi bu*, que significa "estómago 80 por ciento lleno". Paradójicamente comer más allá de este punto reduce el disfrute general de la comida, ya que la incomodidad desplaza a las sensaciones agradables. Cuando hayas comido lo suficiente, saborea una taza de té o café, para darle a la comida una conclusión satisfactoria.

La regla de las cinco horas. Una de las mejores maneras de ajustar tus hábitos alimenticios es examinar tu situación física en ciertos momentos durante las cinco horas posteriores a cualquier comida.

- ¿Te sientes totalmente satisfecho pero no demasiado lleno después de comer?
- ¿Experimentas un nivel estable de energía y ánimo durante las horas siguientes?
- ¿Desarrollas un apetito saludable (pero no un hambre voraz) a tiempo para la siguiente comida, unas cinco horas después?

De no ser así, considera qué y cuánto consumiste en tu comida más reciente y haz ajustes. Con un poco de práctica, asociarás alimentarte sanamente con sentirte a la perfección, una habilidad invaluable para sortear el actual entorno alimentario. Con el tiempo te convertirás en tu mejor guía.

Mi testimonio

Nuestras grandes cenas familiares solían consistir en puré de papa, jugo de carne y otros alimentos pesados. Para nuestra más reciente reunión hice una cena tipo shabu-shabu asiático de la que no hemos parado de hablar; prepararla en la mesa fue tan grato como comerla en abundancia y sentirse bien, no torpe y abotagado. ¡La cocina ha vuelto a ser divertida!

—*Kim S., 47 años, South Jordan, Utah*
Pérdida de peso: 11.5 kilogramos
Reducción de cintura: 9 centímetros

Sugerencias de comidas de la Fase 3

En lugar de un plan de comidas, usa como soporte las plantillas de planeación de comidas, de preparación semanal y de lista de compras semanales (todas ellas disponibles en línea) mientras ajustas tu dieta y continúas con ella. He aquí algunas sugerencias de comidas para que te sumerjas en la Fase 3.

DESAYUNOS

Burrito

Calienta en una sartén de hierro fundido una tortilla integral o de germinados de 20 centímetros. Pásala a un plato y cubre con 1½ tazas del plato de tofu con frijoles negros (página 289), 1 cucharada de queso cheddar rallado, 2 cucharadas de guacamole, 1 cucharada de crema agria y salsa al gusto. Dobla un lado de la tortilla 2.5 centímetros sobre el relleno y después los otros dos lados juntos de tal forma que empalmen en el centro, y haz un rollo. Sirve como desayuno rápido.

Omelette de espinacas y pan

Calienta en una sartén una cucharadita de aceite de oliva. Revuelve aparte 2 huevos y 1 clara, añade 1 taza de espinacas baby. Sazona con sal y pimienta. Vierte en la sartén. Cubre con 2 cucharadas de queso cheddar rallado. Voltea y cocina hasta que se cueza. Sirve con 1 rebanada de pan integral y 1 cucharada de crema de nueces.

Yogur y granola

Cubre 1 taza de yogur griego natural entero con ¼ de taza de granola casera (página 296) y 1 taza de arándanos.

Crepas de cereal integral con salsa de frutas

Crepas de cereal integral con salsa de frutas y crema batida (página 297) y 2 rebanadas de tocino de pavo.

Quesadilla de pollo o tofu con guacamole y crema agria

Cubre una quesadilla de pollo (página 314) (o seis: dos para el desayuno o comida, una como refrigerio y tres para la cena) con 1 o 2 cucharadas de guacamole, 1 cucharada de salsa y 1 a 2 cucharaditas de crema agria. Sirve con ¼ de taza de frijoles negros.

COMIDAS/CENAS

Tacos de pescado o pollo con chipotle

Calienta 2 a 3 tortillas de maíz chicas a medianas en una sartén de hierro fundido. Rellénalas con 30 gramos de pescado o pollo cocido, verduras picadas o cortadas en juliana o tiras como col, zanahoria, cilantro y un poco de mayonesa al chipotle (página 337). Dobla a la mitad y come de inmediato (nota: es mejor preparar este plato inmediatamente antes de comerlo, para que las tortillas no se reblandezcan).

Ensalada de salmón con sopa y galletas

Ensalada de salmón (o tofu) (página 322) con un par de galletas 100% integrales, como de centeno. Sirve con una sopa de verduras como crema de coliflor (página 350) o sopa de zanahoria con jengibre (página 352) y una naranja.

Sándwiches con tapa de jitomate, albahaca y mozzarella derretido

Cubre 2 rebanadas de pan 100% integral con albahaca fresca rebanada (2 cucharaditas), ¼ de cucharadita de albahaca deshidratada o una capa fina de pesto de albahaca; un par de rebanadas de jitomate fresco, y 85 a 115 gramos de mozzarella rebanado. Calienta en un tostador u horno hasta que el queso se derrita. Sirve con una ensalada verde de verduras picadas revueltas con 1 cucharada de vinagreta de mostaza (página 333) u otro aderezo a tu elección.

Pasta primavera

Vierte 1 a 1½ tazas de marinara primavera (página 302) sobre ½ a 1 taza de pasta integral cocida. Cubre con parmesano rallado (1 cucharadita). Sirve con 1 taza de ejotes blanqueados u otra verdura verde.

Pollo asado a las hierbas, arroz y brócoli

Sirve muslos de pollo asados a las hierbas (página 309) con ½ taza de arroz blanco o integral cocido (véase "Guía para cocer cereales integrales", página 394) y brócoli cocido al vapor o blanqueado, chícharos, zanahoria u otras verduras con un poco de jugo de limón y sal y pimienta al gusto. Variante: retira la piel del pollo, revuelve la carne con el brócoli, arroz y queso y hornea para hacer un guiso de arroz con brócoli.

Molletes con ensalada y papas a la francesa

Sirve un mollete moderno (página 307) en ½ bollo integral con ensalada de col agria (página 350) y camote asado (página 349) usando la variante de papas fritas.

POSTRES

Fruta con granola

Cubre 1 taza de fruta fresca o cocida con ¼ de taza de granola casera (página 296) y 2 cucharadas de crema entera o leche de coco en lata.

Crocante de manzana

Disfruta del crocante de manzana (página 357).

El camino que falta por recorrer

Aunque hemos llegado ya al final del programa espero que en este libro encuentres una buena compañía conforme avanzas en tu camino a la salud óptima. Y no dejes de acompañarme en otro viaje, para hacer del mundo un lugar más saludable para todos. Habiendo restablecido nuestra vida personal, trabajemos ahora para que nuestros hijos no enfrenten la perspectiva de una vida más corta y menos sana que la de sus padres. Te invito a leer el Epílogo (página 369) para conocer una guía de caminos posibles.

Mi testimonio

He forcejeado con mi peso desde niña, pero ya llegó el momento en mi vida en que debo dedicar mis esfuerzos a tomar el control de mi salud. Temo que en veinte años mis articulaciones y aparato digestivo se hayan deteriorado más y me impidan llevar una vida plena. Estoy aprendiendo que merezco estar sana y que eso es posible para mí, ¡sólo necesito ayuda!

Este programa me ha ayudado a no comer por estrés. Mis antojos son ya muy, muy limitados y he mejorado mi control sobre la alimentación impulsiva con el solo hecho de no desear alimentos dulces y procesados. Únicamente advierto ligeros antojos si no consumí una comida completa o no dormí bien. De lo contrario, no hay uno solo.

Me siento menos irritable y casi todos los días tengo más energía que con cualquier otra dieta; normalmente, a estas alturas, avanzaba a rastras. Siento menos inflamados mis órganos, las articulaciones de mis rodillas están mucho menos hinchadas y mi piel parece más hidratada y saludable. Me siento sencillamente descomprimida. ¡Es asombroso!

Este programa ha cambiado mi vida. Jamás había durado tanto en una dieta y menos aún la había convertido en mi modo de vida. Me siento mejor, me veo mejor, duermo mejor y soy mucho más feliz. ¡No puedo creer cuántos alimentos procesados comía antes! Haberme liberado de los pensamientos persistentes y negativos sobre mi alimentación y mi concepto de mí misma es una recompensa. No sólo haber reducido kilos y centímetros, sino también saber cómo mantenerlos e impedir retrocesos. ¡No tengo palabras para agradecer lo que me sucedió!

—Dominique R., 40 años, St. Paul, Minnesota
Pérdida de peso: 13 kilogramos
Reducción de cintura: 16.5 centímetros

285

9 Recetas

DESAYUNOS

Batido energizante de la Fase I

Como la densidad de calorías es suculenta para el cuerpo, este batido satisface antojos sin tener siquiera que agregar un endulzante. El batido energizante de la Fase I encaja a la perfección en el perfil de esa fase, en apenas un pequeño vaso lleno de energía.

Tiempo de preparación: 5 minutos
Tiempo total: 5 minutos
Rinde I porción
- 3 cucharadas de crema entera o leche de coco en lata
- $^1/_3$ de taza de leche de almendras, de soya sin endulzar o leche entera
- I ½ cucharadas de crema de almendra o de cacahuate

287

- 5 cucharadas de proteínas de suero en polvo 100% (una porción, sin endulzan-tes, saborizantes ni ingredientes artificiales)
- ½ taza de moras azules, cerezas o fresas congeladas
- ½ pera madura u otra ½ taza de moras congeladas

Pon todos los ingredientes en la licuadora y mezcla 30 segundos hasta que quede uni-forme. Sirve de inmediato.

Sugerencia: si el batido está demasiado espeso, añade la crema al final, después de licuar bien los demás ingredientes.

Calorías: 500*	Carbohidratos: 32 g	Grasas totales: 31 g
Proteínas: 20 g	Fibra dietética: 8 g	

Batido energizante de plátano con crema de cacahuate (Fases 2 y 3)

Ésta es una variante del batido energizante de la Fase 1. La combinación clásica de pláta-no y crema de cacahuate con un poco de nuez moscada garantiza satisfacción. Justo la combinación indicada de nutrientes, ¡te sentirás saciado toda la mañana!

Tiempo de preparación: 5 minutos
Tiempo total: 5 minutos
Rinde 1 porción

- 1 plátano fresco o congelado
- 2 a 3 cucharadas de crema de cacahuate u otra, sin azúcar
- 1 taza de leche de soya o de almendra sin endulzar
- 2½ cucharadas de proteínas en polvo 100% suero (½ porción, sin endulzantes, saborizantes ni ingredientes artificiales)
- 1 pizca de nuez moscada molida o recién rallada

* Los datos de los nutrientes son aproximados y variarán en algún grado según los productos específicos que se utilicen.

Pon todos los ingredientes en la licuadora y mezcla 30 segundos hasta que quede uniforme. Sirve de inmediato.

Sugerencia: un plátano congelado es un plátano maduro pelado y rebanado metido al congelador en una bolsa hermética de plástico.

Calorías: 442	Carbohidratos: 37 g	Grasas totales: 20 g
Proteínas: 28 g	Fibra dietética: 5 g	

Plato de tofu con frijoles negros (todas las fases)

El tofu es un lienzo en blanco: adopta el sabor de tu condimento favorito. Si nunca has sido un entusiasta del tofu, dale otra oportunidad. Con la mezcla correcta de condimentos, te sorprenderá lo versátil y delicioso que puede ser este alimento vegetal alto en proteínas.

Tiempo de preparación: 3 minutos
Tiempo total: 10 minutos
Rinde 4 porciones (6 tazas)
- 1 cucharada de aceite de oliva extravirgen
- 1 diente de ajo picado
- 400 a 450 gramos de tofu extrafirme, escurrido y secado con una toalla de papel
- 1 cucharada de chile en polvo
- ½ cucharadita de comino molido
- 1 pizca de pimienta de Cayena, o más, al gusto
- 1 cucharadita de sal
- ¼ de cucharadita de pimienta negra molida
- 2 cucharadas de agua
- 1¾ tazas de frijoles negros cocidos y escurridos (una lata de 425 gramos)
- ½ taza de cilantro fresco picado

Calienta el aceite en una sartén grande a fuego medio. Agrega el ajo. Desmenuza el tofu y espolvorea el chile en polvo, comino, sal y pimienta. Saltea de 2 a 3 minutos. Añade el agua y revuelve para que el tofu absorba los condimentos y el agua. Agrega los frijoles y mezcla; saltea 2 o 3 minutos más. Pon el cilantro y sazona al gusto.

Sirve con rebanadas de aguacate, crema agria, salsa ranchera (página 341) o tu salsa favorita.

Sugerencia: este platillo también es delicioso servido en un rollo de lechuga, con una ensalada para tacos (véase la comida del Día 4 del plan de comidas de la Fase 1) o con queso como relleno de una quesadilla (página 314) para la Fase 3.

Calorías: 243	Carbohidratos: 21 g	Grasas totales: 10 g
Proteínas: 22 g	Fibra dietética: 10 g	

Waffles o crepas sin cereales con salsa de frutas (todas las fases)

Estos waffles no llevan azúcar, lo que realza el dulzor de la cubierta de fruta. Haz una tanda para comer de inmediato, o deja enfriar y guarda en una bolsa hermética grande en el refrigerador o el congelador. Recalienta en el tostador; ¡un desayuno de agasajo para cualquier fase!

Tiempo de preparación: 15 minutos
Tiempo total: 30 minutos
Rinde 4 waffles

Waffles

- 1 taza de harina de haba o garbanzo
- ¹/₈ de cucharadita de sal
- ¾ de cucharadita de bicarbonato de sodio
- 1 huevo separado
- ¾ de taza de yogur griego natural entero
- ¼ de taza de leche de soya o de almendra sin endulzar o leche entera

- ¼ de taza de aceite sin sabor, como el de cártamo de alto contenido oleico o de aguacate y un poco más para cubrir la wafflera
- ½ cucharadita de extracto puro de vainilla (sin azúcar)

Salsa de frutas
- 3 tazas de moras azules, fresas o cerezas congeladas
- 1 cucharada de agua
- Para las Fases 2 y 3: 3 cucharadas de miel pura de maple

Crema batida para cubrir
- Fase 1: ¾ de taza de crema batida (página 297; comienza con 6 cucharadas de crema entera)
- Fases 2 y 3: ¼ de taza de crema batida (página 297; comienza con 2 cucharadas de crema entera)

Para hacer los waffles: precalienta la wafflera. Mezcla la harina, sal y bicarbonato en un tazón grande. En otro, bate la yema, yogur, leche, aceite y vainilla. Revuelve los ingredientes húmedos con los secos hasta que mezclen bien. La masa debe ser tan espesa como la de un muffin o pastel.

Agita la clara con un batidor o batidora a punto de nieve. Vacíala poco a poco en la masa.

Cubre de aceite la wafflera. Vierte ½ taza de masa por waffle (o sigue las instrucciones del fabricante).

Deja cocer hasta que los waffles se doren, 2 minutos o según las instrucciones. Sirve de inmediato, o conserva caliente en el horno a la temperatura más baja hasta que acabes de hacer el resto. Cubre con una toalla de cocina para que no se resequen.

Para hacer la salsa de frutas: pon la fruta y el agua en una cacerola chica. Sólo para las Fases 2 y 3, agrega la miel de maple (si vas a usarla). Cubre y cuece a fuego medio-bajo hasta que la fruta esté suave y caliente. Vierte la mezcla en un frasco o vaso hondo de vidrio y boca ancha. Usa una batidora de inmersión para hacer un puré moderado con las moras.

Sirve cada waffle caliente con una cubierta de ¹/₃ de taza de fruta y 3 cucharadas de crema batida por porción para la Fase 1, o 1 cucharada de crema batida por porción para las Fases 2 y 3.

Sugerencia: las masas sin gluten como ésta deben ser espesas para que mantengan su consistencia cuando se cuecen. Agregar líquido para que parezca una típica masa aguada de crepas hará que el centro quede pastoso y crudo.

Variantes: para hacer crepas en vez de waffles, vacía la masa en una sartén caliente (cubierta de aceite) y voltea una vez para dorar ambos lados.

Versión para la Fase 1 (sin miel de maple en la cubierta de frutas y 3 cucharadas de crema batida)

Por porción:	Proteínas: 12 g	Fibra dietética: 5 g
Calorías: 406	Carbohidratos: 29 g	Grasas totales: 28 g

Versión para la Fase 2 (con miel de maple en la cubierta de frutas y 1 cucharada de crema batida)

Por porción:	Proteínas: 12 g	Fibra dietética: 5 g
Calorías: 393	Carbohidratos: 38 g	Grasas totales: 22 g

Frittata favorita del doctor Ludwig (todas las fases)

Éste es un desayuno básico en casa de los Ludwig. Es fácil de hacer y los sobrantes son fáciles de recalentar en un tostador. Incluso puedes comer una rebanada sobrante como refrigerio rápido.

Tiempo de preparación: 8 minutos
Tiempo total: 25 minutos
Rinde 4 porciones
- 3 cucharaditas de aceite de oliva extravirgen
- 5 huevos
- 3 claras
- 1 o 2 dientes de ajo picados
- ½ cucharadita de sal

- ¼ de cucharadita de pimienta negra molida
- 1 calabacita chica finamente rebanada
- 1 jitomate chico finamente rebanado
- 1 cucharadita de hierbas italianas mixtas
- ½ taza de queso cheddar rallado
- 1 taza de col rizada (en trozos pequeños)
- ½ aguacate sin hueso, pelado y rebanado para decorar

Precalienta el horno a 204 °C.

Calienta 2 cucharaditas de aceite en una sartén de 30 centímetros de hierro fundido o en un refractario antiadherente a fuego lento. Revuelve en un tazón los huevos, claras, ajo, sal y pimienta hasta que haga espuma. Vacía la mezcla en la sartén. Apaga el fuego. Coloca las rebanadas de calabaza en una sola capa sobre los huevos y las de jitomate en una capa sobre ellas. Espolvorea las hierbas. Cubre uniformemente con el queso.

Mete al horno 5 minutos o hasta que el queso se derrita. Acitrona la col con la cucharadita de aceite restante, ponla sobre la frittata y hornea de 8 a 10 minutos más, o hasta que los huevos esponjen y la col comience a tostarse.

Adorna con rebanadas de aguacate fresco para servir.

Variantes: en lugar de jitomate, esparce una buena ración de salsa marinara (sin azúcar) Para la Fase 1, rocía la frittata con 1 cucharada de aceite de oliva extravirgen.
Para la Fase 2, usa 4 huevos y 4 claras.

Calorías: 238	Carbohidratos: 7 g	Grasas totales: 17 g
Proteínas: 16 g	Fibra dietética: 2 g	

Avena irlandesa *overnight* (Fases 2 y 3)

Prueba esta avena como un budín frío o caliente; es deliciosa en ambas formas. Para un desayuno completo, sirve cada porción con un par de huevos tibios, revueltos o fritos. Haz un desayuno rápido en un vaso disponiendo en capas la avena junto con las nueces, fruta y algo de yogur griego y acompaña con un huevo duro.

Tiempo de preparación: 10 minutos

Tiempo total: La noche anterior más 10 minutos

Rinde 4 porciones

- 4 tazas de leche de soya o de almendras sin endulzar
- 1 taza de avena irlandesa
- 1 pizca de sal
- 1 pizca de canela, cardamomo o nuez moscada molidos (opcional)
- ½ taza de almendras finamente rebanadas (u otras nueces tostadas y picadas)

Vierte la leche, avena y sal en una cacerola mediana con tapa. Pon a hervir sin tapar a fuego medio; revuelve en ocasiones (vigila al final, cuando la mezcla tiende a espumar y derramarse poco antes de hervir). Pon a fuego lento y deja cocer 2 minutos. Apaga el fuego y tapa. Deja enfriar y mete al refrigerador toda la noche.

En la mañana, sirve como budín frío o recalienta a fuego medio; revuelve a menudo hasta que se caliente por completo. Si quieres, espolvorea especias. Divide la avena en cuatro porciones y cubre cada una con 2 cucharadas de nueces.

Variantes:

Fruta fresca: cubre cada porción con ½ a 1 taza de moras, manzana en cubos u otra fruta de tu elección.

Fruta seca: cuece la avena con ¼ de taza (30 gramos) de pasas, ciruelas pasas, chabacanos secos u otra fruta seca.

Calorías: 318	Carbohidratos: 34 g	Grasas totales: 14 g
Proteínas: 16 g	Fibra dietética: 11 g	

Crepas de cereal integral (Fase 3)

Estas crepas son un desayuno ideal si se acompañan con una proteína de tu elección. Sirve con una cubierta de fruta y crema entera batida. Hacer tu propia mezcla es mucho más barato que comprar una ya hecha. Duplica o triplica la receta de la mezcla seca. Guarda en un frasco hermético en la alacena y sólo agrega los ingredientes húmedos para una tanda rápida. O bien, haz una tanda completa y congela para meter en el tostador y hacer un desayuno rápido.

Tiempo de preparación: 5 minutos
Tiempo total: 20 minutos
Rinde 6 porciones (10 a 12 crepas de 13 centímetros)

Harina de las crepas
- 1 taza de harina de trigo integral o blanca
- 1 taza de harina de alforfón o trigo integral
- 2 cucharaditas de polvo para hornear
- ¼ de cucharadita de sal
- ½ taza de nueces pecanas picadas u otras nueces de tu elección

Masa de las crepas
- 2 tazas de leche entera, de soya o de almendra, más la que se necesite
- 2 huevos
- 1 cucharada de aceite sin sabor, como el de cártamo de alto contenido oleico o de aguacate, y un poco más para cubrir la sartén
- 1 cucharadita de miel pura de maple

Salsa de frutas y cubierta de crema batida
- 2 tazas de moras azules, fresas o cerezas congeladas
- 1 cucharada de agua
- 1 cucharadita de miel pura de maple (opcional)
- ¼ de taza de crema batida (página 297; comienza con 2 cucharadas de crema entera)

Precalienta una plancha antiadherente o una sartén de hierro fundido.

Para hacer la harina: mezcla en un tazón los ingredientes.

Para hacer las crepas: en un tazón aparte, combina la leche, huevos, aceite y miel de maple. Bate hasta mezclar bien. Viértelos en el tazón de la harina; revuelve despacio hasta que la harina esté húmeda. Si es necesario, agrega más leche para producir una masa espesa pero líquida. No batas en exceso.

Cubre la sartén con una leve capa de aceite. Vacía la masa en la sartén caliente en

círculos de 13 centímetros. Voltea cuando los bordes estén dorados y aparezcan pequeñas burbujas en el centro (si no aparecen, quizá la mezcla necesita más leche o se batió
de más). Cuece hasta que el segundo lado esté ligeramente dorado y la crepa se haya cocido completa. Sirve de inmediato o conserva caliente en el horno a la temperatura más
baja hasta que todo esté listo para servirse.

Para hacer la salsa de frutas: pon las moras y el agua en una cazuela chica. Agrega la
miel de maple (si vas a usarla). Tapa y cuece a fuego medio-bajo hasta que la fruta esté
suave y caliente. Pon la mezcla en un frasco o vaso hondo de vidrio y boca ancha. Usa
una batidora de inmersión para hacer un puré con las moras.

Sirve las crepas calientes con ¼ de taza de cubierta de fruta y una cucharada de crema batida por porción. También puedes dejarlas enfriar y guardarlas en una bolsa hermética de plástico en el refrigerador o el congelador. Recalienta en el tostador.

Variantes: espolvorea las nueces sobre las crepas en vez de mezclarlas con la masa.

Agrega más o menos leche para crepas más gruesas o delgadas, dependiendo de tu
preferencia.

Prueba diferentes tipos de harinas de cereales integrales. Recuerda que harinas diferentes absorberán cantidades diferentes de leche, así que tendrás que hacer ajustes con
base en la harina que uses. Experimenta para encontrar la cantidad adecuada para tus
crepas perfectas.

Calorías: 337	Carbohidratos: 42 g	Grasas totales: 15 g
Proteínas: 10 g	Fibra dietética: 7 g	

Granola casera (Fase 3)

No es necesario que compres granola cara: ésta es más nutritiva, fácil de hacer y de
guardar hasta que tengas que usarla. Sirve con yogur griego entero para darte un gusto delicioso.

296

Tiempo de preparación: 5 minutos

Tiempo total: 25 minutos

Rinde de 4 a 6 porciones (1½ tazas)

- 2 cucharadas de aceite sin sabor, como el de cártamo de alto contenido oleico o de aguacate
- 2 cucharadas de miel pura de maple
- ¾ de taza de hojuelas de avena (no instantánea)
- ½ cucharada de semillas de ajonjolí
- ¾ de taza de nueces picadas en trozos grandes (pecanas, de la India, almendras, cacahuates, etcétera)
- 2 cucharadas de coco rallado sin endulzar

Precalienta el horno a 175 °C

Revuelve el aceite y miel de maple en un tazón.

En un tazón aparte, combina la avena, semillas y nueces. Agrega los ingredientes húmedos y revuelve hasta que la granola se impregne.

Vierte la mezcla en una charola de horno poco profunda. Hornea de 15 a 20 minutos o hasta que aparezcan burbujas y la mezcla dore; revuelve cada 5 o 10 minutos para asegurar un dorado uniforme. Saca del horno y agrega el coco rallado. Mezcla bien. Deja enfriar y sirve, o guarda en un frasco hermético en la alacena.

Por cada porción de ¼ de taza:

Calorías: 266	Carbohidratos: 19 g	Grasas totales: 20 g
Proteínas: 7 g	Fibra dietética: 3 g	

Crema batida (todas las fases)

No creerás lo simple y rápido que es hacer tu propia crema batida. Esta suculenta cubierta vuelve deliciosa cualquier receta, ¡y no extrañarás el azúcar!

Tiempo de preparación: 3 minutos

Tiempo total: 3 minutos

297

Rinde de 4 a 8 porciones (½ taza)
- ¼ de crema entera

Pon la crema en un tazón hondo. Agita con el batidor o la batidora a punto de nieve (hasta formar grumos moderados). Sirve de inmediato o guarda en el refrigerador para cuando la necesites.

Por 1 cucharada:

Calorías: 13	Carbohidratos: 0 g	Grasas totales: 1 g
Proteínas: 0 g	Fibra dietética: 0 g	

PLATOS FUERTES

Pollo frito en wok (todas las fases)

Ésta es una receta rápida cuando quieres algo fresco y delicioso. Si usas verduras ya picadas, esta comida se hará en un instante. También sabe de maravilla en un rollo de lechuga al día siguiente.

Tiempo de preparación: 10 minutos
Tiempo total: 20 minutos
Rinde 4 porciones
- 1 cucharada de aceite sin sabor, como el de ajonjolí (sin tostar), cártamo de alto contenido oleico o aguacate.
- 6 muslos de pollo sin piel ni hueso (700 gramos) cortados en trozos pequeños
- Salsa frita en wok (página 329)
- 100 gramos de champiñones shiitake, cremini u hongos blancos
- 1 cabeza de brócoli cortada en cogollos pequeños, con el tallo pelado y cortado en trozos chicos
- 2 zanahorias medianas cortadas en bastones o en rallado grueso (1 taza)
- 2 tazas de col cortada en tiras
- 225 gramos de chícharos (15 a 20 vainas)

- 3 tazas de espinacas
- Pimienta negra recién molida
- Sal

Calienta el aceite en una sartén grande a fuego medio. Agrega el pollo y saltea hasta que empiece a dorar, unos 5 minutos.

Añade la salsa frita en el wok y los champiñones. Saltea hasta que el pollo deje de estar rosa en medio, de 5 a 7 minutos. Pon el brócoli, zanahoria, col y chícharos y mezcla. Tapa y cuece a fuego lento; revuelve ocasionalmente hasta que las verduras estén suaves pero todavía brillantes, de 3 a 5 minutos. Agrega el agua necesaria para que la mezcla no se queme ni se pegue. Extiende las espinacas en un platón o divídelas en tazones individuales. Coloca encima el pollo y las verduras; deja en la sartén el exceso de líquido. Las espinacas se encogerán bajo el calor del pollo. Pon a hervir el líquido de la sartén y deja a fuego lento hasta que la salsa espese. Vacíala en el pollo. Sirve de inmediato mientras las verduras aún brillan. Sazona con pimienta negra recién molida y sal al gusto.

Sugerencia: sirve con un postre alto en grasas, como enjambres de coco con nueces de la India (página 354) o, para la Fase 2, crocante de pera con fresas (página 355).

Variantes: agrega las verduras que quieras o sustituye con ellas las de la receta.

Para las Fases 2 y 3, sigue la variante con arroz integral: añade las espinacas a las demás verduras. Una vez que saques las verduras y el pollo de la sartén, agrega a la salsa restante ½ taza de arroz integral cocido o de quinoa cocida por porción (2 tazas en total para la receta). Saltea hasta que el cereal absorba toda la salsa. Sirve las verduras y el pollo sobre el cereal.

Para un versión vegetariana, sustituye el pollo por 700 gramos de tofu extrafirme, escurrido y secado con una toalla de papel; córtalo en cubos pequeños y condimenta con sal adicional o salsa de soya al gusto.

Para una versión con mariscos, sustituye el pollo por 450 a 550 gramos de camarones pelados y desvenados.

Para una versión con carne, sustituye el pollo por 550 gramos de fajitas de res y las verduras por cebollas con pimiento rojo, amarillo y verde.

Calorías: 371	Carbohidratos: 22 g	Grasas totales: 15 g
Proteínas: 40 g	Fibra dietética: 8 g	

Pescado asado con ajo y limón (todas las fases)

Esta receta fácil y rápida funciona con casi todo tipo de pescados de carne blanca, así como con salmón. Es una cena perfecta para la semana; puedes tenerla lista en la mesa en sólo veinte minutos, con todas sus guarniciones.

Tiempo de preparación: 5 minutos
Tiempo total: 20 minutos
Rinde 4 porciones

- 550 a 680 gramos de filete de pescado de carne blanca (bacalao, cría de bacalao, merluza u otro)
- ½ cucharadita de sal o más, al gusto (los filetes de más de 2.5 centímetros de grosor podrían necesitar más sal)
- 2 cucharadas de aceite de oliva extravirgen
- I o 2 dientes de ajo picados
- ½ limón finamente rebanado
- Perejil, cilantro o cebollines frescos y picados para decorar

Dispón el horno en modo de asar.

Enjuaga el pescado, palméalo para secarlo y espolvorea un poco de sal. Calienta el aceite en una sartén de hierro fundido o un refractario a fuego medio-alto. Añade el ajo y saltea unos segundos. Pon el pescado en la sartén y séllalo unos segundos por cada lado. Saca y apaga el fuego.

Tiende en una sola capa las rebanadas de limón sobre la sartén y pon el pescado encima. De ser posible, cubre con el limón todo el pescado, para que éste no se queme en el horno y produzca una buena salsa.

Mete la sartén al horno y asa hasta que el pescado opaque y empiece a dorarse de arriba (de 8 a 10 minutos por cada 2.5 centímetros de grosor del filete). Transfiere a un platón. Si hay líquido todavía, calienta de 3 a 5 minutos la sartén en una hornilla para que la salsa espese. Vierte la salsa en el pescado y pon las rebanadas de limón encima. Adorna con perejil picado. Sirve de inmediato.

Variantes: variante con salmón: usa salmón con piel y ásalo hasta que se tueste.

Calorías: 205	Carbohidratos: 2 g	Grasas totales: 8 g
Proteínas: 31 g	Fibra dietética: 0 g	

Piernas de cordero que se derriten en tu boca (todas las fases)

¡El nombre lo dice todo!

Tiempo de preparación: 5 minutos
Tiempo total: 1 hora 45 minutos
Rinde 4 porciones

- 4 piernas de cordero medianas (1 kilo en total)
- 1 taza de vino tinto
- ½ taza de agua
- 1 hoja de laurel (seca)
- 10 granos enteros de pimienta negra
- ½ a ¾ de cucharadita de sal

Pon las piernas de cordero en una sartén o cacerola hondos. Añade el vino tinto, el agua, el laurel y la pimienta. Espolvorea la sal y pon a hervir a fuego medio. Tapa y deja a fuego lento; voltea las piernas cada 20 minutos, durante 90 o más, hasta que la carne esté suave y se desprenda fácilmente del hueso. Reduce más el fuego o agrega un poco de agua de ser necesario, para que las piernas no se quemen. Transfiérelas a un platón. Cocina la salsa a fuego medio de 3 a 5 minutos más para que espese. Vacíala sobre las piernas y sirve.

Variantes: espolvorea tus hierbas secas favoritas, como tomillo u orégano.
  Cocina en una olla de cocción lenta, según las instrucciones del fabricante.
  Sustituye el cordero por lomo o pierna de cerdo.

Calorías: 442	Carbohidratos: 1 g	Grasas totales: 30 g
Proteínas: 41 g	Fibra dietética: 0 g	

Marinara primavera (todas las fases)

Esta nueva versión de un plato estándar satisface los antojos italianos y es una espléndida forma de incluir verduras extra en una comida. Sírvela como platillo principal en la Fase 1, sobre quinoa o mijo esponjoso en la Fase 2 o combinada con pasta integral en la Fase 3.

Tiempo de preparación: 10 minutos
Tiempo total: 30 minutos
Rinde 4 porciones

- 1 cucharadita de aceite de oliva extravirgen
- 1 cebolla chica en cubos
- 1 diente de ajo picado
- 1 calabacita grande cortada en trocitos
- 1/8 de cucharadita de sal
- ¼ de cucharadita de pimienta negra molida
- 2 a 3 tazas de salsa marinara (sin azúcar)
- 1 receta de tempeh desmenuzado (página 312)
- 1 a 2 tazas de verduras de hojas verdes (col, col rizada, espinacas, arúgula, hojas de betabel, acelga, etcétera, en trocitos)

Calienta el aceite en una sartén grande u olla a fuego medio. Agrega la cebolla, ajo, calabaza, sal y pimienta. Saltea hasta que la cebolla esté transparente, unos 5 minutos. Vierte la salsa marinara y revuelve.

Tapa y deja a fuego lento 10 minutos o hasta que la calabacita esté suave. Añade el tempeh desmenuzado, las verduras y revuelve. Tapa y deja a fuego lento hasta que éstas estén suaves pero aún brillen, de 3 a 5 minutos para la col o col rizada y de 1 a 2 para verduras más blandas, como espinacas y arúgula.

Sazona al gusto. Sirve así para la Fase 1, con cereales integrales para la Fase 2 y con pasta integral para la Fase 3.

Variantes: para mantener crujiente el tempeh, añade 85 a 115 gramos de tempeh desmenuzado (página 312) como una guarnición sobre cada porción en vez de mezclarlo con la salsa.

Añade las verduras que quieras o sustituye las de la receta con ellas, sean champiñones, berenjena, pimientos, brócoli, ajo asado, corazones de alcachofa o hierbas frescas.

Sustituye el tempeh por 550 gramos de carne molida de pavo, res o cordero o por 680 gramos de muslos de pollo sin hueso ni piel. Cuece la carne con las verduras y aumenta la sal a ½ cucharadita o al gusto, dependiendo de lo salado de la salsa marinara.

Calorías: 429　　Carbohidratos: 25 g　　Grasas totales: 28 g
Proteínas: 25 g　　Fibra dietética: 12 g

Estofado de carne de res, frijoles y cebada (todas las fases)

Esta magnífica sopa es un poco tardada de preparar, pero la recompensa a tu paciencia será una carne ultrasuave y un sustancioso caldo. Puedes comerla de inmediato, pero el sabor mejorará luego de veinticuatro horas en el refrigerador.

Tiempo de preparación: 20 minutos
Tiempo total: 1 hora
Rinde 4 porciones
- 1 cucharada de aceite de oliva extravirgen
- 450 gramos de agujas de ternera u otra carne para estofado cortada en cubos de 1 centímetro
- 1 cucharadita de sal
- ¼ de cucharadita de pimienta negra molida, y un poco más para sazonar
- 1 cebolla mediana rebanada
- 1 tallo de apio en dados
- 4 tazas de agua
- 1¾ tazas de jitomates de lata en cubos (una lata de 400 gramos)
- ½ taza de cebada cruda
- 1¾ tazas de frijoles colorados cocidos, escurridos y enjuagados (una lata de 425 gramos)
- 8 tazas de acelgas u otras hojas verdes picadas
- 2 cucharaditas de romero finamente picado o 1 cucharadita del deshidratado

- I cucharadita de tomillo deshidratado o más, al gusto
- Perejil o cebollines frescos y picados para sazonar

Precalienta el horno a 165 °C

Calienta el aceite en una olla grande de hierro o barro con tapa a fuego medio. Agrega la carne, sal y pimienta. Cuece hasta que dore. Añade la cebolla, apio, agua, jitomates, cebada, frijoles, la mitad de las acelgas, romero y tomillo y pon a hervir. Tapa y mete al horno I hora.

Saca del horno, vierte el resto de las acelgas y revuelve. Sazona al gusto. Adereza con pimienta negra recién molida y perejil. Sirve caliente. Refrigera los sobrantes hasta 3 días o congela en porciones individuales.

Variantes: cuece a fuego lento en la estufa o en una olla de cocción lenta en vez de hornear.

Para una versión sin gluten, usa arroz integral en lugar de cebada.

Agrega otras hierbas o especias, como pimienta de Cayena, curry u otros condimentos de tu gusto.

Para una versión vegetariana, sustituye la carne por 400 a 450 gramos de tofu extrafirme, escurrido, secado con una toalla de papel y cortado en cubos de I centímetro.

Calorías: 423	Carbohidratos: 43 g	Grasas totales: 13 g
Proteínas: 35 g	Fibra dietética: 13 g	

Guisado de col (todas las fases)

Ésta es una modesta variante de una receta tradicional de col rellena. Con ella obtendrás toda la satisfacción de los rollos de col en una salsa agridulce sin la molestia de rellenar cada hoja de col.

Tiempo de preparación: 15 minutos
Tiempo total: I hora 25 minutos

Rinde 4 porciones
- I cebolla mediana partida en cuatro
- 4 dientes de ajo
- I pimiento rojo sin corazón ni semillas
- 550 gramos de carne magra molida
- I cucharadita de sal
- ¼ de cucharadita de pimienta negra molida
- 3½ tazas de jitomates enlatados en cubos (dos latas de 400 gramos)
- 2 a 4 cucharaditas de vinagre de manzana
- I manzana sin corazón partida en cuatro
- ¼ de cucharadita de canela molida
- 5 a 6 tazas de col cortada en tiras (½ col sin corazón)

Precalienta el horno a 190°C. En una cacerola mediana pon a hervir a fuego alto varias tazas de agua.

En un procesador de alimentos, coloca la cebolla, ajo y pimiento. Pulsa hasta que estén finamente picados (reserva el recipiente del procesador para los demás ingredientes, no es necesario que lo laves). Pasa a un tazón mediano. Añade la carne, ½ cucharadita de sal y $^1/_8$ de cucharita de pimienta negra y revuelve.

En el procesador o un recipiente grande en el que quepa la batidora de inmersión sin salpicar, coloca los jitomates, vinagre, manzana, canela, la ½ cucharadita de sal y la pimienta negra restantes. Procesa hasta que la manzana esté finamente picada.

Blanquea la col sumergiéndola 30 segundos en el agua hirviendo, taza por taza (o de dos en dos). Retírala con una coladera o cuchara con ranuras. Deja escurrir en un plato grande.

Cubre la base de un refractario de 23 x 30 centímetros con una taza de la mezcla de jitomate. Forma después una capa con la mitad de la col y la mitad de la mezcla de la carne. Forma otra capa con una segunda taza de la mezcla de jitomate, la col restante y el resto de la mezcla de carne. Remata con la mezcla de jitomate.

Cubre con papel aluminio y hornea 45 minutos. Quita el papel y cuece 30 minutos más.

Variantes: para una versión vegetariana, sustituye la carne por 1 receta de tempeh desmenuzado (página 312) y reduce la sal a la mitad.

Sustituye la carne por 550 gramos de carne molida de pavo.

Usa menos vinagre para lograr un guiso de sabor más tenue.

Calorías: 366	Carbohidratos: 26 g	Grasas totales: 14 g
Proteínas: 32 g	Fibra dietética: 6 g	

Pastel de carne con cubierta de coliflor (todas las fases)

Esta receta tuvo gran éxito entre los participantes en nuestro plan piloto. La cubierta de coliflor y alubias es quizá más rica y sustanciosa que la tradicional de papas... ¡tus hijos no sabrán que no tiene papas a menos que se los digas! Considera hacer porciones individuales y congelar raciones extra para una comida de último minuto. Para un fantástico platillo vegetariano, prueba la variante con tempeh.

Tiempo de preparación: 15 minutos

Tiempo total: 45 minutos

Rinde 6 porciones

- 1 coliflor chica o mediana en trozos grandes (4 a 6 tazas)
- 1 cebolla grande en cuartos
- 2 dientes de ajo
- 1 bulbo de hinojo mediano (o 4 zanahorias chicas) en trozos grandes
- 1 cucharadita + 2 cucharadas de aceite de oliva extravirgen o mantequilla
- 225 gramos de champiñones blancos o cremini rebanados
- 680 gramos de carne magra molida
- 1¼ cucharaditas de sal
- ⅛ de cucharadita + ¼ de cucharadita de pimienta negra molida
- 170 gramos de puré de tomate en lata
- ½ taza de agua
- Una pizca de pimienta de Cayena (opcional)
- 1¾ tazas de alubias escurridas y enjuagadas

Mete la coliflor en una olla y agrega agua hasta cubrir. Pon a hervir a fuego alto, reduce a medio y cuece hasta que la coliflor esté suave, unos 10 minutos.

Mientras se cuece, precalienta el horno a 190 °C.

Pon la cebolla, ajo e hinojo en el procesador de alimentos y pulsa hasta que estén finamente picados.

Calienta en una sartén grande 1 cucharadita del aceite de oliva a fuego medio. Agrega la mezcla de cebolla, los champiñones, carne, ½ cucharadita de sal y ⅛ de cucharadita de pimienta. Cuece y remueve a menudo hasta que la carne se dore, de 5 a 10 minutos.

Revuelve el puré de tomate y agua en un tazón pequeño y agrega la mezcla a la sartén con la carne. Añade la pimienta de Cayena (si vas a usarla) y apaga el fuego.

Escurre la coliflor, devuélvela a la olla y pon el resto de las 2 cucharadas de aceite, ¾ de cucharadita de sal, ¼ de cucharadita de pimienta y alubias. Haz puré todo esto con una batidora hasta que la mezcla sea uniforme.

Pasa la mezcla de la carne a una charola de horno de 23 x 30 centímetros (o a seis recipientes individuales de 10 o 12.5 centímetros). Cubre con la mezcla de la coliflor. Hornea de 20 a 30 minutos o hasta que el guiso burbujee.

Sirve de inmediato. Deja enfriar y refrigera o congela las porciones extra. Si refrigeras raciones ya hechas, recalienta en el horno precalentado a 190 °C hasta que se caliente todo, unos 20 minutos. Sirve caliente.

Variantes: para una versión vegetariana, sustituye la carne por tempeh desmenuzado (página 312), aumenta el agua a 1 taza y reduce la sal en ½ cucharadita o al gusto.

Sustituye la carne de res por 680 gramos de carne molida de pavo o cordero.

Calorías: 400	Carbohidratos: 31 g	Grasas totales: 17 g
Proteínas: 32 g	Fibra dietética: 8 g	

Mollete moderno (Fase 2 y 3)

¿A quién no le encantan los molletes? Incluso a tu comensal más quisquilloso le fascinará esta reinventada receta. Mejor todavía, acompáñala con ensalada de col agria (página 350) y frituras de camote asado (página 349) para tener una comida completa.

Tiempo de preparación: 10 minutos
Tiempo total: 20 minutos
Rinde 4 porciones
- 2 cucharadas de aceite de oliva extravirgen
- 1 cebolla en cubos
- 1 pimiento rojo sin corazón ni semillas en cubos
- 550 gramos de carne magra molida
- 1 cucharadita de sal
- 1¾ tazas de jitomates de lata picados (una lata de 400 gramos)
- 1 cucharada de miel de abeja
- ¼ de taza de vinagre de manzana
- ¼ de cucharadita de clavo molido
- ¼ de cucharadita de canela molida
- ¼ de cucharadita de mostaza en polvo
- ⅛ de cucharadita de pimienta negra molida
- Pimienta de Cayena al gusto
- Para la fase 2: 2 bollos integrales para hamburguesa (usa de cereales germina-dos, si puedes conseguirlos)

Calienta el aceite en una sartén grande a fuego medio. Agrega la cebolla y pimiento rojo y cuece 3 minutos; mueve con frecuencia. Añade la carne y la sal, y mueve a menudo hasta que la carne se dore, unos 5 minutos.

En una licuadora o en un frasco de conservas grande con una batidora de inmersión mezcla el jitomate, miel, vinagre, clavo, canela, mostaza, pimienta negra y de Cayena. Vierte esta mezcla de jitomate en la de la carne y revuelve. Deja a fuego lento de 5 a 10 minutos. Sirve como plato principal de la Fase 2 o cada porción sobre un bollo sin tapa en la Fase 3.

Variantes: para una versión vegetariana, sustituye la carne por 400 a 450 gramos de tofu extrafirme, escurrido, secado con una toalla de papel y desmenuzado, y agrega la sal al gusto.

Fase 2

| Calorías: 377 | Carbohidratos: 13 g | Grasas totales: 23 g |
| Proteínas: 28 g | Fibra dietética: 2 g | |

Fase 3 (con bollos de cereales integrales germinados)

| Calorías: 462 | Carbohidratos: 30 g | Grasas totales: 23 g |
| Proteínas: 28 g | Fibra dietética: 5 g | |

Muslos de pollo asados a las hierbas (todas las fases)

No encontrarás una forma más fácil de hacer pollo. Sé creativo y añade tus combinaciones favoritas de hierbas aromáticas. Los sobrantes de muslos son maravillosos en una ensalada o rollo de lechuga con una salsa cremosa.

Tiempo de preparación: 5 minutos
Tiempo total: 50 minutos
Rinde 4 porciones
- 6 u 8 muslos de pollo con hueso y piel (900 gramos)
- 1 cucharada de aceite de oliva extravirgen
- 1 o 2 cucharadas de mezcla italiana de hierbas aromáticas (o tu combinación favorita)
- ½ a ¾ de cucharadita de sal
- ¼ de cucharadita de pimienta negra molida

Precalienta el horno a 175 °C.

Pon el pollo con la piel hacia arriba en una charola de horno de 60 centímetros cuadrados. Rocía el aceite y espolvorea la mezcla de hierbas aromáticas, sal y pimienta. Hornea 45 minutos o hasta que el pollo esté bien cocido, ya no rosa. Báñalo ocasionalmente en su propio jugo.

Variantes: sustituye el aceite de oliva por ¹/₃ de taza de vinagreta de mostaza (página 333).

Calorías: 350	Carbohidratos: 1 g	Grasas totales: 24 g
Proteínas: 32 g	Fibra dietética: 0 g	

Pollo deshebrado a la mexicana (todas las fases)

Úsalo como relleno para tacos, en guisos, sírvelo envuelto en una tortilla, o en quesadillas (página 314) y cubre con guacamole o crema agria. Las porciones extra duran en el refrigerador hasta tres días, o congela para que duren más.

Tiempo de preparación: 5 minutos
Tiempo total: 10 a 25 minutos
Rinde 6 porciones (3 tazas)

- 3 cucharadas de aceite de oliva extravirgen
- 6 a 8 muslos de pollo sin hueso ni piel (800 gramos)
- ¼ de cucharadita de ajo en polvo
- 1 cucharadita de comino molido
- ¼ de cucharadita de chile rojo en polvo, ancho o de árbol
- Una pizca de pimienta de Cayena o al gusto
- ½ cucharadita de sal
- ¹/₈ de cucharadita de pimienta negra molida

Calienta el aceite en una sartén grande a fuego medio. Añade el pollo, especias, sal y pimienta.

Tapa y deja cocer; voltea regularmente, sobre todo al principio, hasta que el aceite y el jugo del pollo comiencen a formar una salsa. Agrega el agua que sea necesaria, 1 cucharada cada vez, para que la mezcla no se queme ni se pegue. Deja hasta que el pollo se cueza por completo, de 15 a 20 minutos. Desmenuza el pollo en la sartén con dos tenedores, jalando en la dirección de la fibra para hacer tiras delgadas. Deja calentar el pollo desmenuzado y remueve con frecuencia hasta que el líquido y las especias se hayan absorbido y el pollo esté bien cocido, de 3 a 5 minutos.

Variantes: para una versión vegetariana, sustituye el pollo por 680 gramos de tofu extrafirme, escurrido, secado con una toalla de papel, desmenuzado. Añade 1 cucharadita de sal y 2 o 3 de comino. Cocina 10 minutos. La mezcla final deberá parecer huevos revueltos.

Calorías: 220	Carbohidratos: 0 g	Grasas totales: 12 g
Proteínas: 26 g	Fibra dietética: 0 g	

Tiras fritas de tempeh o tofu (todas las fases)

Cocinar tempeh y tofu podría parecer un misterio al principio, pero una vez que aprendes a hacerlo querrás sustituir la carne por ellos de cuando en cuando. Esta receta brinda una manera fácil de preparar tempeh o tofu para usarlos en tus recetas preferidas. Sirve en lugar de cualquiera de las carnes usadas en los planes de comidas, como muslos de pollo asados a las hierbas (página 309) o piernas de cordero que se derriten en tu boca (página 301). Si eliges la versión vegetariana de cualquier receta, añade ésta a tus actividades regulares del día de preparación. Haz suficiente para la semana y guarda en el refrigerador para disponer una comida rápida en cualquier momento.

Tiempo de preparación: 3 minutos
Tiempo total: 20 minutos
Rinde 4 porciones
- 2 cucharadas de aceite de oliva extravirgen
- 450 gramos de tempeh de soya en tiras largas de 5 milímetros de ancho o 400 a 450 gramos de tofu extrafirme escurrido, secado con una toalla de papel y en rebanadas de 5 milímetros de ancho.
- 1 cucharadita de salsa de soya
- 3 cucharadas de agua
- ¼ de cucharadita de ajo en polvo

Calienta el aceite en una sartén o parrilla grande de hierro fundido a fuego medio-alto. Pon el tempeh en una sola capa y cuece hasta que esté dorado y crujiente de un lado,

311

de 5 a 7 minutos. Voltea y dora el otro lado. Baja el fuego. En un tazón chico, mezcla la salsa de soya, agua y ajo en polvo. Vacía la salsa sobre el tempeh dorado.

Para tempeh: para garantizar una distribución uniforme de los sabores, tapa y deja a fuego lento 3 minutos más. Voltea y deja cocer sin tapar 3 minutos más.
Para tofu: cuece sin tapar 1 minuto por lado. Sirve o refrigera para usar en otras recetas.

Variantes: agrega a la salsa jengibre fresco u otras hierbas o especias.
   Marina el tempeh en la salsa toda la noche, o el tofu unas horas. Retira y añade el líquido al final para que se cueza y absorba.

Versión con tofu:

Calorías: 169	Carbohidratos: 2 g	Grasas totales: 13 g
Proteínas: 16 g	Fibra dietética: 2 g	

Versión con tempeh:

Calorías: 251	Carbohidratos: 14 g	Grasas totales: 13 g
Proteínas: 22 g	Fibra dietética: 5 g	

Tempeh desmenuzado (todas las fases)

Cocinar tempeh de esta forma para usarlo en otra receta producirá un sabor sustancioso y una textura carnosa. Sustituye por el tempeh desmenuzado cualquier carne molida de tus recetas favoritas. Te sorprenderá lo satisfecho que va a dejarte este frijol repleto de proteínas. El tempeh cocido dura mucho. Suma esta receta a tus actividades regulares del día. Haz suficiente para la semana y guarda en el refrigerador para disponer una comida rápida en cualquier momento.

Tiempo de preparación: 5 minutos
Tiempo total: 25 minutos
Rinde 4 porciones
   • 3 cucharadas de aceite de oliva extravirgen

- 1 cucharadita de sal
- 450 gramos de tempeh, picado o desmenuzado

Precalienta el horno a 190 °C.

Pon el aceite y la sal sobre el tempeh y revuelve hasta distribuir bien. Pasa el tempeh a un refractario de 23 x 30 centímetros. Hornea de 20 a 30 minutos, moviendo sin cesar, hasta que el tempeh esté dorado y crujiente por todos lados.

Variantes: calienta el aceite en una sartén grande de hierro fundido o de fondo grueso a fuego medio. Agrega el tempeh y la sal. Saltea, mezcla con frecuencia y, con una pala, divide los trozos grandes hasta que el tempeh esté dorado y bien cocido, unos 20 minutos. Añade el agua necesaria para que el guiso no se queme ni se pegue.

Calorías: 279	Carbohidratos: 13 g	Grasas totales: 16 g
Proteínas: 22 g	Fibra dietética: 5 g	

Pollo mediterráneo (todas las fases)

Este suculento caldo es un gran éxito en las comidas familiares, ya que satisface a todas las edades y paladares. Ofrécelo en la próxima comida en la que te toque llevar algo como una opción creativa al chile con carne.

Tiempo de preparación: 10 minutos
Tiempo total: 30 minutos
Rinde 4 porciones

- 3 cucharadas de aceite de oliva extravirgen
- 6 muslos de pollo sin hueso ni piel (680 gramos) en trozos de 2.5 centímetros
- ¼ a ½ cucharadita de sal, dependiendo del contenido de sal de las aceitunas y el queso feta
- ¼ de cucharadita de pimienta negra molida
- 1 cebolla mediana rebanada en medias lunas
- 4 dientes de ajo picados

313

- 3½ tazas de jitomates de lata en dados (dos latas de 400 gramos)
- ¾ de taza de aceitunas kalamata
- 1⅓ tazas de garbanzos cocidos, escurridos y enjuagados
- 225 gramos de ejotes (2 tazas o un puño grande)
- ¼ de taza (300 gramos) de queso feta para sazonar

Calienta el aceite en una sartén grande o una olla a fuego medio. Pon el pollo, sal y pimienta y saltea 5 minutos. Añade la cebolla y el ajo y saltea hasta que la cebolla esté suave, unos 5 minutos. Agrega los jitomates, aceitunas y garbanzos. Pon a hervir y después deja a fuego lento 10 a 15 minutos o hasta que el pollo esté bien cocido. Echa los ejotes y revuelve. Tapa y deja a fuego lento de 3 a 5 minutos, hasta que los ejotes estén suaves, pero aún brillantes. Sirve de inmediato, sazona con el queso feta.

Variantes: para una versión vegetariana, sustituye el pollo por 680 gramos de tofu extrafirme, escurrido, secado con una toalla de papel y cortado en trocitos.

Para las Fases 2 y 3, reduce el aceite a 1 o 2 cucharadas.

Calorías: 495	Carbohidratos: 28 g	Grasas totales: 24 g
Proteínas: 41 g	Fibra dietética: 8 g	

Quesadillas de pollo (Fase 3)

¿Quién no adora las quesadillas? Una de las formas más rápidas y fáciles de alimentar a toda la familia, estas quesadillas duran mucho, son fáciles de llevar y saben fantástico cuando se recalientan para desayunar o comer al día siguiente o como un refrigerio rápido. Haz una tanda doble y guarda los extras para el día siguiente.

Tiempo de preparación: 5 minutos
Tiempo total: 10 minutos
Rinde 4 porciones (2 quesadillas completas)
- 4 tortillas de harina integral o de cereales germinados de 20 centímetros
- 6 cucharadas de queso rallado Monterey Jack o cheddar

- I taza de pollo deshebrado a la mexicana (página 310)
- ½ taza de cilantro fresco picado
- 2 cucharadas de salsa

Calienta una sartén o plancha de hierro fundido a fuego medio-alto. Calienta una tortilla por un lado, unos 15 segundos, y voltea.

Reduce a fuego medio. Espolvorea la tortilla con 1½ cucharadas de queso. Cubre con ½ taza de pollo y ¼ de taza de cilantro; esparce sobre la tortilla. Cubre con 1½ cucharadas adicionales de queso y tapa con una segunda tortilla.

Cocina de un lado hasta que dore, de 1 a 2 minutos. Voltea cuidadosamente con una pala grande para que el relleno no se salga; cocina el otro lado hasta que dore, de 1 a 2 minutos. Retira de la sartén y coloca en una tabla de madera grande para dejar enfriar, de 2 a 3 minutos. Haz lo mismo con las demás tortillas, queso, pollo y cilantro.

Corta cada quesadilla en seis rebanadas. Sirve caliente, cubre con salsa.

Sugerencia: nada mejor para dorar una tortilla que una sartén de hierro fundido: las calienta como si estuvieran recién salidas de la plancha.

Variantes: añade salsa en el centro de la tortilla con el cilantro.

Cubre con guacamole o aguacate rebanado y crema agria.

Para una versión vegetariana, sustituye el pollo por ¾ de taza de plato de tofu con frijoles negros (página 289) o pollo deshebrado a la mexicana (página 310).

Calorías: 455	Carbohidratos: 49 g	Grasas totales: 17 g
Proteínas: 28 g	Fibra dietética: 10 g	

Berenjenas a la parmesana (todas las fases)

Otra receta favorita entre los participantes en la prueba piloto, este platillo es lo último en comida de confort. Si tienes poco tiempo, prepara este platillo por adelantado, refrigera y calienta antes de servir.

Tiempo de preparación: 15 minutos

Tiempo total: 45 minutos

Rinde 4 porciones

- 1 berenjena mediana (de 450 gramos) en rebanadas de 5 milímetros de grosor
- 4 cucharaditas de aceite de oliva extravirgen
- ¾ de cucharadita de sal (ajusta según lo salado de la salsa marinara)
- 400 a 450 gramos de tofu extrafirme, escurrido y secado con una toalla de papel
- ⅛ de cucharadita de pimienta negra molida
- 1 taza de queso mozzarella rallado
- 1 taza de queso ricotta
- 1 calabacita grande en rebanadas de 5 milímetros
- 2 tazas de salsa marinara (sin azúcar)
- ¼ de taza de hojas de albahaca fresca
- ¼ de taza de queso parmesano rallado

Precalienta el horno a 220 °C.

Embadurna de aceite la berenjena y forma con las rebanadas una sola capa o empálmalas apenas en una charola para horno grande (o dos de ser necesario). Espolvorea ¼ de cucharadita de sal. Asa hasta que se ablanden, 12 a 15 minutos. Retira del horno pero no lo apagues.

Entre tanto, desmenuza el tofu en un tazón grande con la sal restante y la pimienta. Mezcla bien. Añade el mozzarella y queso ricotta, y revuelve hasta integrar bien.

Cubre el fondo de una charola de horno de 23 x 30 centímetros con ¾ de taza de la salsa marinara. Coloca la mitad de la albahaca, la mitad de la berenjena asada, la mitad de la calabaza y la mitad de la mezcla de mozzarella. Repite con el resto de la salsa marinara y la albahaca, berenjena, calabaza y la mezcla de quesos. Corona con el resto de la salsa de jitomate y espolvorea el queso parmesano de manera uniforme.

Hornea la berenjena hasta que esté suave, el guiso burbujee por todas partes y el parmesano se dore arriba, unos 30 minutos. Sirve caliente.

Variantes: agrega verduras de tu elección, como pimientos rojos o cebollas, o sustituye las verduras de la receta.

Para un atajo, sustituye la berenjena y la calabacita por verduras asadas congeladas y omite el cocimiento previo de la berenjena.

Para la Fase 3: añade una capa de tallarines de lasaña sin cocer.

Calorías: 485	Carbohidratos: 17 g	Grasas totales: 34 g
Proteínas: 34 g	Fibra dietética: 8 g	

Camarones con coco al curry (todas las fases)

La combinación de camarones, coco cremoso y nueces de la India con el especiado curry —uno de los muchos apetitosos usos de la salsa de coco al curry (página 334)— vuelve tan rica y satisfactoria esta comida que no extrañarás el arroz (y después de la Fase 1, ¡no tendrás que hacerlo!).

Tiempo de preparación: 5 minutos
Tiempo total: 20 minutos
Rinde 4 porciones

- 1 cucharadita de aceite sin sabor, como el de cártamo de alto contenido oleico o de aguacate
- 680 gramos de camarones medianos, pelados y desvenados
- ¼ de cucharadita de sal
- 2 zanahorias medianas cortadas en bastones o en julianas gruesas (1 taza)
- ½ pimiento rojo sin corazón ni semillas en cubos
- 2 tazas de col picada en tiras
- 340 a 450 gramos de chícharos (30 a 40 vainas)
- 2½ tazas de salsa de coco al curry (página 334)
- ½ taza de cilantro fresco picado
- Curry en polvo
- 3 tazas de espinacas picadas

Calienta el aceite en una sartén grande o una olla a fuego medio. Agrega los camarones y espolvorea la sal. Saltea hasta que los camarones se pongan totalmente rosas, 3 a 5 minutos. Vierte las zanahorias, pimiento, col, chícharos y salsa de coco al curry y revuelve. Pon a hervir, tapa y deja cocer a fuego lento; mueve con frecuencia hasta que las verduras estén suaves, pero brillen todavía y la salsa haya espesado, de 5 a 7 minutos. Pon el cilantro y mezcla. Sazona con más curry en polvo o sal.

Tiende las espinacas en un platón o divídelas en tazones individuales. Pon encima la mezcla caliente de verduras al curry. Las espinacas se encogerán bajo el calor de la salsa. Sirve de inmediato, mientras las verduras brillan aún.

Variantes: para una versión vegetariana, sustituye los camarones por ¾ de taza de garbanzos cocidos, escurridos y enjuagados y 450 gramos de tofu extrafirme, escurrido, secado con una toalla de papel y cortado en trocitos. Aumenta la sal a ½ cucharadita o al gusto.

Sustituye los camarones por 680 gramos de pollo o pescado. Si usas pollo, córtalo en trocitos y saltea de 7 a 10 minutos o hasta que el pollo no esté rosa en medio.

Para las Fases 2 y 3, sirve una pequeña ración sobre ¼ a ½ taza de arroz integral o quinoa cocidos por porción.

Agrega verduras de tu elección o sustituye las de la receta.

Añade ½ a 1 taza de garbanzos cocidos para una salsa más cremosa.

Calorías: 421	Carbohidratos: 21 g	Grasas totales: 25 g
Proteínas: 30 g	Fibra dietética: 4 g	

Pescado horneado con mayonesa al chipotle (todas las fases)

He aquí otra fácil y rápida receta de pescado, que combina el sabor ahumado del chipotle con la cremosa exquisitez de la mayonesa.

Tiempo de preparación: 5 minutos
Tiempo total: 30 minutos
Rinde 4 porciones

- 680 gramos de filete de pescado de carne blanca (abadejo, bacalao, cría de bacalao, merluza u otro)
- ¼ de cucharadita de sal
- ²/₃ de taza de mayonesa al chipotle (página 337)
- Cilantro o cebollines frescos picados para sazonar

Precalienta el horno a 220 °C.

Enjuaga el pescado y palmea para secar. Sala ligeramente los filetes y ponlos en un refractario. Tiende una capa de mayonesa al chipotle sobre cada uno hasta distribuir uniformemente los ²/₃ de taza. Hornea de 20 a 25 minutos o hasta que el pescado opaque y se desprenda con facilidad. Los filetes delgados tardarán en asarse menos tiempo que los gruesos, de más de 2.5 centímetros. Adorna con cilantro y sirve.

Calorías: 293	Carbohidratos: 1 g	Grasas totales: 18 g
Proteínas: 31 g	Fibra dietética: 0 g	

Pescado marinado con miel balsámica (Fases 2 y 3)

Un toque de dulzor complementa el sabor salado de este platillo, ¡perfecto para una noche de verano!

Tiempo de preparación: 2 minutos
Tiempo total: 55 minutos
Rinde 4 porciones
- ½ taza de marinado de miel balsámica (página 343)
- 550 a 680 gramos de filete de pescado de carne blanca (bacalao, cría de bacalao, merluza u otro)
- Perejil o cebollines frescos picados para sazonar

Enjuaga el pescado, palmea para secar y pon en un refractario. Cubre con el marinado y refrigera de 30 minutos a 1 hora (el periodo corto para pescado blando y delgado y el largo para grueso y firme).

Precalienta el horno a 220 °C. Hornea el pescado, aún en el marinado, de 20 a 25 minutos o hasta que opaque y se desprenda con facilidad. Los filetes delgados tardarán menos en asarse que los gruesos, de más de 2.5 centímetros.

Si el marinado en el refractario no está espeso, pasa el pescado a un platón y vacíalo en una sartén. Calienta en la estufa a fuego medio y mueve con regularidad hasta que espese. Vierte el marinado ya espeso sobre el pescado y sirve. Adorna con perejil.

Variantes: para una receta de la Fase I, usa para marinar la vinagreta de jengibre con soya (página 336), la vinagreta de mostaza (página 333) o la salsa ranchera (página 341).

Calorías: 237	Carbohidratos: 8 g	Grasas totales: 8 g
Proteínas: 32 g	Fibra dietética: 0 g	

Ensalada de pollo con uvas y nueces (todas las fases)

Esta ensalada llena de proteínas tiene justo la mezcla dulce y crujiente indicada. Esta receta te ofrece una flexibilidad en la cantidad de mayonesa. Comienza con 3 cucharadas, pero no dudes en añadir 2 más si quieres más salsa.

Tiempo de preparación: 5 minutos
Tiempo total: 5 minutos
Rinde 2 porciones

- 225 gramos de piernas o muslos cocidos de pollo sin piel, en tiras o trozos pequeños
- ½ taza de garbanzos cocidos, escurridos y enjuagados
- I taza de apio picado (2 tallos)
- ½ a I taza de zanahorias picadas en julianas (I o 2 medianas)
- 2 tazas de uvas en mitades (450 gramos)
- 2 cucharadas de nueces de Castilla tostadas y picadas (página 396)
- 3 a 5 cucharadas de mayonesa básica (página 328) o comprada en la tienda (sin azúcar)
- 2 cucharaditas de jugo de limón fresco

- ¼ de cucharadita de sal
- 2 a 3 tazas de lechuga romana picada
- Pimienta negra recién molida

Coloca en un tazón mediano el pollo, garbanzos, apio, zanahorias, uvas, nueces, mayonesa, jugo de limón y sal. Revuelve hasta combinar bien. Vierte poco a poco en la lechuga. Sazona con la pimienta.

Sugerencia: confirma que el pollo esté sazonado, antes de incorporarlo a la ensalada (pueden ser sobrantes de la cena o pollo rostizado comprado). Conviene hacer esta ensalada con anticipación, para que los sabores se asienten una hora o más antes de añadir la lechuga antes de servir.

Variantes: para una versión vegetariana, sustituye el pollo por 115 gramos de tiras fritas de tempeh o tofu (página 311) en trocitos o de tempeh desmenuzado (página 312).

Para la Fase 2: usa quinoa en lugar de garbanzos.

Para la Fase 3: usa crutones en vez de garbanzos.

Calorías: 572	Carbohidratos: 35 g	Grasas totales: 34 g
Proteínas: 34 g	Fibra dietética: 8 g	

Ensalada de bistec con aderezo de queso azul (todas las fases)

Esta nueva versión de una receta clásica es uno de los platillos que hicieron que muchos participantes en el plan piloto preguntaran: "¿Ésta es comida de dieta?". La receta te ofrece flexibilidad en la cantidad de aderezo de queso. Comienza con 6 cucharadas, pero no dudes en agregar 2 más si lo deseas.

Tiempo de preparación: 5 minutos
Tiempo total: 10 minutos
Rinde 2 porciones
- 225 gramos de solomillo de res
- 1 cucharadita de aceite de oliva extravirgen

321

- ¼ de cucharadita de sal
- ¼ de cucharadita de pimienta negra molida y un poco más para sazonar
- 2 a 3 tazas de alubias escurridas y enjuagadas
- 1 taza de zanahorias cortadas en julianas
- 2 jitomates chicos en cubos u otras verduras crudas a tu elección
- 6 a 8 cucharadas de aderezo de queso azul (página 332)

Calienta una sartén de fondo grueso a fuego medio. Embadurna de aceite la carne y sazona con sal y pimienta. Pon en la sartén y cuece hasta que la carne se dore de un lado, unos 90 segundos o más si su grosor es mayor de 2.5 centímetros. Voltea y cuece 90 segundos más o hasta que la carne alcance el término a tu gusto. Retira y deja reposar en una tabla.

Rebana la lechuga finamente con un cuchillo filoso. Mezcla en un tazón grande la lechuga, alubias, zanahorias, jitomates y carne. Revuelve con el aderezo de queso azul. Sazona con la pimienta.

Variantes: para una versión vegetariana, sustituye el solomillo por 225 gramos de tiras fritas de tempeh o tofu (página 311) en trocitos o de tempeh desmenuzado (página 312).

Sustituye el solomillo por sobrantes cocidos de pollo rostizado (sin piel) o por muslos de pollo asados a las hierbas (página 309).

Para la Fase 2: usa quinoa en lugar de alubias.

Para la Fase 3: usa trozos crutones en vez de alubias.

Calorías: 525	Carbohidratos: 27 g	Grasas totales: 30 g
Proteínas: 38 g	Fibra dietética: 7 g	

Ensalada de salmón (todas las fases)

Usar salmón como opción al tradicional atún es una excelente forma de incluir en tu dieta grasas omega 3 favorables para tu corazón, reducir la exposición al mercurio y disfrutar de un fácil y delicioso platillo. Para mezclar, usa esta receta como base con otras proteínas: sustituye por huevos duros para hacer una ensalada de huevo o prueba la

variante con tofu. Sirve en una hoja de lechuga, sobre una ensalada verde o como un refrigerio con pepinos.

Tiempo de preparación: 7 minutos
Tiempo total: 7 minutos
Rinde 2 porciones (1¾ tazas)
- 1 lata (200 gramos) de salmón de Alaska o rojo
- 1 tallo de apio en cubos (½ taza)
- ¼ de taza de zanahorias cortadas en julianas
- 3 a 4 ramitos de perejil fresco finamente picado
- ½ a ¾ de taza de salsa tártara (página 330)
- ½ a 2 cucharaditas de jugo de limón fresco
- ¼ de cucharadita de ajo en polvo
- Sal y pimienta negra recién molida al gusto

Mezcla en un tazón grande todos los ingredientes, menos la sal y pimienta. Añade la sal
necesaria (dependiendo de lo salado del salmón) y sazona con la pimienta.

Variantes: para una versión vegetariana, sustituye el salmón por 200 a 225 gramos de
tofu extrafirme, escurrido, secado con una toalla de papel, desmenuzado y sazonado
con ½ cucharadita de sal y ½ cucharadita de paprika.

Calorías: 475	Carbohidratos: 5 g	Grasas totales: 34 g
Proteínas: 39 g	Fibra dietética: 1 g	

Ensalada Cobb (todas las fases)

Ésta es nuestra versión de la receta clásica, inventada en el restaurante Brewn Derby de
Los Ángeles en la década de 1930.

Tiempo de preparación: 5 minutos
Tiempo total: 5 minutos

Rinde 2 porciones
- 2 a 3 tazas de verduras para ensalada
- 2 huevos duros rebanados
- 1 taza de frijoles colorados cocidos, escurridos y enjuagados
- 2 rebanadas de tocino de pavo, cocidas y desmenuzadas (60 gramos)
- 120 gramos de carnes frías de pollo o pavo en trozos pequeños
- 1 jitomate grande en cubos
- 2 a 4 cucharadas de vinagreta de mostaza (página 333)
- 2 cucharadas de queso roquefort o azul desmenuzado (20 gramos)
- Pimienta negra recién molida

Revuelve todos los ingredientes, menos la pimienta, en un tazón grande. Sazona con ésta y sirve.

Variantes: para un versión vegetariana, sustituye las carnes frías y el tocino de pavo por 170 gramos de tiras fritas de tempeh o tofu (página 311) cortado en trocitos o de tempeh desmenuzado (página 312).

Calorías: 460	Carbohidratos: 25 g	Grasas totales: 25 g
Proteínas: 35 g	Fibra dietética: 10 g	

Ensalada de camarones con trigo quebrado (Fases 2 y 3)

Esta refrescante ensalada es una comida perfecta de un solo platillo. Se conserva bien en el refrigerador si quieres hacerla con anticipación. Agrega comino, jugo de limón o una pizca de pimienta de Cayena si quieres un sabor más intenso.

Tiempo de preparación: 10 minutos
Tiempo total: 15 minutos
Rinde 2 porciones
- ½ taza de trigo quebrado (bulgur) crudo
- ½ taza de agua hirviendo

- 2 cucharaditas de aceite de oliva extravirgen
- 2 dientes de ajo picados
- 350 gramos de camarones pelados y desvenados
- ½ cucharadita de sal
- ¼ de taza de aderezo de aceite de oliva con limón (página 338)
- ½ cucharadita de comino molido
- ¼ de taza de garbanzos cocidos, escurridos y enjuagados
- 1 jitomate mediano picado
- ½ taza de zanahorias picadas en julianas
- 1 taza de perejil fresco picado
- 2 cucharadas de cebolla picada
- Pimienta negra recién molida
- ¼ de aguacate sin hueso, pelado y rebanado para decorar

Pon el trigo quebrado en un tazón mediano y vierte el agua hirviendo. Tapa y reserva al menos 5 minutos o hasta que el agua se absorba.

Calienta 1 cucharadita de aceite en una sartén de fondo grueso a fuego medio. Añade el ajo, camarones y sal y saltea de 3 a 5 minutos o hasta que los camarones estén completamente rosas y firmes. Retira y reserva.

Combina en un tazón grande el aderezo de aceite de oliva con limón y el comino. Adiciona los garbanzos, jitomate, zanahoria, perejil, cebolla y camarones. Mezcla bien. Añade el trigo quebrado y revuelve; sazona con la pimienta. Cubre con las rebanadas de aguacate y sirve.

Variantes: para una versión vegetariana, sustituye los camarones por 225 a 300 gramos de tiras fritas de tempeh o tofu (página 311) en trocitos o de tempeh desmenuzado (página 312).

Para una versión con cereales integrales sin gluten, cuece mijo (variante mijo esponjoso) o quinoa siguiendo la "Guía para cocer cereales integrales" (página 394). Usa 1 taza de mijo esponjoso o quinoa cocidos en lugar del trigo quebrado y omite el agua hirviendo.

Calorías: 540	Carbohidratos: 44 g	Grasas totales: 28 g
Proteínas: 32 g	Fibra dietética: 12 g	

Pollo ranchero (todas las fases)

¡Añade a tu semana algo del brío del sur de la frontera! Al igual que muchas otras recetas de *No más hambre*, prepara la salsa por adelantado para que puedas hacer esta fabulosa comida en un instante.

Tiempo de preparación: 1 minuto
Tiempo total: 25 a 45 minutos
Rinde 4 porciones

- 6 muslos de pollo sin hueso ni piel (680 gramos)
- ¼ de cucharadita de sal
- 1½ tazas de salsa ranchera (página 341)

Precalienta el horno a 175 °C

Pon el pollo en un refractario de 20 o 23 centímetros. Espolvorea la sal. Vierte la salsa ranchera. Hornea de 30 a 45 minutos o hasta que el pollo esté bien cocido.

Variantes: sustituye el pollo por 680 gramos de filete de pescado de carne blanca (bacalao, cría de bacalao, merluza u otro) y reduce el tiempo de cocción a 25 minutos.

Sustituye el pollo por 680 gramos de tofu extrafirme, escurrido, secado con una toalla de papel y cortado en rebanadas de 5 milímetros y reduce el tiempo de cocción a 25 minutos.

Calorías: 272	Carbohidratos: 6 g	Grasas totales: 12 g
Proteínas: 34 g	Fibra dietética: 1 g	

Tempeh con cacahuate a la tailandesa (todas las fases)

Una versión vegetariana de la clásica receta asiática.

Tiempo de preparación: 10 minutos
Tiempo total: 20 minutos

Rinde 4 porciones

- 1 cucharadita de aceite de oliva extravirgen
- 1 cebolla mediana en cubos
- 1 zanahoria grande en bastones o de rallado grueso (1 taza)
- 1 col rizada grande en trocitos (4 a 5 tazas)
- 2 cucharadas de agua
- 1 receta de tempeh desmenuzado (página 312)
- Salsa de cacahuate a la tailandesa (página 331)
- 3 tazas de espinacas
- 1 taza de germinados (de girasol, alfalfa, frijol u otro) para decorar
- ¼ a ½ taza de cacahuates tostados y picados (página 396) para decorar
- 1 limón en rebanadas para decorar

Calienta el aceite en una sartén grande o una olla a fuego medio. Agrega la cebolla y saltea hasta que transparente, 3 a 5 minutos. Añade la zanahoria, col y agua. Tapa y cuece al vapor 1 minuto. Destapa, vierte el tempeh y salsa de cacahuate y revuelve. Deja al fuego hasta que la salsa y el tempeh estén calientes, de 1 a 2 minutos.

Tiende las espinacas en un platón o divídelas en tazones individuales. Pon encima el tempeh con cacahuate a la tailandesa. Las espinacas se encogerán bajo el calor de la salsa. Decora con los germinados, cacahuates y un chorrito de limón. Sirve de inmediato mientras las verduras aún brillan.

Variantes: añade verduras de tu elección o sustituye las de la receta.

Para la Fase 2, sirve con arroz o quinoa.

Para la Fase 3, sirve sobre fideos asiáticos.

Sustituye el tempeh por 450 a 680 gramos de pollo, camarones o pescado.

Calorías: 659   Carbohidratos: 41 g   Grasas totales: 42 g
Proteínas: 38 g   Fibra dietética: 18 g

SALSAS

Mayonesa básica (todas las fases)

Casi todas las mayonesas comerciales contienen azúcar. Por suerte, hacer la tuya es muy fácil. Duplica, triplica o hasta cuadruplica la receta para hacer una tanda grande y úsala en todas las recetas con mayonesa.

Tiempo de preparación: 5 minutos
Tiempo total: 5 minutos
Rinde ¾ de taza
- ¼ de taza de leche de soya sin endulzar o leche entera
- ½ cucharadita de sal
- 1 cucharadita de jugo de limón fresco
- ¼ de cucharada de vinagre de vino blanco o de arroz, sin condimentar
- ¼ de taza de aceite sin sabor, como el de cártamo de alto contenido oleico o aguacate
- 1/3 de taza adicional de aceite sin sabor para una mayonesa clásica, o de aceite de oliva extravirgen para un sabor más fuerte.

Pon todos los ingredientes en un frasco en el que quepa una batidora de inmersión sin salpicar. Bate hasta que la mezcla esté firme y cremosa, unos 2 minutos. Tapa el frasco. Deja que los sabores se asienten 1 hora o más en el refrigerador. La mayonesa durará de 1 a 2 semanas ahí.

Sugerencia: la leche de almendra u otros sustitutos no son tan buenos como la de soya o la entera para esta receta. Agrega más aceite o bate más si la mayonesa no es lo bastante espesa.

Por 1 cucharada:

Calorías: 80	Carbohidratos: 0 g	Grasas totales: 9 g
Proteínas: 0 g	Fibra dietética: 0 g	

Salsa o marinado frito en wok (todas las fases)

Usa esta versátil salsa con cualquier proteína. Añade verduras asiáticas con pollo o tofu; pimiento rojo, anaranjado o verde para un bistec, o usa como marinado para tofu o para hornear o cocer pescado.

Tiempo de preparación: 5 minutos
Tiempo total: 5 minutos
Rinde 1/3 de taza

- 1 jengibre fresco pelado (de 2.5 centímetros)
- 1 diente de ajo
- ¼ de taza de agua
- ½ cucharadita de sal
- 1 cucharada de aceite sin sabor, como el de ajonjolí (sin tostar), cártamo de alto contenido oleico o aguacate

Mezcla todos los ingredientes en un frasco. Hazlos puré con la batidora de inmersión hasta que el jengibre esté finamente picado.

Sugerencia: pela el jengibre raspándolo con una cuchara. Esto elimina la cáscara sin que se pierda la pulpa. Si la cáscara es muy gruesa, usa un pelador de verduras o un cuchillo.

Variantes: duplica las raciones de ajo y jengibre para obtener un sabor más intenso.

Usa 1 cucharada de salsa de soya, en vez de sal, para obtener una salsa de estilo más asiático.

Usa aceite de ajonjolí tostado para conseguir un sabor más profundo.

Aumenta la sal en ¼ de cucharita o al gusto si usas tofu como proteína.

Por 1 cucharada:

Calorías: 26	Carbohidratos: 1 g	Grasas totales: 3 g
Proteínas: 0 g	Fibra dietética: 0 g	

Salsa tártara (todas las fases)

Al igual que la mayonesa, casi todas las salsas tártaras comerciales contienen azúcar. Haz la tuya en un instante usando la receta de mayonesa básica; dura en el refrigerador tanto como ésta.

Tiempo de preparación: 5 minutos
Tiempo total: 5 minutos
Rinde ¾ de taza

- 1 pepinillo con eneldo mediano
- ⅛ de cebolla morada chica
- 1 diente de ajo chico o ⅛ de cucharadita de ajo en polvo
- ½ cucharadita de jugo de limón fresco
- ½ cucharadita de mostaza de Dijon o marrón (opcional)
- Una pizca de sal
- ½ taza de mayonesa básica (página 328) o comprada en la tienda (sin azúcar)

Pon el pepinillo, cebolla y ajo en un procesador de alimentos y mezcla hasta que todo esté finamente picado. Agrega los demás ingredientes hasta que se incorporen. Pasa a un frasco con tapa. Para obtener mejores resultados, deja que los sabores se asienten 1 hora o más en el refrigerador. La salsa durará de 1 a 2 semanas ahí.

Variantes: incorpora a la mezcla el ajo que viene en el frasco de pepinillos para obtener un sabor más vibrante.

Por 1 cucharada:

Calorías: 49	Carbohidratos: 0 g	Grasas totales: 5 g
Proteínas: 0 g	Fibra dietética: 0 g	

Salsa de cacahuate a la tailandesa (todas las fases)

Las salsas de cacahuate comerciales también se distinguen por contener azúcar, junto con otros ingredientes artificiales. Usa para la receta de tempeh con cacahuate a la tailandesa (página 326) o cuando quieras un aderezo dulce y picante.

Tiempo de preparación: 5 minutos
Tiempo total: 5 minutos
Rinde 1¾ tazas

- 1 naranja grande, 4 mandarinas chicas o 2 mandarinas grandes peladas, sin semillas y en trozos de 2.5 centímetros
- 1 jengibre fresco pelado (1 centímetro)
- 1 cucharadita de jugo de limón fresco
- ½ taza de crema de cacahuate (sin azúcar)
- 2 cucharaditas de vinagre de arroz, sin condimentar
- 2 cucharadas de agua
- 1 cucharada de salsa de soya
- ¼ de cucharadita de sal
- ¼ a ½ cucharadita de pimienta de Cayena o al gusto

Pon todos los ingredientes en un frasco en el que quepa la batidora de inmersión sin salpicar. Mezcla hasta que la naranja esté totalmente batida, y la salsa espesa y cremosa. Sazona al gusto. Tapa el frasco. Deja que los sabores se asienten 1 hora o más en el refrigerador. La salsa durará una semana ahí.

Sugerencia: pela el jengibre raspándolo con una cuchara. Esto elimina la cáscara sin que se pierda la pulpa. Si la cáscara es muy gruesa, usa un pelador de verduras o un cuchillo.

Variantes: opcional para las Fases 2 y 3: reduce la naranja en una mitad y añade 1 cucharada de miel de abeja.

Por 1 cucharada:

Calorías: 33	Carbohidratos: 1 g	Grasas totales: 3 g
Proteínas: 1 g	Fibra dietética: 1 g	

Aderezo de queso azul (todas las fases)

Este aderezo convierte ensaladas sencillas en una guarnición que deja satisfecho. La usarás en una receta de la Fase I, ensalada de bistec con aderezo de queso azul (página 321). Los diferentes tipos de queso azul varían ampliamente en sabor, de fuerte a suave. Experimenta con ellos hasta que encuentres tu favorito.

Tiempo de preparación: 5 minutos
Tiempo total: 5 minutos
Rinde ½ taza

- 60 gramos de queso azul desmenuzado
- I cucharadita de cebollines frescos finamente picados
- 2 cucharadas de crema agria
- 2 cucharadas de mayonesa básica (página 328) o comprada (sin azúcar)
- I½ cucharaditas de jugo de limón fresco
- I cucharada de agua
- Una pizca de sal, si es necesario
- Una pizca de pimienta negra molida

Pon 30 gramos del queso azul, cebollines, crema agria, mayonesa, jugo de limón, agua, sal y pimienta en un frasco en el que quepa la batidora de inmersión sin salpicar. Bate hasta combinar. Revuelve los 30 gramos restantes de queso azul; este aderezo es ideal si queda un poco espeso. Tapa el frasco. Deja que los sabores se asienten I hora o más en el refrigerador. El aderezo durará de I a 2 semanas.

Sugerencia: el queso azul varía en sal y textura, así que prueba el aderezo, antes de ponerle sal, y elige uno desmenuzado o lo bastante seco para que sea fácil de desmenuzar.

Variantes: Sustituye el queso azul por queso feta.

Por I cucharada:

Calorías: 52	Carbohidratos: 0 g	Grasas totales: 5 g
Proteínas: 2 g	Fibra dietética: 0 g	

Vinagreta de mostaza (todas las fases)

Esta vinagreta es tan versátil que quizá deberías hacer una tanda doble para poner en ensaladas o sobre verduras, carnes, aves o pescado. Incluso funciona como marinado para pollo o pescado horneado.

Tiempo de preparación: 3 minutos
Tiempo total: 3 minutos
Rinde 1 taza

- ¾ de taza de aceite de oliva extravirgen
- ¼ de taza de vinagre de vino tinto
- 2 cucharadas de mostaza de Dijon
- 1/8 de cucharadita de sal
- 1/8 de cucharadita de pimienta negra molida

Combina todos los ingredientes en un frasco de tapa hermética. Tapa y agita hasta mezclar bien.

Sugerencia: esta vinagreta dura meses en el refrigerador y de 1 a 2 semanas en la alacena. Guárdala en la alacena para que el aceite de oliva extravirgen se mantenga tenue y líquido, o sácala del refrigerador al menos una hora antes de usarla, porque el aceite de oliva extravirgen se vuelve sólido al refrigerarse. Si el que tú usas no se solidifica, revisa su calidad; quizá se le hayan añadido otros aceites.

Variantes: agrega otras hierbas aromáticas, como tomillo, orégano y albahaca.

Opcional para las Fases 2 y 3: reemplaza la mitad o todo el vinagre de vino tinto por vinagre balsámico.

Por 1 cucharada:

Calorías: 92	Carbohidratos: 0 g	Grasas totales: 10 g
Proteínas: 0 g	Fibra dietética: 0 g	

Aderezo para col agria (todas las fases)

¡Este espeso y sustancioso aderezo convierte la lechuga o col ralladas en un verdadero agasajo! Sirve de aderezo para la receta de col agria de la página 350.

Tiempo de preparación: 5 minutos
Tiempo total: 5 minutos
Rinde 1 taza

- 1 cucharada de mostaza de Dijon
- 1 cucharada de vinagre de manzana
- 1 cucharada de jugo de limón fresco
- ¼ de cucharadita de sal
- ½ taza de mayonesa básica (página 328)
- ¼ de taza de crema agria
- 1/8 de cucharadita de pimienta negra molida

Combina todos los ingredientes en un frasco en el que quepa la batidora de inmersión sin salpicar. Bate hasta mezclar. Tapa el frasco. Deja que los sabores se asienten 1 hora o más en el refrigerador. Este aderezo durará de 1 a 2 semanas ahí.

Variantes: para una versión sin lácteos, sustituye la crema agria por mayonesa básica (página 328).

Por 1 cucharada:

Calorías: 59	Carbohidratos: 0 g	Grasas totales: 6 g
Proteínas: 0 g	Fibra dietética: 0 g	

Salsa de coco al curry (todas las fases)

El curry es una mezcla de especias que varía ampliamente según la marca. Prueba diferentes marcas hasta que encuentres la que te gusta y no dudes en añadirle rajas de pimiento rojo o una pizca de pimienta de Cayena para sazonarla. Usa esta receta para volver más sustanciosas y satisfactorias diversas verduras y proteínas. Empléala en tus verduras preferidas y en tofu, pescado, camarones, pollo o tempeh.

Tiempo de preparación: 5 minutos
Tiempo total: 5 minutos
Rinde 2½ tazas

- ¾ de taza de nueces de la India crudas
- ¾ de taza de agua caliente
- 1¼ tazas de leche de coco en lata (¾ de una lata de 400 mililitros, bien agitada antes de medir)
- 1 jengibre fresco (1 a 2.5 centímetros) pelado y cortado en rebanadas de 5 milímetros
- 1 diente de ajo chico
- 1½ a 2 cucharadas de curry en polvo, o más al gusto
- Rajas de pimiento rojo (opcional)
- 1 cucharadita de sal

Pon todos los ingredientes en una licuadora de alta velocidad o en un frasco en el que quepa la batidora de inmersión sin salpicar. Si usas la batidora, ponla sobre los trozos más gruesos de verduras y nueces hasta que se mezclen y estén cremosos. Tapa el frasco. Deja que los sabores se asienten 1 hora o más en el refrigerador. Este aderezo durará de 1 a 2 semanas ahí.

Sugerencia: pela el jengibre raspándolo con una cuchara. Esto elimina la cáscara sin que se pierda la pulpa. Si la cáscara es muy gruesa, usa un pelador de verduras o un cuchillo.

Variantes: remoja las nueces de la India en el agua caliente 1 hora y escurre para conseguir una textura más cremosa.

Por 1 cucharada:

Calorías: 28	Carbohidratos: 1 g	Grasas totales: 2 g
Proteínas: 1 g	Fibra dietética: 0 g	

Vinagreta de jengibre con soya (todas las fases)

Esta sabrosa receta es magnífica servida como marinado con tofu o pollo, col rallada (como ensalada asiática), ensaladas verdes o pescado asado. Para la Fase 3, añade fideos de soba y verduras para obtener una refrescante ensalada de tallarines asiáticos.

Tiempo de preparación: 5 minutos
Tiempo total: 5 minutos
Rinde ¾ de taza

- 1 jengibre fresco (de 2.5 centímetros) pelado y cortado en rebanadas de 5 milímetros
- 1 diente de ajo
- ¼ de taza de agua
- 1 cucharada de salsa de soya
- 2 cucharadas de vinagre de arroz sin condimentar
- 1 cucharada de miso blanco dulce
- 3 cucharadas de aceite de ajonjolí tostado
- 3 cucharadas de aceite sin sabor, como el de ajonjolí (sin tostar), cártamo de alto contenido oleico o aguacate

Pon todos los ingredientes en un frasco en el que quepa la batidora de inmersión sin salpicar. Bate hasta que los trozos de jengibre más gruesos estén finamente picados. Tapa el frasco. Deja que los sabores se asienten 1 hora o más en el refrigerador. Esta vinagreta durará de 1 a 2 semanas ahí.

Sugerencia: pela el jengibre raspándolo con una cuchara. Esto elimina la cáscara sin que se pierda la pulpa. Si la cáscara es muy gruesa, usa un pelador de verduras o un cuchillo.

Por 1 cucharada:

Calorías: 66	Carbohidratos: 1 g	Grasas totales: 7 g
Proteínas: 0 g	Fibra dietética: 0 g	

Mayonesa al chipotle (todas las fases)

Dependiendo de la cantidad de especias de tu agrado, usa más o menos chipotle en polvo. Para esta gustada receta sazona frijoles, tofu o pollo para hacer más interesante una comida con sobrantes, y es maravillosa como aderezo para verduras. Esparce en un capa gruesa sobre pescado de carne blanca y hornea para conseguir un delicioso plato fuerte.

Tiempo de preparación: 5 minutos
Tiempo total: 5 minutos
Rinde 1 ¼ tazas
- ¼ de taza de leche de soya sin endulzar o entera
- 2 cucharaditas de puré de tomate
- 2 cucharaditas de jugo de limón fresco
- ¼ de cucharadita de vinagre de manzana (o de vino blanco o blanco destilado para un sabor más suave)
- ¼ de taza de aceite sin sabor, como el de cártamo de alto contenido oleico o aguacate
- ¼ de taza de aceite de oliva extravirgen
- ¼ de cucharadita de chipotle en polvo o más, al gusto
- ½ cucharadita de sal

Pon todos los ingredientes en un frasco en el que quepa la batidora de inmersión sin salpicar. Bate hasta que la mezcla quede cremosa. Sazona al gusto. Tapa el frasco. Deja que los sabores se asienten 1 hora o más en el refrigerador. Esta mayonesa durará de 1 a 2 semanas ahí.

Por 1 cucharada:

Calorías: 58	Carbohidratos: 0 g	Grasas totales: 6 g
Proteínas: 0 g	Fibra dietética: 0 g	

Aderezo de aceite de oliva con limón (todas las fases)

Esta brillante combinación intensifica el sabor de las verduras blanqueadas o cocidas al vapor y es una sabrosa cubierta para ensaladas con cereales o rollos de lechuga.

Tiempo de preparación: 3 minutos
Tiempo total: 3 minutos
Rinde 6 cucharadas

- 2 cucharadas de jugo de limón fresco
- ¼ de taza de aceite de oliva extravirgen
- Una pizca de sal
- Una pizca de pimienta negra molida

Pon todos los ingredientes en un frasco. Tapa y agita. Este aderezo durará de 1 a 2 semanas en el refrigerador. Agita bien antes de usarlo.

Sugerencia: sácalo del refrigerador al menos una hora antes de usarlo, ya que el aceite de oliva extravirgen se pone sólido cuando se refrigera. Si el que tú usas no se solidifica, revisa su calidad; quizá se le añadieron otros aceites.

Variantes: agrega hierbas o especias como comino molido, pimienta de Cayena, tomillo, orégano o mezcla italiana de hierbas aromáticas.

Por 1 cucharada:

Calorías: 81	Carbohidratos: 0 g	Grasas totales: 9 g
Proteínas: 0 g	Fibra dietética: 0 g	

Salsa de tahini con limón (todas las fases)

Disfruta esta salsa refrescante sobre verduras blanqueadas, ensaladas, falafel, hummus o quinoa.

Tiempo de preparación: 5 minutos

Tiempo total: 5 minutos

Rinde ¾ de taza

- 2 cucharadas de jugo de limón fresco
- 1 diente de ajo chico
- 2 o 3 ramitos de perejil frescos
- ¼ de taza de tahini
- 2 cucharadas de aceite de oliva extravirgen
- ½ cucharadita de sal
- ¼ de taza de agua, si es necesario

Pon todos los ingredientes, menos el agua, en un frasco en el que quepa la batidora de inmersión sin salpicar. Bate para crear una pasta espesa. Vierte poco a poco el agua sin dejar de batir para producir un aderezo cremoso. Tapa el frasco. Deja que los sabores se asienten 1 hora o más en el refrigerador. Esta salsa durará de 1 a 2 semanas ahí.

Variantes: pon menos agua y usa como aderezo para verduras consumidas como botana.

Por 1 cucharada:

Calorías: 50	Carbohidratos: 1 g	Grasas totales: 5 g
Proteínas: 1 g	Fibra dietética: 0 g	

Salsa cremosa de eneldo (todas las fases)

El eneldo fresco, yogur y una pizca de paprika de esta salsa recuerdan un aderezo fresco y cremoso estilo ranch que acompaña a la perfección casi todo. Úsala con salmón ahumado, pepinos y jitomates para producir un delicioso desayuno, o como salsa o aderezo para hacer más interesantes las verduras.

Tiempo de preparación: 5 minutos

Tiempo total: 5 minutos

Rinde 1¼ tazas

- ¼ de taza de leche de soya sin endulzar o entera
- ⅓ de taza de yogur griego natural entero sin endulzar
- ½ diente de ajo chico
- 1 cucharadita de jugo de limón fresco
- ½ cucharadita de vinagre de vino blanco o de arroz sin condimentar
- ¼ de taza de aceite sin sabor, como el de cártamo de alto contenido oleico o aguacate
- ¼ de taza de aceite de oliva extravirgen
- ¼ a ½ taza de tallos y hojas de eneldo frescos picados en trozos o 1 a 2 cucharadas de eneldo deshidratado
- Una pizca de paprika
- ½ cucharadita de sal
- ⅛ de cucharadita de pimienta negra molida

Pon todos los ingredientes en un frasco en el que quepa la batidora de inmersión sin salpicar. Bate para crear un aderezo cremoso. Tapa el frasco. Deja que los sabores se asienten 1 hora o más en el refrigerador. Esta salsa durará de 1 a 2 semanas ahí.

Por 1 cucharada:

Calorías: 53	Carbohidratos: 0 g	Grasas totales: 6 g
Proteínas: 0 g	Fibra dietética: 0 g	

Aderezo cremoso de limón con cilantro (todas las fases)

El limón y el cilantro dan un toque mexicano a este sencillo y cremoso aderezo, el cual es grandioso servido con ensaladas, verduras cocidas, tacos o burritos.

Tiempo de preparación: 5 minutos
Tiempo total: 5 minutos
Rinde ½ taza

- 2 cucharadas de agua
- ½ cucharadita de sal

- 1 ½ cucharaditas de jugo de limón fresco
- 1 diente de ajo chico
- ½ aguacate sin hueso y pelado
- ¼ de taza de cilantro fresco, hojas y tallos picados en trozos
- 2 cucharadas de aceite de linaza o de olivo extravirgen
- Una pizca de pimienta negra molida

Pon todos los ingredientes en un frasco en el que quepa la batidora de inmersión sin salpicar. Bate para hacer una salsa espesa y cremosa. Tapa el frasco. Deja que los sabores se asienten una hora o más en el refrigerador. Sirve de inmediato o usa en 3 o 4 días para que el aguacate no se oxide.

Variantes: sustituye el cilantro por perejil.

Por 1 cucharada:

Calorías: 45	Carbohidratos: 1 g	Grasas totales: 5 g
Proteínas: 0 g	Fibra dietética: 1 g	

Salsa ranchera

Aunque en esta receta se usan chiles picantes como los jalapeños, se moderan al cocinarse. Sé creativo con diferentes chiles para hacer la salsa suave o picante de tu agrado. Sirve con huevos, tacos o rollos de lechuga en cualquier comida del día o viértela sobre pollo, tofu o pescado y cuécela en la estufa u hornéala como en el pollo ranchero (página 326).

Tiempo de preparación: 5 minutos
Tiempo total: 25 minutos
Rinde 4½ tazas
- 1 pimiento amarillo, sin corazón ni semillas
- 1 chile poblano o Anaheim, sin tallo ni semillas
- 2 a 4 chiles jalapeños, sin tallo ni semillas

- 1 diente de ajo grande
- 1 cebolla grande en trozos
- ¼ de taza de aceite de oliva extravirgen
- 1 cucharadita de sal
- ½ cucharadita de pimienta negra molida
- 1 cucharada de orégano deshidratado
- ½ cucharadita de chile rojo en polvo, como new mexican, ancho o de árbol (opcional)
- Una pizca de pimienta de Cayena (opcional)
- 115 gramos de chiles verdes no muy picantes de lata
- 3½ tazas de jitomates asados enlatados en cubos o de jitomates en cubos (dos latas de 400 gramos)

Pon el pimiento, Anaheim, jalapeños, ajo y cebolla en un procesador de alimentos y procesa hasta que estén finamente picados.

Calienta el aceite en una sartén u olla hondos a fuego medio. Vierte la mezcla de chiles, sal, pimienta negra, orégano, chile en polvo y pimienta de Cayena (si vas a usarla). Saltea hasta que la cebolla esté suave, unos 5 minutos. Añade los chiles y jitomates enlatados. Deja a fuego lento de 10 a 15 minutos. Si lo deseas, pon más pimienta de Cayena para obtener una salsa más picante.

Mezcla con la batidora de inmersión hasta combinar bien, aunque la salsa debe conservar trozos de sus ingredientes. Deja a fuego lento 5 minutos más. Sirve de inmediato, o deja enfriar y congela en una bolsa hermética de plástico. Esta salsa durará de 1 a 2 semanas en el refrigerador y hasta más de 1 mes en el congelador.

Por ¼ de taza:

Calorías: 47	Carbohidratos: 4 g	Grasas totales: 3 g
Proteínas: 1 g	Fibra dietética: 1 g	

Marinado de miel balsámica (Fases 2 y 3)

Cocer pescado en una salsa o marinado lo mantiene húmedo y sabroso. Usar este marinado simplifica el proceso y te deja siempre con una comida suculenta.

Tiempo de preparación: 5 minutos
Tiempo total: 5 minutos
Rinde ½ taza

- 1 jengibre fresco (de 5 centímetros) pelado y cortado en rebanadas de 5 milímetros
- 1 diente de ajo
- 2 cucharadas de agua
- 1 cucharada de miso blanco dulce
- 1 cucharada de miel de abeja
- 1 cucharada de vinagre balsámico
- 2 cucharadas de salsa de soya
- 2 cucharadas de aceite de oliva extravirgen

Pon todos los ingredientes en un frasco en el que quepa la batidora de inmersión sin salpicar. Bate hasta igualar; acerca la batidora a los trozos más gruesos de jengibre hasta que estén finamente picados. Usa de inmediato para marinar cualquier proteína a tu elección o tapa el frasco y guarda en el refrigerador hasta que lo necesites. Este marinado durará de 1 a 2 semanas ahí.

Por 1 cucharada:

Calorías: 48	Carbohidratos: 4 g	Grasas totales: 3 g
Proteínas: 1 g	Fibra dietética: 0 g	

GUARNICIONES

Verduras salteadas con ajo (todas las fases)

¡He aquí una receta hasta para los escépticos de las verduras! Las hojas de betabel y las acelgas son magníficas preparadas de esta forma, aunque puedes también usar col picada. Parecerán muchas verduras al principio, pero se encogen al cocinar. Haz de más; ¡te sorprenderá lo rápido que se acaban!

Tiempo de preparación: 5 minutos
Tiempo total: 7 minutos
Rinde 4 porciones

- I cucharada de aceite de oliva extravirgen
- 2 dientes de ajo chicos
- I manojo de hojas de betabel, acelgas o col rizada, los tallos finamente rebanados y las hojas finamente picadas (4 a 5 tazas)
- ¼ de cucharadita de sal

Calienta el aceite en una sartén grande a fuego medio. Agrega el ajo y saltea 30 segundos. Añade las verduras y espolvorea la sal. Saltea hasta que las verduras estén cubiertas de aceite, alrededor de I minuto. Tapa y deja que las verduras se cuezan al vapor, cerca de I minuto. Destapa y sigue salteando hasta que las verduras se encojan y ablanden, pero aún brillen. Las acelgas y hojas de betabel se cocerán más pronto que la col y otras resistentes verduras.

Calorías: 53	Carbohidratos: 5 g	Grasas totales: 4 g
Proteínas: 2 g	Fibra dietética: I g	

Polenta ligera de mijo con elote (Fases 2 y 3)

Esta variante de la polenta clásica es fácil de hacer y estupenda para los sobrantes.

Tiempo de preparación: 5 minutos
Tiempo total: 25 minutos
Rinde 4 porciones

- 2½ tazas de agua
- ²/₃ de taza de mijo, enjuagado
- 3 cucharadas de granos de elote congelados o enlatados, escurridos
- ¼ a ½ cucharadita de sal
- Salsa de soya o sal para servir (opcional)

Pon a hervir el agua en una olla mediana. Vierte el mijo, elote y sal, revuelve y deja hervir otra vez. Agita un poco y deja a fuego lento hasta que el agua se absorba por completo, unos 20 minutos. Saca una ración por plato y sirve de inmediato, con un chorrito de salsa de soya o pizca de sal.

O bien, tiende el mijo caliente en un refractario de 20 o 23 centímetros. Deja enfriar, rebana en cuadrados y sirve como la polenta tradicional.

Variantes: fríe el mijo frío en una sartén de hierro fundido con 1 o 2 cucharadas de aceite de oliva extravirgen hasta que un lado esté dorado y crujiente y voltea para dorar el otro.

Cubre con parmesano u otro queso.

Añade tus hierbas o especias favoritas al poner la sal.

Usa verduras como coliflor en lugar del elote y hazlas puré con la batidora de inmersión hasta que tengan la consistencia del puré de papas.

Calorías: 132   Carbohidratos: 26 g   Grasas totales: 1 g
Proteínas: 4 g   Fibra dietética: 3 g

Col con zanahorias y pasas (Fases 2 y 3)

Lo dulce de las pasas y zanahorias combinado con el aderezo de limón hace de éste un platillo irresistible, una formidable manera de hacer comer verduras a la familia.

Tiempo de preparación: 5 minutos
Tiempo total: 5 minutos
Rinde 4 porciones

- I manojo grande de col rizada (4 a 5 tazas)
- I zanahoria chica cortada en bastones o de rallado grueso (¼ de taza)
- I cucharada de pasas picadas
- 3 a 4 cucharadas de aderezo de aceite de oliva con limón (página 338)

Pon a hervir de 7.5 a 12.5 centímetros de agua en una olla mediana.

Blanquea la col sumergiéndola I minuto en el agua hirviendo o hasta que se ablande, pero brille aún. Retira con una coladera o cuchara con ranuras. Pon a escurrir en un plato grande.

Blanquea las zanahorias en el agua hirviendo de 15 a 30 segundos. Retira con una coladera o cuchara con ranuras. Pon a escurrir en un plato grande.

Mezcla en un tazón grande la col y zanahorias blanqueadas, las pasas y el aderezo de aceite de oliva con limón.

Revuelve hasta cubrir las verduras y sirve.

Sugerencia: esta rápida técnica para blanquear las verduras no implica sumergirlas en agua fría después de cocerlas. Déjalas muy poco en el agua hirviendo y colócalas después en un plato para que se escurran, de modo que no se cuezan demasiado y conserven todo su sabor. Las verduras rápidamente blanqueadas deben estar calientes, crujientes y brillantes al servirse. Véase el Apéndice C, "Guía para cocinar verduras" (página 387), para una lista completa de tiempo para blanquear verduras.

Calorías: 104	Carbohidratos: 9 g	Grasas totales: 7 g
Proteínas: 2 g	Fibra dietética: 2 g	

Calabacitas rebanadas con ajo a las hierbas (todas las fases)

Esta apetitosa guarnición se lleva con casi todo.

Tiempo de preparación: 2 minutos
Tiempo total: 15 minutos
Rinde 4 porciones
- 1 cucharada de aceite de oliva extravirgen
- 1 diente de ajo picado o prensado
- 2 calabacitas grandes cortadas en rebanadas de 2.5 centímetros
- ½ a 1 cucharadita de mezcla italiana de hierbas aromáticas
- ¼ de cucharadita de sal

Calienta el aceite en una sartén grande a fuego medio. Pon el ajo y saltea de 5 a 10 segundos. Con las rebanadas de calabacita forma una capa en la sartén. Espolvorea la mezcla italiana de hierbas aromáticas y sal. Tapa y cocina hasta que las rebanadas se doren de abajo, de 6 a 8 minutos. Voltea, tapa y cocina hasta dorar el otro lado, unos 5 minutos. Sirve caliente.

Calorías: 59	Carbohidratos: 6 g	Grasas totales: 4 g
Proteínas: 2 g	Fibra dietética: 2 g	

Ensalada de quinoa con nueces pecanas y arándanos (Fases 2 y 3)

¿Buscas un platillo para dar a conocer los cereales integrales intactos a cualquier grupo? La quinoa es ligera, con un agradable sabor a nuez. El fuerte aderezo combina satisfactoriamente con lo agridulce de los arándanos. Esta receta funciona mejor con sobrantes de quinoa. Haz por adelantado una olla grande de quinoa y úsala en recetas como ésta, o sírvela con cualquier salsa.

Tiempo de preparación: 10 minutos
Tiempo total: 10 minutos

Rinde 4 porciones (3 tazas)

Aderezo

- 1 cucharada de aceite de oliva extravirgen
- 1½ cucharaditas de jugo de limón fresco
- ⅛ de cucharadita de sal
- ½ cucharadita de vinagre de arroz, sin condimentar
- ⅛ de cucharadita de pimienta negra molida

Ensalada

- 2 cucharadas de arándanos secos, finamente picados
- 1¾ tazas de quinoa cocida fría
- ½ tallo de apio en cubos (¼ de taza)
- ½ zanahoria chica en cubos (¼ de taza)
- 3 cucharadas de perejil picado
- 1 o 2 cebollines picados
- 5 a 6 cucharadas de nueces pecanas tostadas, picadas en trozos (página 396)
- Pimienta negra recién molida

Para hacer el aderezo: combina todos los ingredientes en un tazón chico o un vaso. Añade los arándanos. Reserva.

Para hacer la ensalada: revuelve en un tazón grande la quinoa, apio, zanahoria, perejil, cebollines y nueces pecanas. Vierte el aderezo y mezcla hasta que la quinoa esté totalmente cubierta. Sazona con la pimienta. Tapa y refrigera al menos una hora para que los sabores se asienten. Sirve en frío o a temperatura ambiente. Esta ensalada dura varios días en el refrigerador.

Sugerencia: lava y enjuaga bien la quinoa antes de cocerla para quitarle la saponina, su cubierta natural amarga.

Variantes: añade sobrantes de pollo, tiras fritas de tempeh o tofu (página 311), tempeh desmenuzado (página 312) u otra proteína a tu elección, cortada en cubos.

Calorías: 232	Carbohidratos: 24 g	Grasas totales: 14 g
Proteínas: 5 g	Fibra dietética: 4 g	

Camote asado (Fases 2 y 3)

Cocinar de este modo el camote lo acaramela, así que es casi un postre. Prueba alguna de las variantes y haz mucho para usar como sobrantes en otras comidas.

Tiempo de preparación: 5 minutos
Tiempo total: 50 minutos
Rinde 4 porciones
- 2 camotes medianos sin cáscara cortados en trozos de 2.5 centímetros
- 2 cucharadas de aceite de oliva extravirgen
- ¼ de cucharadita de sal

Precalienta el horno a 220 °C.

Revuelve el camote con el aceite y la sal hasta cubrir de manera uniforme. Transfiere a un refractario de 23 x 30 centímetros. Hornea hasta que el camote esté suave por dentro y un poco crujiente por fuera, unos 45 minutos. Remueve cada 15 minutos para obtener un horneado uniforme.

Variantes: de camotes enteros: Lava a conciencia y envuelve cada camote mediano en papel aluminio (omite el aceite y la sal). Hornea a 220 °C de 45 a 60 minutos, o hasta que esté suave al meter un tenedor.

De frituras: Corta los camotes en tiras y mezcla con 1 cucharada de aceite. Dispón en una sola capa sobre una charola de horno grande, ponles sal y hornea a 220 °C de 25 a 30 minutos; voltea una vez a los 15. Cocina hasta que estén suaves por dentro y crujientes por fuera.

Calorías: 81	Carbohidratos: 12 g	Grasas totales: 3 g
Proteínas: 1 g	Fibra dietética: 2 g	

Ensalada de col agria (todas las fases)

Las zanahorias de esta col agria añaden una sensación dulce y crujiente. Este platillo es fácil de hacer en cinco minutos o menos. Su sabor y textura se ajustan de maravilla a casi cualquier plato fuerte.

Tiempo de preparación: 5 minutos
Tiempo total: 5 minutos
Rinde 4 porciones
- 2 tazas de col cortada en tiras
- ¼ de taza de zanahorias cortadas en julianas (1 chica)
- ¼ a ⅓ de taza de aderezo para col agria (página 334)

Combina en un tazón mediano todos los ingredientes y mezcla bien.
Puedes servir de inmediato, pero para obtener mejores resultados tapa y refrigera una hora o más antes de servir.

Variantes: agrega 2 cucharadas de cacahuates tostados, salados y picados.
   Añade verduras o hierbas a tu elección, como cebolla morada, cebollines, perejil o eneldo.

Calorías: 71   Carbohidratos: 3 g   Grasas totales: 6 g
Proteínas: 1 g   Fibra dietética: 1 g

SOPAS

Crema de coliflor (todas las fases)

Te sorprenderá lo deliciosos que pueden ser unos cuantos ingredientes. Esta cremosa sopa es una manera perfecta de dotar de equilibrio, interés y sabor extra a cualquier comida alta en proteínas o en grasas. Consulta las numerosas variantes y juega con los condimentos para hacer una sopa ideal para tu familia.

350

Tiempo de preparación: 5 minutos

Tiempo total: 20 minutos

Rinde 4 porciones (6 a 6½ tazas)

- I coliflor mediana cortada en trozos
- I cebolla mediana en cubos
- 4 tazas de agua, y un poco más, por si se necesita
- I cucharadita de sal
- Pimienta negra recién molida
- ¼ de taza de perejil fresco picado, para decorar
- Crema entera para sazonar (opcional, para aumentar el contenido de grasas de una comida)

Pon la cebolla y la coliflor en una olla. Añade el agua necesaria para cubrir la coliflor. Agrega sal y deja hervir a fuego alto. Tapa y deja a fuego lento hasta que la coliflor esté muy suave, de 10 a 15 minutos. Con la batidora de inmersión, haz un puré con la coliflor, cebolla y agua hervida; agrega el agua necesaria para conseguir una consistencia espesa y cremosa. Sazona al gusto. Decora con la pimienta, perejil y crema, si gustas (usa de 1 a 2 cucharadas por ración). Sirve caliente.

Sugerencia: la receta original no tiene grasas y es perfecta para acompañar una comida alta en grasas. Si vas a consumir una comida baja en grasas, sazona esta sopa con crema entera. Es exquisita si la haces un día antes y la sirves fría o recalentada.

Variantes: añade tus hierbas o especias favoritas para crear una amplia variedad de sabores. Por ejemplo, usa curry, hierbas de Provenza, tomillo o romero.

Complementa con pesto a la albahaca u otra salsa espesa y apetitosa.

Saltea la cebolla antes de unirla a la coliflor.

Agrega verduras de tu elección, como apio, para dar un sabor más intenso.

Sustituye la coliflor por brócoli y decora con queso cheddar.

Con 1 cucharada de crema entera por porción:

Calorías: 100	Carbohidratos: 11 g	Grasas totales: 6 g
Proteínas: 4 g	Fibra dietética: 4 g	

Sopa de zanahoria con jengibre (todas las fases)

Esta vigorizante sopa también es un buen complemento de comidas altas en proteínas y en grasas. Haz de más, refrigera o congela y recalienta para disponer de una deliciosa sopa en cualquier momento. Dependiendo de tu preferencia, usa más o menos jengibre o cambia todos los condimentos para ajustarlos a tu gusto. Esta sopa es una base cremosa que puedes dotar de muchos sabores.

Tiempo de preparación: 5 minutos
Tiempo total: 20 minutos
Rinde 4 porciones (6 a 6½ tazas)
- 5 zanahorias medianas cortadas en trozos
- 1 cebolla mediana en cubos
- 4 tazas de agua, y un poco más, por si se necesita
- 1 cucharadita de sal
- 1 jengibre fresco pelado (de 1 a 2.5 centímetros)
- ¼ de taza de calabacines para sazonar
- Leche de coco en lata para sazonar (opcional, para aumentar el contenido de grasas de una comida)

Pon la cebolla y las zanahorias en una olla. Agrega el agua necesaria para cubrir. Ponle sal y deja a hervir a fuego alto. Tapa y deja a fuego lento hasta que las zanahorias estén suaves, de 10 a 15 minutos. Añade el jengibre.

Haz un puré con la batidora de inmersión hasta que el jengibre esté bien incorporado. Pon el agua necesaria para obtener una consistencia espesa y cremosa. Sazona con los cebollines y leche de coco, si deseas (usa de 1 a 2 cucharadas por porción). Sirve caliente. Esta sopa también es fantástica si la haces un día antes y la sirves fría o recalentada.

Sugerencia: si la sopa acompañará a una comida baja en grasas, complementa con un poco de leche de coco en lata.

Variantes: en vez de jengibre usa tus hierbas o especias favoritas, para crear una amplia variedad de sabores. Por ejemplo, emplea curry, tomillo o incluso canela y cardamomo con una pizca de nuez moscada.

Saltea la cebolla antes de unirla a las zanahorias.

Añade apio u otras verduras.

Usa calabaza moscada u otras verduras en lugar de zanahorias.

Sirve en frío para obtener una refrescante sopa de verano.

Con 1 cucharada de leche de coco por porción:

Calorías: 75	Carbohidratos: 11 g	Grasas totales: 3 g
Proteínas: 1 g	Fibra dietética: 3 g	

Sopa de lentejas rojas (todas las fases)

Las lentejas combinan bien con una extensa variedad de sabores, así que sé creativo con las hierbas y especias. Las lentejas rojas se cuecen más rápido y tienen una textura más cremosa que otras. Si no encuentras de las rojas, usa cafés o verdes. Haz de más y refrigera o congela para recalentar después. Esta sopa espesa y sustanciosa es todavía mejor al segundo día, después de que los sabores han tenido tiempo de integrarse.

Tiempo de preparación: 5 minutos

Tiempo total: 30 a 40 minutos

Rinde 4 porciones (6 a 6½ tazas)

- 1 taza de lentejas rojas (o cafés o verdes)
- 4 tazas de agua
- 1 cebolla chica en cubos
- 2 tallos de apio rebanados
- 1 zanahoria mediana cortada en rebanadas gruesas
- 1 cucharadita de tomillo deshidratado
- 1 hoja de laurel
- 1 cucharadita de sal
- ¼ de cucharadita de pimienta negra molida, y un poco más para sazonar
- ¼ de taza de cilantro o cebollines frescos finamente picados para sazonar
- Crema entera o leche de coco en lata para sazonar (opcional, para aumentar el contenido de grasas de una comida)

Enjuaga un par veces las lentejas con agua fría y escurre. Colócalas en una olla con 4 tazas de agua. Pon a hervir a fuego medio-alto. Retira la espuma de la superficie con una coladera o cuchara con ranuras. Vierte la cebolla, apio, zanahoria, tomillo y hoja de laurel y revuelve. Deja a fuego lento; revuelve con frecuencia hasta que las lentejas estén suaves, y la sopa espesa y cremosa, de 25 a 40 minutos. Hacia el final del tiempo de cocción, condimenta con sal y pimienta y retira la hoja de laurel.

Sazona con la pimienta, cilantro y crema entera, si gustas (usa de 1 a 2 cucharadas por porción) y sirve. Refrigera si sobra; se espesará en el refrigerador, así que pon un poco de agua al recalentar.

Sugerencia: si esta sopa acompañará a una comida baja en grasas, complementa con un poco de crema entera o leche de coco en lata.

Variantes: experimenta con otras hierbas o especias frescas o deshidratadas. El curry se acopla a la perfección con las lentejas rojas.

Saltea las verduras antes de unirlas a las lentejas.

Sin crema entera:

Calorías: 190	Carbohidratos: 33 g	Grasas totales: 1 g
Proteínas: 14 g	Fibra dietética: 8 g	

POSTRES

Enjambres de coco con nueces de la India (todas las fases)

¡Sacia en minutos tu antojo de un manjar horneado con chocolate! Estos enjambres son muchos más fáciles y rápidos de hacer que una galleta promedio. Prepáralos con anticipación y llévalos a la próxima fiesta infantil. Los niños no echarán de menos el azúcar.

Tiempo de preparación: 5 minutos
Tiempo total: 15 minutos
Rinde de 4 a 6 porciones
• ½ taza de nueces de la India (u otra nuez) crudas, picadas y sin sal

- 85 gramos de chocolate amargo (con 70% mínimo de cacao) en trocitos
- 2 cucharadas de hojuelas de coco o coco rallado sin endulzar

Precalienta el horno a 190 °C.

Forra una charola de horno con papel pergamino.

Combina en un tazón las nueces de la India, chocolate y coco. En la charola forrada, divide la mezcla en cuatro montones para hacer enjambres grandes o en seis para hacer enjambres pequeños. Hornea hasta que el chocolate se derrita, unos 5 minutos. Retira de la charola el papel pergamino con los enjambres y deja enfriar unas horas en el refrigerador o hasta que el chocolate endurezca. Los enjambres no cuajarán hasta que estén fríos. Guarda en un recipiente hermético en el refrigerador.

Variantes: derrite el chocolate en baño maría. Vierte las nueces y el coco y revuelve. Pon a enfriar en papel pergamino los cuatro enjambres grandes o seis pequeños.

Por enjambre grande:

Calorías: 245	Carbohidratos: 16 g	Grasas totales: 19 g
Proteínas: 4 g	Fibra dietética: 3 g	

Por enjambre chico:

Calorías: 163	Carbohidratos: 11 g	Grasas totales: 13 g
Proteínas: 3 g	Fibra dietética: 2 g	

Crocante de pera con fresas (Fases 2 y 3)

¿Un crocante sin cereal? ¡Créelo! Éste es fácil de hacer y tan delicioso que tu familia no notará que falta algo. Sé creativo con las frutas de temporada para darte un agasajo en cualquier época del año.

Tiempo de preparación: 10 minutos
Tiempo total: 25 minutos
Rinde 6 porciones

Cubierta
- ½ taza de harina de garbanzo o de haba
- ¼ de taza de almendras finamente rebanadas
- ½ taza de nueces pecanas picadas
- 2 cucharadas de aceite sin sabor, como el de cártamo de alto contenido oleico o aguacate
- 1 cucharada de miel de abeja
- 1 cucharada de miel pura de maple
- ⅛ de cucharadita de extracto puro de vainilla (sin azúcar)

Relleno
- 225 gramos de fresas en mitades (1½ tazas)
- 1 pera mediana sin corazón y en dados (1 taza)

Precalienta el horno a 190 °C.

Para hacer la cubierta: revuelve en un tazón la harina y las nueces. Mezcla en otro el aceite, miel de abeja y de maple, y la vainilla hasta combinar bien. Une los ingredientes húmedos y secos. Revuelve hasta conseguir una humedad uniforme.

Para hacer el relleno: pon las fresas y la pera en un molde de 20 x 10 centímetros o en seis recipientes individuales. Envuelve de modo uniforme las frutas con la cubierta. Tapa el molde con papel aluminio y hornea de 7 a 10 minutos (los recipientes menos tiempo). Retira el papel aluminio y hornea hasta que la cubierta esté dorada y el relleno burbujee, de 7 a 10 minutos (los recipientes menos tiempo). Sirve caliente o deja enfriar y guarda en el refrigerador.

Variantes: sustituye la pera por 1 taza de ruibarbo más ½ cucharadita de miel de abeja. Sustituye por 2 o 3 manzanas o duraznos medianos o cualquier otra fruta a tu elección. Añade a la fruta o la cubierta especias como canela, cardamomo, nuez moscada u otras.

Calorías: 208	Carbohidratos: 19 g	Grasas totales: 14 g
Proteínas: 4 g	Fibra dietética: 4 g	

Crocante de manzana (Fase 3)

Hacer la base de un pay puede ser frustrante y laborioso. Este manjar sin gluten es mucho más fácil (y saludable). Usa frutas de temporada para obtener combinaciones más deliciosas aún. Aprovecha las fresas y el ruibarbo en la primavera, los suculentos duraznos del verano y las crujientes manzanas con canela en el otoño.

Tiempo de preparación: 10 minutos
Tiempo total: 30 minutos
Rinde de 4 a 6 porciones
- ½ taza de hojuelas de avena (no instantánea)
- 6 cucharadas de harina de garbanzo o de haba
- 2 cucharadas de almendras finamente rebanadas
- ¼ de taza de nueces pecanas picadas
- 8 cucharaditas de aceite sin sabor, como el de cártamo de alto contenido oleico o aguacate
- 1 cucharada de miel de abeja
- 1 cucharada de miel de maple
- 1/8 de cucharadita de extracto de vainilla (sin azúcar)

Relleno
- 2 o 3 manzanas o duraznos medianos u otras frutas a tu elección, picadas (2½ tazas)

Precalienta el horno a 190 °C.
Para hacer la cubierta: revuelve en un tazón la avena, harina y nueces. Combina bien en otro el aceite, miel de abeja y de maple y vainilla. Junta los ingredientes húmedos y secos. Revuelve hasta conseguir una humedad uniforme.
Para hacer el relleno: pon la fruta en un molde de 20 x 10 centímetros o en cuatro a seis recipientes individuales. Corona de modo uniforme el relleno de frutas con la cubierta. Tapa el molde con papel aluminio y hornea de 7 a 10 minutos (los recipientes menos tiempo). Retira el papel aluminio y hornea hasta que la cubierta esté dorada y el relleno burbujee, de 10 a 15 minutos (los recipientes menos tiempo). Sirve caliente del horno o deja enfriar y guarda en el refrigerador.

Variantes: sustituye el relleno de frutas por 225 gramos de fresas en mitades (1½ tazas) y 1 taza de ruibarbo más ½ cucharadita de miel de abeja.

Sustituye el relleno de frutas por 225 gramos de fresas en mitades (1½ tazas) y 1 pera mediana sin corazón y en dados (1 taza).

Sustituye por 2 o 3 duraznos o peras medianos u otra fruta a tu elección.

Añade a la fruta o la cubierta especias como canela, cardamomo, nuez moscada u otras.

Por 1/6 de la receta:

Calorías: 195   Carbohidratos: 22 g   Grasas totales: 11 g

Proteínas: 3 g   Fibra dietética: 3 g

Escalfado de frutas frescas de la estación (todas las fases)

Sé creativo con las frutas de la sección de frutas y verduras. Las mejores son las de fines del verano y principios del otoño, desde duraznos a nectarinas hasta peras y manzanas. Este festín de todo el año se ajusta a cualquier fase del plan.

Tiempo de preparación: 3 minutos
Tiempo total: 15 minutos
Rinde 4 porciones

- 2 peras, manzanas, duraznos o chabacanos medianos en mitades y sin hueso o corazón
- ½ taza de agua
- ¼ de cucharadita de canela molida
- ¼ de cucharadita de cardamomo molido
- 1/8 de cucharadita de nuez moscada molida o recién rallada
- Una pizca de sal

Dispón la fruta en una sola capa en una sartén poco profundo, con la cara cortada hacia arriba. Agrega el agua. Espolvorea las especias y la sal. Pon a hervir a fuego medio.

Tapa y deja a fuego lento de 10 a 15 minutos o hasta que la fruta esté suave. Retira del fuego. Sirve caliente.

Variantes: agrega otras especias a tu elección o sustituye por ellas las de la receta.

Calorías: 68	Carbohidratos: 18 g	Grasas totales: 0 g
Proteínas: 0 g	Fibra dietética: 4 g	

Salsa de chocolate (todas las fases)

Esta salsa está permitida desde el primer día de tu plan; ¿hace falta decir más? Este versátil aliño hace de cualquier fruta un agasajo especial.

Tiempo de preparación: 3 minutos
Tiempo total: 15 minutos
Rinde 2 a 4 porciones (6 cucharadas)
- ¼ de taza de leche de soya o almendra sin endulzar o entera
- 60 gramos de chocolate amargo en barra o trozos (con 70% mínimo de cacao)

Vierte la leche en una cacerola. Calienta a fuego medio-bajo y después agrega el chocolate a fuego lento. Revuelve con frecuencia hasta que el chocolate se derrita de manera uniforme, de 3 a 5 minutos. No lo cocines de más; debe estar uniforme y cremoso. Si saca grumos, te pasaste.

Vierte con una cuchara la salsa sobre tu fruta en un platón o en platos individuales. Sirve caliente.

Sugerencia: esta salsa puede refrigerarse y recalentarse a fuego lento hasta ablandar. A temperatura ambiente tendrá la consistencia de un turrón espeso.

Por 1 cucharada:

Calorías: 60	Carbohidratos: 5 g	Grasas totales: 4 g
Proteínas: 1 g	Fibra dietética: 1 g	

REFRIGERIOS

Hummus básico (todas las fases)

Usa esta receta como base para crear una amplia variedad de sabores. Sírvela así o con aceitunas griegas, pimientos rojos asados, ajo u otros ingredientes para obtener un platillo más sazonado. Disfrútalo con verduras ligeramente blanqueadas o crudas, como zanahoria, brócoli, ejotes, coliflor, pimientos rojos rebanados o pepino.

Tiempo de preparación: 5 minutos
Tiempo total: 5 minutos
Rinde 4 porciones (1½ tazas)
- 1½ tazas de garbanzos cocidos, escurridos y enjuagados
- 2 a 4 cucharadas de jugo de limón fresco
- 1 cucharada de tahini
- 2 cucharadas de aceite de oliva extravirgen
- ½ cucharadita de sal, o al gusto
- ¼ a ½ taza de agua, o la que se necesite
- Una pizca de paprika

Mezcla los garbanzos, jugo de limón, tahini, aceite y sal en un procesador de alimentos, licuadora de alta potencia o frasco en el que quepa la batidora de inmersión sin salpicar. Bate hasta que la mezcla esté cremosa y uniforme; ponle agua, si es necesario, para lograr una consistencia uniforme. Sazona al gusto. Decora con la paprika.

Calorías: 187   Carbohidratos: 19 g   Grasas totales: 10 g
Proteínas: 6 g   Fibra dietética: 5 g

Dip de frijoles pintos con queso (todas las fases)

Este refrigerio es delicioso a temperatura ambiente, y más todavía cuando se calienta.

Tiempo de preparación: 5 minutos

Tiempo total: 10 minutos

Rinde 4 porciones (1 ½ tazas)

- 1 taza de frijoles pintos cocidos, escurridos y enjuagados
- 4 cucharaditas de aceite de oliva extravirgen
- ¼ de taza de agua
- ½ cucharadita de chile en polvo
- ¼ a ½ cucharadita de sal
- ¾ de taza de queso cheddar rallado
- 2 pimientos rojos en tiras

Coloca los frijoles pintos, aceite, agua, chile en polvo y sal en un procesador de alimentos o un tazón en el que quepa la batidora de inmersión sin salpicar. Bate hasta que la mezcla esté uniforme, unos 30 segundos. Añade el queso y revuelve. Disfrútalo así o calienta hasta que el queso se derrita. Sirve con las tiras del pimiento.

Calorías: 205	Carbohidratos: 15 g	Grasas totales: 12 g
Proteínas: 9 g	Fibra dietética: 5 g	

Mezcla de nueces (todas las fases)

Esta mezcla puede ser costosa en grandes cantidades, pero es muy fácil de hacer en casa y no tienes que lidiar con misteriosos aditivos ni saborizantes. Tenla siempre en la oficina, el auto o cualquier otro lado en el que podrías necesitar un refrigerio rápido entre comidas. Con grasas, proteínas saludables y carbohidratos de acción lenta, la mezcla de nueces encaja perfectamente y en todo momento con el plan de comidas.

Tiempo de preparación: 2 minutos

Tiempo total: 15 minutos

Rinde 8 porciones (2 tazas)

- 1 cucharadita de aceite sin sabor, como el de cártamo de alto contenido olei-co o aguacate
- ½ cucharadita de sal
- 2 tazas de nueces de Castilla, pecanas, nueces de la India o cacahuates
- ¼ de taza de semillas de ajonjolí tostadas
- ¼ de taza de coco rallado, sin endulzar

Precalienta el horno a 175 °C.

Mezcla el aceite, sal, nueces y semillas en un tazón. Vacía las nueces en una charo-la grande y tuesta en el horno de 8 a 10 minutos o hasta que se doren ligeramente. Saca del horno, espolvorea el coco y deja enfriar.

Variantes: para la Fase 3, añade al coco rallado al final una reducida cantidad de choco-late amargo en trozos o de frutas secas sin endulzar.

Sé creativo y agrega tus nueces y semillas preferidas. Las semillas de ajonjolí son altas en calcio, así que nos gusta incluirlas en muchas mezclas de nueces.

Calorías: 225	Carbohidratos: 7 g	Grasas totales: 21 g
Proteínas: 5 g	Fibra dietética: 3 g	

Semillas de calabaza con especias (todas las fases)

Crujientes, picantes y saladas: un magnífico refrigerio para comer cuando estás de prisa. Si te gustan las especias, haz este platillo tan intenso como quieras; pero si no eres un entusiasta del picante, ¡cuidado con la pimienta de Cayena!

Tiempo de preparación: 10 minutos
Tiempo total: 10 minutos
Rinde 4 porciones (1 taza)

362

- 1 taza de semillas de calabaza peladas
- 1 cucharadita de aceite de oliva extravirgen
- ½ cucharadita de chile en polvo o al gusto
- Pimienta de Cayena
- ¼ de cucharadita de sal

Precalienta el horno a 175 °C.

Pon todos los ingredientes en un tazón y mezcla bien. Distribuye las especias de modo uniforme. Dispón las semillas en una sola capa sobre una charola. Tuesta en el horno hasta que empiecen a dorarse y se inflen, de 5 a 10 minutos. Retira del horno, deja enfriar y disfruta. Para guardar, ponlas en un frasco con tapa u otro recipiente hermético.

Variantes: añade o sustituye por curry en polvo o cualquier otra especia.

Añade otras hierbas aromáticas a tu elección o sustituye las de la receta.

Calorías: 192   Carbohidratos: 4 g   Grasas totales: 17 g
Proteínas: 10 g   Fibra dietética: 2 g

Garbanzos asados a las hierbas (todas las fases)

Un refrigerio salado que parece una comida, estos garbanzos tienen muchas proteínas que te dejan satisfecho y son exquisitos con aceite de oliva extravirgen y queso parmesano.

Tiempo de preparación: 2 minutos
Tiempo total: 22 minutos
Rinde 4 porciones

- 1¾ tazas de garbanzos cocidos, escurridos y bien enjuagados (una lata de 425 gramos)
- 1 cucharada de aceite de oliva extravirgen
- 1 cucharadita de orégano deshidratado o de mezcla italiana de hierbas aromáticas
- Una pizca de sal
- ¼ de taza de queso parmesano rallado

Precalienta el horno a 205 °C.

Revuelve en un tazón los garbanzos, aceite, orégano y sal.

Transfiere a un refractario o tiende en una charola de horno. Hornea moviendo de vez en cuando hasta que los garbanzos se doren, de 15 a 20 minutos. Deben estar suaves por dentro y algo crujientes por fuera. Revuelve con el parmesano inmediatamente después de sacar del horno.

Deja enfriar y sirve al instante o guarda en un tarro en el refrigerador.

Calorías: 150   Carbohidratos: 15 g   Grasas totales: 7 g

Proteínas: 8 g   Fibra dietética: 5 g

REFRIGERIOS ALTOS EN PROTEÍNAS

Barcas de lechuga con carnes frías (todas las fases)

Este versátil bocadillo te permite deshacerte del pan, pero no de la comodidad.

Tiempo de preparación: 3 minutos
Tiempo total: 3 minutos
Rinde 2 porciones

- 3 cucharadas del aderezo o salsa de tu elección
- 8 hojas tiernas de lechuga romanita o escarola
- 100 gramos de la carne fría rebanada de tu elección

Esparce uniformemente tu aderezo sobre las hojas. Enrolla media rebanada de carne en el centro de cada hoja ¡y disfruta!

Variantes: divide en partes iguales 2 cucharaditas de mostaza entre las hojas de lechuga o escarola. Pon en cada una ½ rebanada (15 gramos) de carnes frías y tapa con un rebanada pequeña (7.5 gramos) de queso suizo.

Experimenta con tus cubiertas: sustituye las carnes frías por sobrantes de ensalada de salmón o tofu (página 322), muslos de pollo asados a las hierbas (página 309) o salmón ahumado comprado.

Calorías: 140	Carbohidratos: 4 g	Grasas totales: 8 g
Proteínas: 14 g	Fibra dietética: 2 g	

Barcas de pepino con pavo y queso feta (todas las fases)

Concíbelas como una "ensalada griega portátil", sobre todo si añades un par de mitades de jitomates uva.

Tiempo de preparación: 5 minutos
Tiempo total: 5 minutos
Rinde 2 porciones
- 2 pepinos medianos
- 3 cucharadas de queso feta (30 gramos)
- 100 gramos de carnes frías de pavo o a tu elección

Corta a lo largo cada pepino. Retira las semillas, rellena cada mitad con 1 ½ cucharadas de queso feta y tapa con una rebanada de pavo enrollada.

Variantes: experimenta con tus cubiertas: usa sobrantes de ensalada de salmón o tofu (página 322) o muslos de pollo asados a las hierbas (página 309).
Sustituye las carnes frías y el queso feta por salmón ahumado y queso crema.
Añade tomates uva.

Calorías: 170	Carbohidratos: 12 g	Grasas totales: 6 g
Proteínas: 18 g	Fibra dietética: 2 g	

Salmón ahumado y queso crema con eneldo en rebanadas de pepino

Esta receta favorita para fiestas combina cremosidad, textura crujiente y sabor intenso.

Tiempo de preparación: 3 minutos
Tiempo total: 3 minutos
Rinde 2 porciones

- 2 cucharadas de queso crema
- I cucharada de eneldo fresco picado o I cucharadita del deshidratado
- I pepino mediano cortado en rebanadas de 5 milímetros
- 100 gramos de salmón ahumado

Mezcla el queso crema con el eneldo y esparce sobre las rebanadas de pepino. Distribuye uniformemente encima el salmón ahumado.

Variantes: añade hierbas frescas o deshidratadas de tu elección o sustituye por ellas las de la receta.

Agrega unas gotas de limón a la mezcla de queso crema.

Pica el salmón y mézclalo con el queso crema y el eneldo.

Calorías: 129	Carbohidratos: 3 g	Grasas totales: 8 g
Proteínas: 12 g	Fibra dietética: 1 g	

Edamames

Un plato fantástico que puede comerse con las manos y rebosante de contenido nutritivo para niños y adultos por igual.

Tiempo de preparación: 5 minutos
Tiempo total: 5 minutos

Rinde 2 porciones
- 1 taza de edamames congelados sin cáscara
- Una pizca de sal

Cuece al vapor o hierve los edamames según las instrucciones del paquete. Sazona con sal.

Variantes: usa edamames congelados en vainas.

Calorías: 120	Carbohidratos: 11 g	Grasas totales: 4 g
Proteínas: 13 g	Fibra dietética: 4 g	

Epílogo: *el fin de la insensatez*

LA SANA ALIMENTACIÓN COMO UN ASUNTO DE SEGURIDAD NACIONAL

En tiempos antiguos un ejército invasor podía envenenar las provisiones de alimentos o agua para intentar vencer al ejército enemigo. Ahora, supongamos que una potencia extranjera conspirara para someter económica y militarmente a Estados Unidos con una estrategia similar. Pero que en vez de contaminar un depósito de agua o una reserva de alimentos —acciones que serían fáciles de identificar y contrarrestar con los modernos sistemas de vigilancia de la salud pública—, ese adversario planeara degradar paulatinamente la provisión de alimentos. Que agentes secretos se infiltraran en segmentos clave de la sociedad y trabajaran insidiosamente para socavar la dieta nacional con la finalidad de que la población sucumbiera de manera creciente a la diabetes y otras afecciones incapacitantes relacionadas con la obesidad. Su plan se dirigiría contra las siguientes áreas:

Gobierno:

- Idear políticas agrícolas de largo plazo que favorecieran la producción de cereales comerciales de baja calidad nutricional sobre la de frutas, verduras, legumbres y nueces ricas en nutrientes.[1]
- Obsequiar alimentos chatarra y bebidas azucaradas —por el equivalente a miles de millones de dólares al año— a través de

programas de asistencia nutricional como el SNAP (antes conocido como Food Stamps).[2]

- Restringir el financiamiento a la investigación sobre nutrición, el programa de almuerzos escolares e iniciativas de prevención de obesidad en la infancia.[3]
- Invertir en transporte público (incluso en veredas para caminar y ciclopistas) homologándolo con el sistema nacional de autopistas, para restringir con esto las oportunidades de compensar una mala dieta con actividad física.

Industria de los alimentos:

- Generar una abrumadora variedad de productos alimentarios de muy baja calidad, predominantemente derivada del comercio de cereales baratos y aditivos artificiales.[4]
- Comercializar intensivamente esos productos en toda la sociedad, en especial entre los menores de edad (para garantizar la lealtad a la marca desde la más tierna infancia).
- Volver cómoda y accesible la comida rápida, los alimentos chatarra, las bebidas azucaradas y, en menor medida, los nutritivos alimentos naturales.
- Ofrecer vacías promesas de cambio cuando la gente se preocupa por la mala calidad de su alimentación y, al mismo tiempo, trabajar por subvertir la salud pública.[5]

Escuelas:

- Restringir el presupuesto, reduciendo la calidad de los alimentos provistos mediante el programa de almuerzos escolares, ofrecer en franquicia las cafeterías a compañías de comida rápida y vender alimentos chatarra en las máquinas dispensadoras.

- Reducir o eliminar los cursos de educación física y los programas recreativos después de clases.

Academia y asociaciones profesionales de salud:

- Aceptar en la investigación el financiamiento de la industria alimentaria, patrocinios, respaldos de productos, acceso preferente a "líderes intelectuales" y otras colaboraciones, pese a las evidencias de que esas relaciones generan sesgos científicos y socavan la credibilidad de la salud pública.[6]

Aunque cualquiera de estas actividades conspirativas podría causar un daño limitado, sus efectos serían devastadores en la sociedad. El rápido aumento de los costos médicos de las enfermedades relacionadas con la dieta, de cerca de 1 billón de dólares al año y la decreciente productividad laboral producirían enormes déficits presupuestales. La próxima crisis fiscal provocaría luchas políticas internas y parálisis legislativa. Al menguar los recursos financieros para la educación, la investigación, el transporte y otras cruciales inversiones a largo plazo, la infraestructura nacional se deterioraría, lo que abatiría la competitividad económica de Estados Unidos. El Pentágono temería que los jóvenes fueran muy poco saludables para servir en el ejército si surgiera la necesidad de un despliegue a gran escala.[7] Por primera vez en un siglo, la condición de Estados Unidos como superpotencia parecería amenazada... lo que sobrepasaría las más descabelladas expectativas del adversario.

Desde luego, esta conspiración extranjera es imaginaria. Pero este alarmante escenario bien podría hacerse realidad por una razón netamente interna: el fracaso político sistemático para poner la salud pública y las necesidades de la sociedad por encima de intereses especiales y ganancias a corto plazo. Todos los estadunidenses compartimos la responsabilidad de este fracaso por condonar una cultura que, más que la salud, valora la comodidad temporal y el placer efímero de alimentos industriales muy procesados. Sin embargo, la industria alimentaria ha desempeñado el papel principal.

El entorno abunda tanto en alimentos azucarados y almidonados que el mero acto de vivir día a día es un obstáculo para controlar el peso. Pero ésta es la realidad y todos tenemos que lidiar con ella.

—*Ann R., 61 años, Windsor Heights, Iowa*

Las compañías fabricantes de alimentos y grupos que las defienden gastan decenas de millones de dólares al año en donativos políticos, cabildeo y actividades afines, a cambio obtienen una enorme influencia sobre las políticas alimentarias en los ámbitos nacional, estatal y local.[8] En la última década el intenso cabildeo de esa industria:[9]

- Bajó los estándares de los almuerzos escolares (definiendo la pizza como verdura, por ejemplo)
- Obstruyó la reforma de programas federales de asistencia nutricional (por ejemplo, imponiendo la inclusión de la papa blanca entre los beneficios del programa Women, Infants & Children [wic], contra la opinión del Institute of Medicine)
- Bloqueó la fijación de impuestos a las bebidas azucaradas
- Impidió restricciones a los anuncios de alimentos dirigidos a menores de edad
- Relajó las normas de las etiquetas nutrimentales (por ejemplo, involucrando organismos modificados genéticamente [omg])
- Distorsionó las pautas dietéticas relacionadas con el azúcar y otras mercancías
- Recibió miles de millones de dólares del gasto federal para subsidios agrícolas

Los azúcares ocultos fueron los que me abrieron los ojos. Siempre había sabido y oído decir que hay azúcar en todo, pero ahora veo lo mucho que eso me ha afectado. Y aunque no hayamos tenido muchos alimentos chatarra en la alacena ni nos hayamos excedido, nos sentíamos torpes todo el tiempo. Engordar era demasiado fácil, y pese a nuestros intentos por alimentarnos mejor, no pudimos hacer gran cosa. ¡Esto del "azúcar en todo" ha llegado demasiado lejos!

—*Nan T., 53 años, Birmingham, Alabama*

En respuesta a la creciente preocupación por la obesidad, especialmente entre los menores de edad, las compañías alimentarias han lanzado costosas campañas para generar la percepción de que son buenos corporativos, sinceros en sus esfuerzos por formar parte de la solución. Pero ¿cómo podemos confiar en las compañías productoras de alimentos, preguntó Michele Simon, cuando "cabildean intensamente contra políticas para mejorar la salud de los menores; hacen declaraciones engañosas, falsean sus políticas en reuniones con el gobierno y otros foros públicos, y hacen promesas públicas de responsabilidad corporativa que suenan bien, pero que, en realidad, no pasan de ser una mera campaña de relaciones públicas"?[10]

Tras considerarlo todo, hay que decir que la industria alimentaria no es inmoral y que la mayoría de sus acciones son totalmente predecibles. Como lo describió Marion Nestle en *Food Politics*,[11] las compañías alimentarias tienen una responsabilidad fiduciaria con sus accionistas para maximizar sus ganancias. En ese mercado no regulado tales ganancias proceden, sobre todo, de la promoción del consumo de productos muy procesados basados en ingredientes comerciales. Un ejecutivo puede tener la mejor de las intenciones, pero si la competencia comercializa alimentos chatarra entre los menores de edad, la compañía de ese ejecutivo estará en desventaja competitiva si no recurre también a esa táctica.

Desviando la atención de este conflicto inherente —producir alimentos sanos contra ganancias sanas—, la industria alega que todo se reduce a responsabilidad personal. Las compañías alimentarias no obligan a la gente a comprar alimentos chatarra. La gente está en libertad de tomar sus propias decisiones y pagar las consecuencias. Pero este argumento es falso por dos razones. Primero, la manipulación política ejercida por esa industria ha distorsionado en extremo el libre mercado y, por tanto, el entorno alimentario. Los alimentos procesados industriales son abundantes, cómodos y baratos en comparación con los naturales, debido, en parte, a las políticas gubernamentales. ¿Cómo puede alguien ejercer su responsabilidad personal en un desierto de alimentos naturales y un oasis de comida chatarra? De acuerdo con un informe del año 2000 del Institute of Medicine:

> Es poco razonable esperar que la gente cambie fácilmente de conducta cuando tantas fuerzas en el entorno social, cultural y físico conspiran contra ese cambio. Si se han de desarrollar programas exitosos para prevenir enfermedades y mejorar la salud, se debe prestar atención no sólo a la conducta de los individuos, sino también al contexto en el que viven.[12]

Cuando veo un poco la tele en las noches, lo único que encuentro son anuncios de medicinas con receta y de cadenas de restaurantes. ¡Vaya si ésta no es una sociedad de beneficio mutuo! Comemos en esas cadenas de restaurantes y acudimos a esos médicos y farmacias. Es raro que vea anuncios que promuevan frutas, verduras y actividad física. Nos enferman lavándonos el cerebro.

—Jyoti A., 59 años, Muskogee, Oklahoma

Segundo, las consecuencias a largo plazo de una dieta de alimentos industriales no recaen exclusivamente en los individuos. La sociedad paga en forma directa a través de Medicare y Medicaid, y en forma indirecta a través del Supplemental Security Income y otros programas de discapacidad. En realidad todas las empresas que adquieren seguro médico para sus empleados y todas las personas que pagan seguros privados soportan esta carga.

Casi en cualquier asunto de salud pública no crearíamos una falsa distinción entre responsabilidad personal, corporativa y gubernamental. Imagina qué pasaría si el gobierno no regulara la seguridad de los automóviles, permitiera que esa industria vendiera autos peligrosos y esperara que los consumidores resolviesen las cosas por sí solos. La responsabilidad compartida se da por hecho en todo tipo de productos de consumo, desde juguetes hasta tostadores. ¿Por qué en los alimentos no?

A menos que cambiemos de curso, las enfermedades crónicas relacionadas con la dieta causarán un inmenso sufrimiento, acortarán la esperanza de vida,[13] drenarán la economía y socavarán la fuerza internacional de Estados Unidos. Pero esta gran amenaza a la seguridad nacional puede evitarse con un amplio (y políticamente difícil) plan de acción, el cual se resume en seguida.

PLAN DE DIEZ PUNTOS PARA RESTAURAR LA ALIMENTACIÓN SANA COMO UNA PRIORIDAD DE SEGURIDAD NACIONAL

1. *Crear una comisión intergubernamental de política alimentaria.* Mientras no podamos promulgar exitosamente una reforma al financiamiento de las campañas políticas, la industria alimentaria seguirá teniendo una influencia extraordinaria en Washington. Pero podemos separar la política pública de la política, tal como se hace con otros asuntos de seguridad nacional (como

el cierre de bases militares), con una comisión independiente facultada para tomar determinaciones objetivas en todas las materias de la política alimentaria nacional, desde subsidios agrícolas hasta pautas para los almuerzos escolares.

2. *Reformar el proceso de revisión de las Dietary Guides.* Trasladar la responsabilidad primaria de la elaboración de pautas dietéticas al Institute of Medicine u otro órgano independiente, para evitar conflictos de interés en el Departamento de Agricultura, producto de su misión de promover los cereales y otras mercancías.[14]

3. *Fijar impuestos a todos los alimentos procesados y comidas rápidas de restaurantes,* para que los costos a largo plazo de estos productos incrementen el precio de venta. Destinar los ingresos resultantes al subsidio de frutas y verduras y otros alimentos naturales.[15]

4. *Regular la publicidad de los alimentos.* La primera enmienda de la Constitución no garantiza el derecho a publicitar productos demostrablemente nocivos para la salud, sobre todo si en ello están involucrados los menores de edad. Como mínimo los consumidores deben recibir advertencias adecuadas de salud. Si los comerciales de Viagra están obligados a mencionar complicaciones poco comunes como la erección prolongada, ¿por qué los comerciales de bebidas azucaradas no deberían enlistar consecuencias comunes como aumento de peso excesivo y diabetes?[16]

5. *Minimizar conflictos de interés entre académicos y sociedades profesionales de nutrición.* El gobierno debe financiar apropiadamente la investigación de nutrición de alta calidad a través de los National Institutes of Health,[17] para que el patrocinio de la industria alimentaria sea menos necesario y se diluya la parcialidad de los estudios auspiciados por ella. Las sociedades profesionales deben evitar relaciones financieras con esa industria que atenten contra su misión de salud pública.

6. *Financiar suficientemente a las escuelas* para que puedan ofrecer desayunos y almuerzos de alta calidad, cursos diarios de educación física y programas recreativos después de clases.

7. *Diseñar nuevas opciones de restaurantes* que proporcionen comidas convenientes y poco costosas preparadas con alimentos naturales.

8. *Formular alimentos procesados más saludables.* La industria alimentaria debe usar ingredientes de mayor calidad nutricional en lugar de depender principalmente de cereales y azúcar procesados. Además, muchos productos convencionales pueden comercializarse en formas menos intensivamente procesadas (por ejemplo, pan molido en forma tradicional o avena irlandesa).[18]

9. *Votar con las boletas.* La gente puede elegir a políticos que tengan el valor de poner la salud pública por encima de intereses especiales a corto plazo.

10. *Votar con los tenedores.* La gente puede incentivar a las compañías alimentarias a formular y comercializar alimentos más sanos consumiendo una dieta basada en productos naturales y no en los muy procesados.

En casa solíamos tener varios bocadillos (galletas saladas, barras de granola, palomitas para horno de microondas, etcétera) y múltiples alimentos congelados para comer (nuggets de pollo, macarrones con queso, etcétera). Pero yo siempre disponía un enorme tazón de fruta, que nadie elegía si había otras opciones. Para mi sorpresa, hace unos días descubrí a mi hija comiendo una pera y luego noté que también todos los demás recurrían al tazón de fruta cuando tenían hambre entre comidas y sonreí.

—Monica M., 45 años, Great Falls, Virginia

La industria alimentaria ha actuado constructivamente en algunas ocasiones e indignamente en otras. Partidarios y críticos siempre encuentran ejemplos para argumentar que esa industria es esencialmente "buena" o "mala". Pero eso en realidad sale sobrando. En una economía de mercado, dicha industria tiende a comportarse de modo oportunista para maximizar sus ganancias. Es responsabilidad del gobierno regular el mercado para que ese sector se beneficie de satisfacer las necesidades de la sociedad, no de socavarlas.

Y la industria alimentaria debe tener en mente que la salud pública está en el mejor interés de todos. Una alimentación sana es la base de una sociedad fuerte, como adujo hace medio siglo el científico alimentario estadunidense George Stewart:

> Si no prestamos suficiente atención a los problemas nutricionales asociados con la tecnología de alimentos, en definitiva corremos el riesgo de producir abundantes alimentos apetitosos, cómodos y estables que no satisfagan las necesidades nutrimentales del hombre. En otras palabras, corremos el riesgo de minar el bienestar nutricional de nuestra nación [...] Sostengo que todos los técnicos en alimentos tienen la responsabilidad moral de contribuir a proporcionar a la gente alimentos nutritivos [no sólo] apetitosos.[19]

Pero en última instancia, ese deber es nuestro. Mientras no podamos crear una sociedad en la que optar por lo natural sea lo fácil, tenemos que asumir plena responsabilidad sobre nuestra salud y la de nuestros hijos. Podemos decir que no a los seductores anuncios de alimentos chatarra, sabiendo que las enfermedades que causan —por ejemplo, la mayoría de los casos de diabetes— son todo menos cómodas y placenteras. El propósito de este libro es potenciar ese trayecto a una salud óptima.

Apéndice A

Carga glucémica de alimentos que contienen carbohidratos[1]

GRUPO DE ALIMENTOS	CARGA GLUCÉMICA[2]		
	BAJA Aceptables para todas las fases del programa	MODERADA Fases 2 y 3	ALTA Sólo fase 3
Verduras	Acelgas Acelgas suizas Aguacate Alcachofa Apio Bambú, brotes Berenjena Bok Choy Brócoli Calabacitas Calabaza de verano Castaña de agua Cebolla Cebollines Chícharos Col	Betabel Calabaza Calabaza bellota Calabaza moscada Camote Chícharos Chirivía Ñame Plátano macho	Papa blanca

[1] La carga glucémica describe cómo afecta un alimento (comida o dieta entera) al azúcar en la sangre durante varias horas después de comer. El consumo frecuente de alimentos de alta carga glucémica se asocia estrechamente con aumento excesivo de peso y riesgo de enfermedades del corazón y diabetes, como se explicó en el capítulo 4. La carga glucémica se determina multiplicando el índice glucémico de un alimento por la cantidad de carbohidratos presentes en él. Para una lista completa de índice glucémico y carga glucémica, véase www.glycemicindex.com

[2] Los valores usados para clasificar la carga glucémica varían un poco entre los grupos de alimentos en esta tabla, para permitir una mejor discriminación de alimentos dentro de los grupos.

379

GRUPO DE ALIMENTOS	CARGA GLUCÉMICA		
	BAJA Aceptables para todas las fases del programa	MODERADA Fases 2 y 3	ALTA Sólo fase 3
Verduras (continuación)	Col rizada Coliflor Colinabo Ejotes Espárragos Espinacas Germen de alfalfa Germen de col de Bruselas Germinado de frijol Hojas de mostaza Hongos Jitomate Lechuga Nabo Nabo sueco Pepino Pimiento Poro Quimbombó Rábano Zanahoria		
Frutas	Cereza Chabacano Ciruela Durazno Kiwi Limón Mandarina Manzana Moras Naranja Nectarina Pera Tangelo Toronja Uva	Frutas enlatadas, sin endulzantes Frutas secas Mango Melón Melón gota de miel Papaya Piña Plátano Puré de manzana* Sandía	Jugos y bebidas de frutas

* Evita en la fase 2, por su alto contenido de azúcar o procesamiento.

| | CARGA GLUCÉMICA | | |
GRUPO DE ALIMENTOS	BAJA Aceptables para todas las fases del programa	MODERADA Fases 2 y 3	ALTA Sólo fase 3
Legumbres	Chícharos secos Frijoles (de todo tipo sin cocer) Garbanzo Hummus Lentejas	Frijoles cocidos*	
Nueces	Almendra Avellana Cacahuate Crema de cacahuate, sin azúcar Macadamia Nuez de Brasil Nuez de Castilla Nuez de la India Nuez pecana Pistache	Crema de cacahuate, endulzada con azúcar*	
Semillas	Ajonjolí Chía De calabaza De girasol		
Lácteos	Leche Queso Yogur, sin azúcar	Leche, con chocolate* Yogur, endulzado con azúcar*	
Cereales		Alforfón (trigo sarraceno) Amaranto Arroz integral (varía por tipo) Arroz silvestre Avena Bayas de trigo Cebada Centeno	Arroz blanco Cereales para el desayuno bajos en fibra Crepas Cuscús Galletas saladas

GRUPO DE ALIMENTOS	CARGA GLUCÉMICA		
	BAJA Aceptables para todas las fases del programa	MODERADA Fases 2 y 3	ALTA Sólo fase 3
Cereales (continúa)		Cereales para el desayuno altos en fibra* Farro Maíz (varía por tipo) Pan, poco procesado (incluye integral, de cereales germinados y de molido tradicional)* Pasta (no enlatada)* Quinoa	
Postres, dulces y golosinas	Chocolate amargo (con 70% mínimo de cacao)	Helado* Chocolate con leche*	Palomitas Pan, muy procesado (incluye blanco, bollos, de maíz, de pita, muffins, pastelillos y rosquillas) Pasta (en lata) Pasteles de arroz Pizza Pretzels Relleno Tacos Tortillas Waffles Bebidas endulzadas Brownies Caramelos Donas Galletas dulces Natillas Nieve Papas fritas Pastel Pays

Apéndice B: Formularios de seguimiento

FORMULARIO DE SEGUIMIENTO DIARIO

Usa cada día una copia de esta página o baja el documento en www.always hungrybook.com. En las cinco categorías de síntomas, indica tu experiencia general a lo largo del día. Suma los puntos de estas categorías y registra la suma como tu puntuación total (que irá de 0 a 20). Indica después cuántos carbohidratos procesados comiste. A continuación, grafica tu puntuación total en el diagrama de progreso mensual usando el color de tinta (verde, amarillo o rojo) que corresponda a tu consumo de carbohidratos procesados. Al final de la página, anota tus actividades relacionadas con otros objetivos del programa (reducción del estrés, movimiento y sueño).

Hambre. Hoy sentí:

□ 0 (mucha)   □ I   □ 2   □ 3   □ 4 (nada)   __ puntos

Antojos. Hoy mis antojos fueron:

□ 0 (altos)   □ I   □ 2   □ 3   □ 4 (nulos)   __ puntos

Saciedad. Hoy, después de comer me sentí satisfecho:

□ 0 (nada)   □ I   □ 2   □ 3   □ 4 (hasta la comida siguiente) __ puntos

Nivel de energía. Hoy mi nivel general de energía fue:

□ 0 (bajo)   □ I   □ 2   □ 3   □ 4 (alto)   __ puntos

Bienestar. Hoy mi nivel general de bienestar fue:

□ 0 (bajo)   □ I   □ 2   □ 3   □ 4 (alto)   __ puntos

PUNTUACIÓN TOTAL _____

Hoy comí el siguiente número de CARBOHIDRATOS PROCESADOS* (encierra en un círculo):
Traza tu puntuación total en el diagrama de progreso mensual usando el color de tinta indicado

       0 a   1 verde   2 amarillo   3 o más rojo

*Incluye cereales refinados (pan, pasta, arroz blanco, etcétera), papa blanca o productos de la papa, cualquier alimento con azúcar y jugos de frutas

Hice mi reducción de estrés de 5 minutos: ☐ mañana ☐ noche
Hice mi *passegiata* después de comer: ☐ mañana ☐ noche
Hice mi movimiento placentero: ☐ (de qué tipo)_____
Hice mi rutina antes de acostarme: ☐ (describe) _____

¿Siempre tienes hambre?

DIAGRAMA DE PROGRESO MENSUAL

Este diagrama te permitirá monitorear mes a mes tu progreso. Además, podrás ver cómo afecta a tus resultados la cantidad de carbohidratos procesados que consumes cada día. Traza en este diagrama tu puntuación total del formulario de seguimiento diario poniendo un círculo (●) en el lugar indicado o baja el archivo de www.alwayshungrybook.com. Usa el color de tinta que corresponda al número de carbohidratos

procesados que consumiste ese día, como se señala en el formulario de seguimiento (0 a 1, verde; 2, amarillo; 3 o más, rojo). Si comenzaste el programa a mediodio mes, deja en blanco los días anteriores. Registra a fin de mes el cambio acumulado en peso y cintura (en comparación con tus medidas iniciales). Escribe aquí tus medidas iniciales (antes de empezar el programa):

Peso _____ Cintura _____

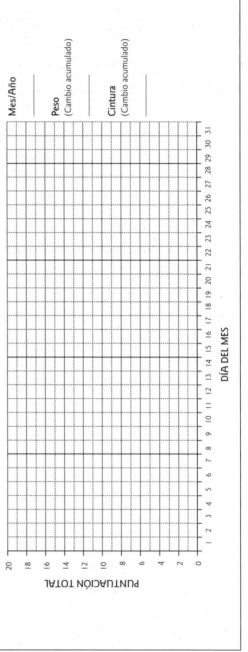

386

Apéndice C: Guías para preparar verduras, cereales integrales, nueces y semillas

GUÍA PARA COCINAR VERDURAS

Las verduras son uno de los pilares de *No más hambre*, además son muy nutritivas y excelentes para combinar con los sustanciosos aderezos y salsas que se usan en todas las fases del programa. Sé creativo y permite que esta guía elimine tus suposiciones.

Verdura	Pasos previos	Tiempo de cocción en minutos				
		Saltear*	Cocer al vapor	Hervir	Blanquear**	Asar
Acelgas (verdes o rojas)	Enjuaga bien. Corta los tallos en rebanadas de 1 centímetro y pica las hojas en trozos.	4 a 6; pon primero los tallos y las hojas 2 minutos después	4 a 6; los tallos hacia bajo	3 a 5	1 los tallos, las hojas menos tiempo	—
Arúgula	Enjuaga bien. Pica en trozos.	2 a 3	2 a 3	—	Menos de 1	—
Berenjena	Pela si quieres. Corta en cubos o rebanadas de 2.5 centímetros.	10 a 12	—	—	—	20 a 25

Verdura	Pasos previos	Tiempo de cocción en minutos				
		Saltear*	Cocer al vapor	Hervir	Blanquear**	Asar
Betabel	Para saltear: pela y corta en tiras. Para cocer al vapor o hervir: pela y corta en cubos de 2.5 centímetros. Para blanquear: rebana finamente o en medias lunas. Para asar: pon enteros y sin pelar en un refractario con ¼ de taza de agua y cubre bien o envuelve cada uno en papel aluminio; pela cuando estén cocidos.	6 a 8	15 a 20	10 a 15	1 a 2	45 a 60 (según el tamaño)
Bok choy	Corta las partes blancas en rebanadas de 1 centímetro, pica las hojas en trozos.	2 a 4	2 a 4	2 a 4	Menos de 1	—
Brócoli	Pela o corta la cubierta dura del tallo y corta en bastones; separa las puntas en pequeños cogollos.	4 a 6	6 a 8	6 a 8	1	20 a 25

Verdura	Pasos previos	Tiempo de cocción en minutos				
		Saltear*	Cocer al vapor	Hervir	Blanquear**	Asar
Calabaza de invierno (ranúnculo, moscada, japonesa o bellota)	Corta en mitades. Quita y desecha las semillas. Corta en trozos de 2.5 centímetros o rebanadas gruesas. La piel puede comerse a menos que sea muy dura, como la de la bellota. Para blanquear: corta en medias lunas delgadas	—	14 a 16	12 a 14	2 a 3	30 a 40
Calabaza de verano (amarilla o calabacita)	Corta en rebanadas de 5 milímetros de grosor o en bastones.	5 a 10	5 a 7	5 a 7	1 a 2	15 a 20
Camote	Para saltear: corta en julianas o bastones finos. Para cocer al vapor o hervir: corta en trozos de 2.5 centímetros o en rebanadas gruesas. Para blanquear: corta en rebanadas finas. Para asar: corta en trozos de 2.5 centímetros o rebanadas gruesas o deja entero.	8 a 10	8 a 10	10 a 12	2 a 3	45 a 60

Verdura	Pasos previos	Tiempo de cocción en minutos				
		Saltear*	Cocer al vapor	Hervir	Blanquear**	Asar
Cebolla (dulce, amarilla, blanca o morada)	Desprende la dura capa exterior. Rebana en finas medias lunas o dados. Para asar: corta en cuartos o rebanadas gruesas.	8 a 10	10 a 12	8 a 10	2 a 3	20 a 25
Chícharos	Desprende y desecha los extremos o vainas	2 a 3	2 a 3	2 a 3	Menos de 1	—
Chirivía	Corta en trozos de 1 centímetro. Para saltear: corta en julianas o bastones finos. Para blanquear: corta en rebanadas delgadas.	8 a 10	13 a 15	12 a 14	2	35 a 50
Col (blanca, verde o morada)	Quita y desecha el corazón. Corta en tiras finas. Para asar: corta en rebanadas de 4 centímetros de grosor.	5 a 7	8 a 10	8 a 10	1	20 a 25
Col rizada	Enjuaga bien. Separa las hojas de los tallos. Corta éstos en rebanadas muy finas y pica las hojas en trozos.	4 a 7	4 a 7	3 a 5	1 a 2	—

Verdura	Pasos previos	Tiempo de cocción en minutos				
		Saltear*	Cocer al vapor	Hervir	Blanquear**	Asar
Col rizada, hojas	Enjuaga bien. Separa las hojas de los tallos. Corta éstos en rebanadas muy finas y pica las hojas en trozos.	5 a 8	5 a 8	3 a 5	1 a 2	—
Coliflor	Separa en pequeños cogollos. Corta el corazón en dados.	4 a 6	7 a 9	7 a 9	1 a 2	15 a 18
Ejotes	Desprende y desecha los extremos de las vainas.	3 a 5	4 a 6	4 a 6	1 o menos	8 a 10
Espárragos	Corta y desecha los extremos.	4 a 6	7 a 8	6 a 8	1	8 a 10
Espinacas	Enjuaga bien. Pica en trozos.	2 a 3	2 a 3	3 a 5	Menos de 1	—
Grelo o brócoli chino	Corta en rebanadas de 1 centímetro.	4 a 6	4 a 6	4 a 6	1	—
Hinojo	Corta el bulbo y los tallos en rebanadas finas. Para asar: corta en cuartos o trozos.	6 a 8	6 a 8	6 a 8	1 a 3	30 a 45
Hojas de mostaza	Enjuaga bien. Separa las hojas de los tallos. Corta éstos en rebanadas muy finas y pica las hojas en trozos.	3 a 5	3 a 5	3 a 5	1	—

Verdura	Pasos previos	Tiempo de cocción en minutos				
		Saltear*	Cocer al vapor	Hervir	Blanquear**	Asar
Nabo	Corta en trozos de 1 centímetro. Para saltear: corta en julianas o bastones finos. Para blanquear: corta en rebanadas delgadas.	6 a 8	12 a 14	10 a 12	1 a 2	30 a 40
Nabo sueco	Pela. Corta en trozos de 1 centímetro. Para saltear: corta en julianas o bastones finos. Para blanquear: corta en rebanadas delgadas.	7 a 9	16 a 18	14 a 16	1 a 2	35 a 50
Napa o col china	Corta las partes blancas en rebanadas de 1 centímetro y pica las hojas en trozos.	2 a 4	2 a 4	2 a 4	Menos de 1	—
Pimiento (verde, rojo, anaranjado y amarillo)	Quita y desecha las semillas. Corta en tiras delgadas.	5 a 7	—	—	Menos de 1	20 a 25
Poro	Corta a lo largo y enjuaga a conciencia todas las capas. Corta las partes blanca y verde en rebanadas delgadas. Para asar: corta en trozos grandes.	5 a 7	5 a 7	6 a 9	1 a 2	20 a 30

Verdura	Pasos previos	Tiempo de cocción en minutos				
		Saltear*	Cocer al vapor	Hervir	Blanquear**	Asar
Rábanos de todo tipo	Corta en trozos grandes o deja enteros los rábanos pequeños. Para saltear: Corta en julianas o bastones finos. Para blanquear: Corta en rebanadas delgadas o medias lunas.	4 a 6	4 a 6	5 a 8	1	15 a 20
Zanahoria	Para saltear o blanquear: corta en julianas o tiras finas, rebanadas o bastones. Para cocer al vapor, hervir o asar: corta en rebanadas o trozos gruesos.	4 a 6	8 a 10	8 a 10	1 a 2	25 a 30

* Se recomienda aceite de oliva, pero también pueden usarse otros aceites vegetales (como de cártamo de alto contenido oleico) o mantequilla.

** No es necesario sumergir las verduras en agua fría después de blanquear.

GUÍA PARA COCER CEREALES INTEGRALES

Cocer cereales integrales podría parecer un misterio culinario, pero en realidad es muy sencillo: todo lo que necesitas es agua, sal... y calor. Pon a hervir, tapa y deja a fuego lento el tiempo indicado. En la fase 2 hemos incorporado cereales integrales todos los días. Experimenta con los que quizá no conoces; podrían parecerte más satisfactorios que las versiones procesadas. Haz de más para usar en futuras comidas. Ya cocidos, preparar comidas es rápido y fácil.

Cereal integral	Cantidad en seco	Agua	Sal	Tiempo de cocción	Rendimiento aproximado
No es necesario remojar antes					
Alforfón (trigo sarraceno)	1 taza	1½ a 2 tazas	1/8 de cdita.	15 a 20 minutos	3 tazas
Avena irlandesa	1 taza	2 tazas	Una pizca	30 a 45 minutos	2 tazas
Avena irlandesa *overnight*	1 taza	4 tazas	Una pizca	Pon a hervir y deja tapada en la estufa toda la noche, o deja enfriar y mete al refrigerador durante la noche. Sirve fría o recalienta antes.	4½ tazas
Cebada perla	1 taza	3 tazas	1/8 de cdita.	30 minutos	3 tazas
Farro	1 taza	2 tazas	1/8 de cdita.	30 minutos	2 tazas
Mijo*	1 taza	2 a 4 tazas hirviendo	1/8 de cdita.	30 minutos	3 a 5 tazas
Quinoa (enjuaga bien)	1 taza	2 tazas	1/8 de cdita.	20 minutos	3 tazas
Trigo quebrado (bulgur)	1 taza	1 a 1¼ tazas hirviendo	1/8 de cdita.	5 minutos	2 tazas

Cereal integral	Cantidad en seco	Agua	Sal	Tiempo de cocción	Rendimiento aproximado
Se recomienda remojar antes (4 horas a toda la noche)**					
Arroz integral***	1 taza	1 ½ tazas	⅛ de cdita.	50 minutos (según tipo de arroz)	2 a 3 tazas
Bayas de trigo	1 taza	3 tazas	⅛ de cdita.	1 hora o más	3 tazas
Cebada sin pelar	1 taza	3 tazas	⅛ de cdita.	1 hora o más	3 tazas

* Para mijo esponjoso que se separa fácil, usa 2¼ tazas de agua hirviendo; para mijo blando y cremoso usa 4 tazas de agua hirviendo. El mijo blando también puede dejarse enfriar, cortarse y freírse como polenta.

** Remojar antes permite que los granos inicien el proceso de germinación, lo que aumenta su valor nutritivo y produce un más intenso sabor a nuez.

*** El arroz de grano chico hará un plato más viscoso. El de grano grande y basmati, un cereal ligero y más esponjoso.

GUÍA PARA TOSTAR NUECES Y SEMILLAS

Instrucciones básicas:

Precalienta el horno a 175 °C. Tiende las nueces o semillas crudas en una sola capa sobre una charola grande. Mete al horno y deja cocer hasta que adquieran un tenue color dorado y el aroma a nuez escape del horno (consulta tiempo en la tabla). Cada horno es distinto, así que presta atención, revisa cada par de minutos y evita cocinar en exceso. Saca de inmediato cuando estén listas y transfiere a un platón grande para enfriar. Una vez frías, guarda en un frasco con tapa (los de conservas de boca ancha son ideales) u otro recipiente hermético.

Nueces o semillas	Tiempo de cocción
Ajonjolí	6-8 minutos, están listas cuando se doran, aromatizan y empiezan a saltar
Almendras	10-12 minutos
Cacahuates	10-12 minutos
De calabaza	6-8 minutos, están listas cuando se doran y comienzan a esponjar
De Castilla	8-10 minutos
De girasol	5-7 minutos
Macadamias	Consúmelas crudas
Nueces de la India	8-10 minutos
Nueces pecanas	10-12 minutos
Pistaches	8-10 minutos

Nota: los tostadores cuecen más rápido. Sigue las instrucciones del aparato o experimenta con el tiempo. Recuerda que tu nariz es tu mejor guía: cuando percibas el aroma, ¡ya están!

Agradecimientos

Las cuestiones más importantes que hoy enfrenta el cuidado de la salud son demasiado grandes para que una persona pueda abordarlas sola. Estoy profundamente agradecido con los numerosos mentores, colegas y pacientes que me han guiado a todo lo largo de mi carrera.

Por lo que respecta a este libro, tuve la enorme fortuna de contar con el apoyo de un equipo estelar de expertos en nutrición, cocina y edición. Mariska van Aalst, mi estupenda gerente de proyecto, me ayudó a crear el programa, orientar las pruebas piloto y mantenernos a todos en el rumbo previsto. Hizo también atinados y amables comentarios sobre el manuscrito. Janis Jibrin realizó importantes contribuciones al programa y, con la ayuda invaluable de Sidra Forman y Tracy Gensler, participó en la preparación de las recetas, planes de comidas y análisis nutrimentales. Susan Chatzky hizo un meticuloso seguimiento del plan de comidas, además de útiles comentarios. Mary Woodin creó ilustraciones que explican varios conceptos científicos en forma sencilla y accesible. John Larson, de Coach Accountable, adaptó su excelente software en apoyo a las pruebas piloto.

Los extraordinariamente talentosos Melissa Gallagher y Ethan Litman (¡felicidades a su escuela de medicina!) dirigieron el programa piloto en el Boston Children's Hospital. El fabuloso equipo de la revista *Experience Life* brindó decisiva orientación preliminar en el diseño y aspecto del programa, dio aliento permanente, y ayudó a reclutar a los participantes en la prueba piloto nacional. Gracias en particular a Pilar

Gerasimo, directora fundadora, y Jamie Martin, directora ejecutiva de contenido de plataformas múltiples, por su liderazgo en ese esfuerzo.

Va un agradecimiento muy especial a mi compañera en la vida y en este proyecto, Dawn Ludwig. Ella dirigió la prueba piloto nacional con esmero y con pasión, y supervisó todos los aspectos del desarrollo de las recetas y el plan de comidas. Se quemó las pestañas inventando platillos dignos de un recetario que cumplieran con precisión los objetivos nutricionales del programa, con opciones para vegetarianos y otros requisitos particulares. Su capacidad para inspirar y sanar con los alimentos permea este programa.

Tuve el honor y el placer de trabajar con Sarah Pelz, mi editora, y su fantástico grupo en Grand Central Publishing, que incluye a la editora, Jamie Raab; la jefa de edición, Deb Futter; la directora editorial, Karen Murgolo; el asistente editorial, Morgan Hedden; el director de publicidad, Matthew Ballast, y su equipo de mercadotecnia, Brian McLendon, Amanda Pritzker y Andrew Duncan. Ellos guiaron el proyecto con extremo profesionalismo y pasión, me orientaron en forma suprema cuando fue preciso y me concedieron amplia libertad. En mi equipo editorial falta mencionar a Richard Pine, Eliza Rothstein y Alexis Hurley, de Inkwell Management. Richard, mi agente, fue una especie de protector hermano mayor y me condujo hábilmente de la concepción a la finalización del proyecto. Es un caballero y un erudito.

Varios colegas y amigos hicieron sagaces comentarios sobre el manuscrito, entre ellos Pilar Gerasimo (directora fundadora de la revista *Experience Life*), Daniel Lieberman (debes leer su brillante libro, *The Story of the Human Body*), Gary Taubes (su *Good Calories, Bad Calories* brinda una importante perspectiva histórica de las ciencias), Walter Willett (lee su clásico *Eat, Drink and Be Healthy*), Ben Brown, Cara Ebbeling, Joseph Majzoub y Darius Mozaffarian.

Gracias a Mark Hyman (*Eat Fat, Get Thin*) por más de una década de amistad, por apoyar y alentar mi trabajo y por ayudarme a transitar por el mundo editorial, antes y después de producir el manuscrito.

Richard Borofsky y Rodger Whidden proporcionaron invaluable orientación personal.

Este libro no habría sido posible sin mis colegas del New Balance Foundation Obesity Prevention Center del Boston Children's Hospital y el fenomenal liderazgo de Cara Ebbeling, Christine Healey y Daniele Skopek. Cara merece una mención especial: ha pasado de ser una de mis primeras asistentes de investigación a una investigadora independiente de categoría mundial y mi más cercana colaboradora científica. Dirigió gran parte de las investigaciones de ese centro en la última década, incluidos muchos estudios que figuran en este libro.

La investigación es una tarea costosa y, por desgracia, el financiamiento gubernamental se ha vuelto crecientemente escaso. Así pues, me gustaría hacer un reconocimiento especial a los filantrópicos patrocinadores que han apoyado desde el principio nuestro trabajo. La Charles H. Hood Foundation impulsó mi carrera en la investigación clínica con una importante beca a fines de la década de 1990. La New Balance Foundation me otorgó una subvención trascendental con la cual crear una sede para todos los aspectos de nuestro trabajo en el Centro: investigación, atención a pacientes y proyectos comunitarios. Este equipo de líderes, que incluye a Anne y James Davis, Megan Bloch, Molly Santry y Noreen Bigelow, se ha consagrado de manera permanente a los menores de edad y está a la vanguardia en la batalla contra la epidemia de la obesidad infantil. Y en fechas más recientes, la Nutrition Science Initiative (NuSI) —con el fuerte apoyo de la Laura y John Arnold Foundation— auspició nuestro mayor estudio hasta ahora para examinar los efectos de la dieta en el metabolismo. He sostenido muchas y muy estimulantes conversaciones con Peter Attia, Gary Taubes y Mark Friedman sobre el liderazgo de la NuSI. Otras generosas fuentes de fondos han sido el Thrasher Research Fund, la Allen Foundation, Runner's World Heartbreak Hill Half Marathon & Festival y la Many Voices Foundation. Agradezco, asimismo, muchos años de apoyo a la investigación por parte de los National Institutes of Health (NIH), y en especial del National Institute of Diabetes and Digestive and Kidney Diseases (NIDDK).

Gracias a mi mentor, Joe Majzoub, y al Boston Children's Hospital, mi hogar profesional durante más de dos décadas.

Por último, mi más sincero agradecimiento a los participantes en nuestro programa piloto.

Notas

PARTE I. SIEMPRE TIENES HAMBRE Y NUNCA BAJAS DE PESO

[1] G. Kolata, "In struggle with weight, Taft used a modern diet", en *New York Times*, 14 de octubre de 2013, http://nyti.ms/2ePAnz5, consultado el 21 junio de 2015; D. I. Levine, "Corpulence and correspondence: President William H. Taft and the medical management of obesity", en *Annals of Internal Medicine*, vol. 159, núm. 8, 2013, pp. 565-570.

I. EL PANORAMA

[1] USDA, Choose MyPlate, Weight Management, Eat the Right Amount of Calories for You, http://www.choosemyplate.gov/weight-management-calories /weight-management/better-choices/amount-calories.html, consultado el 21 junio de 2015; "Executive summary: Guidelines (2013) for the management of overweight and obesity in adults: a report of the American College of Cardiology/American Heart Association Task Force on Practice Guidelines and the Obesity Society published by the Obesity Society and American College of Cardiology/American Heart Association Task Force on Practice Guidelines. Based on a systematic review from the The Obesity Expert Panel, 2013", en *Obesity*, núm. 22, suplemento 2, 2014, pp. S5-39.

[2] D. S. Ludwig, "Weight loss strategies for adolescents: a 14-year-old struggling to lose weight", en *JAMA*, vol. 307, núm. 5, 2012, pp. 498-508; R. M. Puhl, J. D. Latner, K. O'Brien, J. Luedicke, M. Forhan y S. Danielsdottir, "Cross-national perspectives about weight-based bullying in youth: nature, extent and remedies", en *Pediatr Obes*, 6 de julio de 2015, doi: 10.1111/ijpo.12051.

[3] K. D. Brownell, R. M. Puhl, M. B. Schwartz y L. Rudd (eds.), *Weight Bias: Nature, Consequences, and Remedies*, The Guilford Press, Nueva York, 2005.

[4] C. B. Ebbeling, J. F. Swain, H. A. Feldman *et al.*, "Effects of dietary composition on energy expenditure during weight-loss maintenance", en *JAMA*, vol. 307, núm. 24, 2012, pp. 2627-2634.

[5] Weight Watchers, Zero PointsPlus™ Value Food List, http://www.weightwatchers.com/util/art/index_art.aspx?tabnum=1&art_id=59781, consultado el 21 de junio de 2015.

⁶ D. S. Ludwig y M. I. Friedman, "Always Hungry? Here's Why", en *New York Times*, 16 de mayo de 2014, http://nyti.ms/1k8VpGs, consultado el 21 de junio de 2015; D. S. Ludwig y M. I. Friedman, "Increasing adiposity: consequence or cause of overeating?", en *JAMA*, vol. 311, núm. 21, 2014, pp. 2167-2168.

⁷ G. Taubes, "What if It's All Been a Big Fat Lie?", en *New York Times*, 7 de julio de 2012, http://www.nytimes.com/2002/07/07/magazine/what-if-it-s-all-been-a-big-fat-lie.html, consultado el 21 de junio de 2015; G. Taubes, *Good Calories, Bad Calories: Fats, Carbs, and the Controversial Science of Diet and Health*, Alfred A. Knopf, Nueva York, 2007; G. Taubes, "The science of obesity: what do we really know about what makes us fat? An essay by Gary Taubes", en BMJ, núm. 346, 2013, p. f1050.

2. EL PROBLEMA

¹ USDA, Choose MyPlate, Weight Management: *Eat the Right Amount of Calories for You*, http://www.choosemyplate.gov/weight-management-calories/weight-management/better-choices/amount-calories.html, consultado el 21 de junio de 2015.

² K. D. Hall, G. Sacks, D. Chandramohan *et al.*, "Quantification of the effect of energy imbalance on bodyweight", en *Lancet*, vol. 378, núm. 9793, 2011, pp. 826-837.

³ J. O. Hill y A. M. Prentice, "Sugar and body weight regulation", en AJCN, núm. 62, suplemento 1, 1995, pp. 264S-273S; análisis, pp. 273S-274S.

⁴ W. C. Willett y R. L. Leibel, "Dietary fat is not a major determinant of body fat", en AJCN, núm. 113, suplemento 9B, 2002, pp. 47S-59S; D. S. Ludwig, "Dietary glycemic index and obesity", en *Journal of Nutrition*, núm. 130, suplemento 2S, 2000, pp. 280S-283S; G. Taubes, "Nutrition. The soft science of dietary fat", en *Science*, vol. 291, núm. 5513, 2001, pp. 2536-2545.

⁵ "Design of the Women's Health Initiative clinical trial and observational study. The Women's Health Initiative Study Group", en *Controlled Clinical Trials*, vol. 19, núm. 1, 1998, pp. 61-109; S. Thaul y D. Hotra (eds.), *Institute of Medicine (US) Committee to Review the NIH Women's Health Initiative. An Assessment of the NIH Women's Health Initiative*, National Academies Press, Washington D. C., 1993, http://www.ncbi.nlm.nih.gov/books/NBK236518/.

⁶ J. McCambridge, J. Witton y D. R. Elbourne, "Systematic review of the Hawthorne effect: new concepts are needed to study research participation effects", en *Journal of Clinical Epidemiology*, vol. 67, núm. 3, 2014, pp. 267-277.

⁷ B. V. Howard, J. E. Manson, M. L. Stefanick *et al.*, "Low-fat dietary pattern and weight change over 7 years: the Women's Health Initiative Dietary Modification Trial", en JAMA, vol. 295, núm. 1, 2006, pp. 39-49.

⁸ S. A. Beresford, K. C. Johnson, C. Ritenbaugh *et al.*, "Low-fat dietary pattern and risk of colorectal cancer: the Women's Health Initiative Randomized Controlled Dietary Modification Trial", en JAMA, vol. 295, núm. 6, 2006, pp. 643-654; B. V. Howard, L. Van Horn, J. Hsia *et al.*, "Low-fat dietary pattern and risk of cardiovascular disease: the Women's Health Initiative Randomized Controlled Dietary Modification Trial", en JAMA, vol. 295, núm. 6, 2006, pp. 655-666; R. L. Prentice, B. Caan, R. T. Chlebowski *et al.*, "Low-fat dietary pattern and risk of invasive breast cancer: the Women's Health

Initiative Randomized Controlled Dietary Modification Trial", en *JAMA*, vol. 295, núm. 6, 2006, pp. 629-642; L. F. Tinker, D. E. Bonds, K. L. Margolis *et al.*, "Low-fat dietary pattern and risk of treated diabetes mellitus in postmenopausal women: the Women's Health Initiative randomized controlled dietary modification trial", en *Archives of Internal Medicine*, vol. 168, núm. 14, 2008, pp. 1500-1511; T. D. Noakes, "The Women's Health Initiative Randomized Controlled Dietary Modification Trial: an inconvenient finding and the diet-heart hypothesis", en *South African Medical Journal*, vol. 103, núm. 11, 2013, pp. 824-825.

9 N. B. Bueno, I. S. de Melo, S. L. de Oliveira y T. da Rocha Ataide, "Very-low-carbohydrate ketogenic diet v. low-fat diet for long-term weight loss: a meta-analysis of randomised controlled trials", en *The British Journal of Nutrition*, vol. 110, núm. 7, 2013, pp. 1178-1187; A. J. Nordmann, K. Suter-Zimmermann, H. C. Bucher *et al.*, "Meta-analysis comparing Mediterranean to low-fat diets for modification of cardiovascular risk factors", en *The American Journal of Medicine*, vol. 124, núm. 9, 2011, pp. 841-851.

10 E. Atlantis, E. H. Barnes y M. A. Singh, "Efficacy of exercise for treating overweight in children and adolescents: a systematic review", en *International Journal of Obesity*, vol. 30, núm. 7, 2006, pp. 1027-1040; N. G. Boule, E. Haddad, G. P. Kenny, G. A. Wells y R. J. Sigal, "Effects of exercise on glycemic control and body mass in type 2 diabetes mellitus: a meta-analysis of controlled clinical trials", en *JAMA*, vol. 286, núm. 10, 2001, pp. 1218-1227; K. C. Harris, L. K. Kuramoto, M. Schulzer y J. E. Retallack, "Effect of school-based physical activity interventions on body mass index in children: a meta-analysis", en *Canadian Medical Association Journal*, vol. 180, núm. 7, 2009, pp. 719-726; A. Thorogood, S. Mottillo, A. Shimony *et al.*, "Isolated aerobic exercise and weight loss: a systematic review and meta-analysis of randomized controlled trials", en *American Journal of Medicine*, vol. 124, núm. 8, 2011, pp. 747-755; K. Shaw, H. Gennat, P. O'Rourke y C. Del Mar, "Exercise for overweight or obesity", en *The Cochrane Database of Systematic Reviews*, núm. 4, 2006, CD003817.

11 E. L. Melanson, S. K. Keadle, J. E. Donnelly, B. Braun y N. A. King, "Resistance to exercise-induced weight loss: compensatory behavioral adaptations", en *Medicine and Science in Sports and Exercise*, vol. 45, núm. 8, 2013, pp. 1600-1609; G. Taubes, "The scientist and the stairmaster: why most of us believe that exercise makes us thinner —and why we're wrong", en *New York Magazine*, 24 de septiembre de 2007, http://nymag.com/news/sports/38001/, consultado el 21 de junio de 2015.

12 *Ibíd.*; B. M Thomas y A. T. Miller Jr., "Adaptations to forced exercise in the rat", en *American Journal of Physiology*, vol. 193, núm. 2, 1958, pp. 350-354; K. Hu, P. Ivanov, Z. Chen, M. F. Hilton, H. E. Stanley y S. A. Shea, "Non-random fluctuations and multi-scale dynamics regulation of human activity", en *Physica A*, vol. 337, núm. 1-2, 2004, pp. 307-318; N. D. Ridgers, A. Timperio, E. Cerin y J. Salmon, "Compensation of physical activity and sedentary time in primary school children", en *Med Sci Sports Exerc*, vol. 46, núm. 8, 2014, pp. 1564-1569.

13 D. Thivel, J. Aucouturier, L. Metz, B. Morio y P. Duche, "Is there spontaneous energy expenditure compensation in response to intensive exercise in obese youth?", en *Pediatric obesity*, vol. 9, núm. 2, 2014, pp. 147-154.

14 M. F. Hjorth, J. P. Chaput, C. Ritz *et al.*, "Fatness predicts decreased physical activity and increased sedentary time, but not vice versa: support from a longitudinal study in

8- to 11-year-old children", en *International Journal of Obesity*, vol. 38, núm. 7 2014, pp. 959-965; R. C. Richmond, G. Davey Smith, A. R. Ness, M. den Hoed, G. McMahon y N. J. Timpson, "Assessing causality in the association between child adiposity and physical activity levels: a Mendelian randomization analysis", en *PLoS Medicine*, vol. 11, núm. 3, 2014, e1001618.

[15] C. Levian, E. Ruiz y X. Yang, "The pathogenesis of obesity from a genomic and systems biology perspective", en *The Yale Journal of Biology and Medicine*, vol. 87, núm. 2, 2014, pp. 113-126.

[16] I. S. Farooqi, S. A. Jebb, G. Langmack *et al.*, "Effects of recombinant leptin therapy in a child with congenital leptin deficiency", en *NEJM*, vol. 341, núm. 12, 1999, pp. 879-884.

[17] D. A. Kessler, *The End of Overeating: Taking Control of the Insatiable American Appetite*, Rodale Books, Nueva York, 2009; M. Moss, *Salt Sugar Fat: How the Food Giants Hooked Us*, Random House, Nueva York, 2013.

[18] A. Sclafani, "Carbohydrate-induced hyperphagia and obesity in the rat: effects of saccharide type, form, and taste", en *Neuroscience and Biobehavioral Reviews*, vol. 11, núm. 2, 1987, pp. 155-162; R. J. Stubbs y S. Whybrow, "Energy density, diet composition and palatability: influences on overall food energy intake in humans", en *Physiology & Behavior*, vol. 81, núm. 5, 2004, pp. 755-764.

[19] K. Esposito, C. M. Kastorini, D. B. Panagiotakos y D. Giugliano, "Mediterranean diet and weight loss: meta-analysis of randomized controlled trials", en *Metabolic Syndrome and Related Disorders*, vol. 9, núm. 1, 2011, pp. 1-12; M. A. Pereira, A. I. Kartashov, C. B. Ebbeling *et al.*, "Fast-food habits, weight gain, and insulin resistance (the CARDIA study): 15-year prospective analysis", en *Lancet*, vol. 365, núm. 9453, 2005, pp. 36-42.

[20] G. A. Bray, "Obesity Has Always Been with Us: An Historical Introduction", en G. A. Bray y C. Bouchard (eds.), *Handbook of Obesity, Volume 1: Epidemiology, Etiology, and Physiopathology*, CRC Press, Boca Raton, 3ª ed., 2014.

[21] M. V Roehling, P. V. Roehling y L. M. Odland, "Investigating the Validity of Stereotypes About Overweight Employees: The Relationship Between Body Weight and Normal Personality Traits", en *Group & Organization Management*, vol. 33. núm. 4, 2008, pp. 392-424.

[22] K. M. Flegal, M. D. Carroll, C. L. Ogden y C. L. Johnson, "Prevalence and trends in obesity among US adults, 1999-2000", en *JAMA*, vol. 288, núm. 14, 2002, pp. 1723-1727.

[23] C. L. Ogden, M. D. Carroll, B. K. Kit y K. M. Flegal, "Prevalence of childhood and adult obesity in the United States, 2011-2012", en *JAMA*, vol. 311, núm. 8, 2014, pp. 806-814.

[24] D. S. Ludwig, "Childhood obesity —the shape of things to come", en *NEJM*, vol. 357, núm. 23, 2007, pp. 2325-2327; D. S. Ludwig, "Weight loss strategies for adolescents: a 14-year-old struggling to lose weight", en *JAMA*, vol. 307, núm. 5, 2012, pp. 498-508.

[25] Centers for Disease Control and Prevention, *National Diabetes Statistics Report*, 2014, http://www.cdc.gov/diabetes/pubs/statsreport14/national-diabetes-report-web.pdf, consultado el 21 de junio de 2015.

[26] C. D. Williams, J. Stengel, M. I. Asike *et al.*, "Prevalence of nonalcoholic fatty liver disease and nonalcoholic steatohepatitis among a largely middle-aged population utilizing ultrasound and liver biopsy: a prospective study", en *Gastroenterology*, vol. 140, núm. 1, 2011, pp. 124-131.

27 D. S. Ludwig, "Weight loss strategies for adolescents…".

28 B. E. Levin y E. Govek, "Gestational obesity accentuates obesity in obesity-prone progeny", en *American Journal of Physiology*, vol. 275, núm. 4, pte. 2, 1998, pp. R1374-1379.

29 D. S. Ludwig y J. Currie, "The association between pregnancy weight gain and birthweight: a within-family comparison", en *Lancet*, vol. 376, núm. 9745, 2010, pp. 984-990; D. S. Ludwig, H. L. Rouse y J. Currie, "Pregnancy weight gain and childhood body weight: a within-family comparison", en *PLoS Medicine*, vol. 10, núm. 10, 2013, e1001521.

30 S. J. Olshansky, D. J. Passaro, R. C. Hershow et al., "A potential decline in life expectancy in the United States in the 21st century", en *NEJM*, vol. 352, núm. 11, 2005, pp. 1138-1145.

31 Centers for Disease Control and Prevention, "Estimated county-level prevalence of diabetes and obesity —United States, 2007", en *MMWR*, vol. 58, núm. 45, 2009, pp. 1259-1263; M. Ezzati, A. B. Friedman, S. C. Kulkarni y C. J. Murray, "The reversal of fortunes: trends in county mortality and cross-county mortality disparities in the United States", en *PLoS Medicine*, vol. 5, núm. 4, 2008, e66; S. C. Kulkarni, A. Levin-Rector, M. Ezzati y C. J. Murray, "Falling behind: life expectancy in US counties from 2000 to 2007 in an international context", en *Population Health Metrics*, vol. 9, núm. 1, 2011, p. 16, doi: 10.1186/1478-7954-9-16.

32 J. Cawley y C. Meyerhoefer, "The medical care costs of obesity: an instrumental variables approach", en *Journal of Health Economics*, vol. 31, núm. 1, 2012, pp. 219-230.

33 UnitedHealth, Center for Health Reform & Modernization, *The United States of Diabetes: Challenges and Opportunities in the Decade Ahead*, documento de trabajo 5, 2010, http://www.unitedhealthgroup.com/~/media/UHG/PDF/2010/UNH-Working-Paper-5.ashx, consultado el 21 de junio de 2015.

34 M. Kasman, R. A. Hammond, A. Werman, A. Mack-Crane y R. A. McKinnon, *An In-Depth Look at the Lifetime Economic Cost of Obesity*, 12 de mayo de 2015, http://www.brookings.edu/blogs/brookings-now/posts/2015/05/societal-costs-of-obesity, consultado el 21 junio de 2015.

3. La ciencia

1 "What causes obesity?", en *JAMA*, vol. 83, núm. 13, 1924, p. 1003.

2 A. Stunkard y M. McL-H., "The results of treatment for obesity: a review of the literature and report of a series", en *Archives of Internal Medicine*, vol. 103, núm. 1, 1959, pp. 79-85.

3 "Methods for voluntary weight loss and control. NIH Technology Assessment Conference Panel. Consensus Development Conference, 30 March to 1 April 1992", en *Annals of Internal Medicine*, vol. 119, núm. 7, pte. 2, 1993, pp. 764-770.

4 J. L. Kraschnewski, J. Boan, J. Esposito *et al.*, "Long-term weight loss maintenance in the United States", en International Journal of Obesity, vol. 34, núm. 11, 2010, pp. 1644-1654; véase también A. Fildes, J. Charlton, C. Rudisill, P. Littlejohns, A. T. Prevost y M. C. Gulliford, "Probability of an obese person attaining normal body weight: cohort study using electronic health records", en *Am J Public Health*, vol. 105, núm. 9, 2015, pp. e54-59.

⁵ L. H. Epstein, M. D. Myers, H. A. Raynor y B. E. Saelens, "Treatment of pediatric obesity", en *Pediatrics*, vol. 101, núm. 3, pte. 2, 1998, pp. 554-570; L. McGovern, J. N. Johnson,
R. Paulo *et al*., "Clinical review: treatment of pediatric obesity: a systematic review and
meta-analysis of randomized trials", en *Journal of Clinical Endocrinology and Metabolism*,
vol. 93, núm. 12, 2008, pp. 4600-4605; Y. Muhlig, M. Wabitsch, A. Moss y J. Hebe-
brand, "Weight loss in children and adolescents", en *Deutsches Arzteblatt International*,
vol. 111, núm. 48, 2014, pp. 818-824.
⁶ H. R. Kissileff, J. C. Thornton, M. I. Torres *et al*., "Leptin reverses declines in satiation
in weight-reduced obese humans", en *AJCN*, vol. 95, núm. 2, 2012, pp. 309-317; R. L.
Leibel, M. Rosenbaum y J. Hirsch, "Changes in energy expenditure resulting from alte-
red body weight", en *NEJM*, vol. 332, núm. 10, 1995, pp. 621-628.
⁷ R. L. Leibel, M. Rosenbaum y J. Hirsch, *op. cit.*; N. G. Norgan y J. V. Durnin, "The effect
of 6 weeks of overfeeding on the body weight, body composition, and energy metabolism
of young men", en *AJCN*, vol. 33, núm. 5, 1980, pp. 978-988; S. B. Roberts, V. R. Young,
P. Fuss *et al*., "Energy expenditure and subsequent nutrient intakes in overfed young
men", en *American Journal of Physiology*, vol. 259, núm. 3, pte. 2, 1990, pp. R461-469;
E. A. Sims, R. F. Goldman, C. M. Gluck, E. S. Horton, P. C. Kelleher y D. W. Rowe, "Experimental obesity in man", en *Transactions of the Association of American Physicians*,
núm. 81, 1968, pp. 153-170.
⁸ D. S. Ludwig y M. I. Friedman, "Increasing adiposity: consequence or cause of overeating?", en *JAMA*, vol. 311, núm. 21, 2014, pp. 2167-2168.
⁹ I. Cusin, F. Rohner-Jeanrenaud, J. Terrettaz y B. Jeanrenaud, "Hyperinsulinemia and its
impact on obesity and insulin resistance", en *International Journal of Obesity and Related
Metabolic Disorders*, núm. 16, suplemento 4, 1992, pp. S1-11; N. Torbay, E. F. Bracco, A.
Geliebter, I. M. Stewart y S. A. Hashim, "Insulin increases body fat despite control of
food intake and physical activity", en *American Journal of Physiology*, vol. 248, núm. 1,
pte. 2, 1985, pp. R120-124.
¹⁰ A. E. Mehran, N. M. Templeman, G. S. Brigidi *et al*., "Hyperinsulinemia drives diet-induced obesity independently of brain insulin production", en *Cell Metabolism*, vol. 16,
núm. 6, 2012, pp. 723-737.
¹¹ C. Le Stunff, D. Fallin, N. J. Schork y P. Bougneres, "The insulin gene VNTR is associated with fasting insulin levels and development of juvenile obesity", en *Nature Genetics*,
vol. 26, núm. 4, 2000, pp. 444-446; R. J. Sigal, M. El-Hashimy, B. C. Martin, J. S. Soeld-
ner, A. S. Krolewski y J. H. Warram, "Acute postchallenge hyperinsulinemia predicts
weight gain: a prospective study", en *Diabetes*, vol. 46, núm. 6, 1997, pp. 1025-1029.
¹² J. B. Hansen, P. O. Arkhammar, T. B. Bodvarsdottir y P. Wahl, "Inhibition of insulin secretion as a new drug target in the treatment of metabolic disorders", en *Current Medicinal
Chemistry*, vol. 11, núm. 12, 2004, pp. 1595-1615; J. Mitri y O. Hamdy, "Diabetes medica-
tions and body weight", en *Expert Opinion on Drug Safety*, vol. 8, núm. 5, 2009, pp. 573-584.
¹³ D. S. Ludwig y M. I. Friedman, *op. cit.*; D. S. Ludwig, "The glycemic index: physiological mechanisms relating to obesity, diabetes, and cardiovascular disease", en *JAMA*,
vol. 287, núm. 18, 2002, pp. 2414-2423.
¹⁴ D. S. Ludwig, J. A. Majzoub, A. Al-Zahrani, G. E. Dallal, I. Blanco y S. B. Roberts,
"High glycemic index foods, overeating, and obesity", en *Pediatrics*, vol. 103, núm. 3,
1999, p. E26.

[15] D. S. Ludwig, *op. cit.*; L. A. Campfield, F. J. Smith, M. Rosenbaum y J. Hirsch, "Human eating: evidence for a physiological basis using a modified paradigm", en *Neuroscience and Biobehavioral Reviews*, vol. 20, núm. 1, 1996, pp. 133-137; K. A. Page, D. Seo, R. Belfort-DeAguiar *et al.*, "Circulating glucose levels modulate neural control of desire for high-calorie foods in humans", en *The Journal of Clinical Investigation*, vol. 121, núm. 10, 2011, pp. 4161-4169; A. G. Pittas, R. Hariharan, P. C. Stark, C. L. Hajduk, A. S. Greenberg y S. B. Roberts, "Interstitial glucose level is a significant predictor of energy intake in free-living women with healthy body weight", en *The Journal of Nutrition*, vol. 135, núm. 5, 2005, pp. 1070-1074.

[16] D. S Ludwig, *op. cit.*; D. S. Ludwig, "Dietary glycemic index and obesity", en *The Journal of Nutrition*, núm. 130, suplemento 2S, 2000, pp. 280S-283S; D. S. Ludwig, "Clinical update: the low-glycaemic-index diet", en *Lancet*, vol. 369, núm. 9565, 2007, pp. 890-892.

[17] B. S. Lennerz, D. C. Alsop, L. M Holsen, *et al.*, "Effects of dietary glycemic index on brain regions related to reward and craving in men", en *AJCN*, vol. 98, núm. 3, 2013, pp. 641-647.

[18] C. B. Ebbeling, J. F. Swain, H. A. Feldman *et al.*, "Effects of dietary composition on energy expenditure during weight-loss maintenance", en *JAMA*, vol. 307, núm. 24, 2012, pp. 2627-2634.

[19] D. B. Pawlak, J. A. Kushner y D. S. Ludwig, "Effects of dietary glycaemic index on adiposity, glucose homoeostasis, and plasma lipids in animals", en *Lancet*, vol. 364, núm. 9436, 2004, pp. 778-785.

[20] C. E. Berryman, S. G. West, J. A. Fleming, P. L. Bordi y P. M. Kris-Etherton, "Effects of daily almond consumption on cardiometabolic risk and abdominal adiposity in healthy adults with elevated LDL-cholesterol: a randomized controlled trial", en *Journal of the American Heart Association*, vol. 4, núm. 1, 2015, p. e000993.

[21] D. Mozaffarian, T. Hao, E. B. Rimm, W. C. Willett y F. B. Hu, "Changes in diet and lifestyle and long-term weight gain in women and men", en *NEJM*, vol. 364, núm. 25, 2011, pp. 2392-2404.

[22] C. N. Lumeng y A. R. Saltiel, "Inflammatory links between obesity and metabolic disease", en *The Journal of Clinical Investigation*, vol. 121, núm. 6, 2011, pp. 2111-2117; J. I. Odegaard y A. Chawla, "Pleiotropic actions of insulin resistance and inflammation in metabolic homeostasis", en *Science*, vol. 339, núm. 6116, 2013, pp. 172-177; J. I. Odegaard y A. Chawla, "The immune system as a sensor of the metabolic state", en *Immunity*, vol. 38, núm. 4, 2013, pp. 644-654; C. M. Pond, "Adipose tissue and the immune system", en *Prostaglandins, Leukotrienes, and Essential Fatty Acids*, vol. 73, núm. 1, 2005, pp. 17-30; L. S. Miller, "Adipocytes armed against Staphylococcus aureus", en *NEJM*, vol. 372, núm. 14, 2015, pp. 1368-1370.

[23] G. Cildir, S. C. Akincilar y V. Tergaonkar, "Chronic adipose tissue inflammation: all immune cells on the stage", en *Trends in Molecular Medicine*, vol. 19, núm. 8, 2013, pp. 487-500; T. D. Kanneganti y V. D. Dixit, "Immunological complications of obesity", en *Nature Immunology*, vol. 13, núm. 8, 2012, pp. 707-712; A. Mirsoian, M. N. Bouchlaka, G. D. Sckisel *et al.*, "Adiposity induces lethal cytokine storm after systemic administration of stimulatory immunotherapy regimens in aged mice", en *Journal of Experimental Medicine*, vol. 211, núm. 12, 2014, pp. 2373-2383; P. Trayhurn, "Hypoxia and adipose tissue function and dysfunction in obesity", en *Physiological Reviews*, vol. 93, núm. 1,

2013, pp. 1-21; S. Winer y D. A. Winer, "The adaptive immune system as a fundamental regulator of adipose tissue inflammation and insulin resistance", en *Immunology and Cell Biology*, vol. 90, núm. 8, 2012, pp. 755-762; C. K. Glass y J. M. Olefsky, "Inflammation and lipid signaling in the etiology of insulin resistance", en *Cell Metabolism*, vol. 15, núm. 5, 2012, pp. 635-645; M. E. Kotas y R. Medzhitov, "Homeostasis, Inflammation, and Disease Susceptibility", en *Cell*, vol. 160, núm. 5, 2015, pp. 816-827.

[24] P. Bekkering, I. Jafri, F. J. van Overveld y G. T. Rijkers, "The intricate association between gut microbiota and development of type 1, type 2 and type 3 diabetes", en *Expert Review of Clinical Immunology*, vol. 9, núm. 11, 2013, pp. 1031-1041.

[25] A. M. Johnson y J. M. Olefsky, "The origins and drivers of insulin resistance", en *Cell*, vol. 152, núm. 4, 2013, pp. 673-684; G. I. Shulman, "Ectopic fat in insulin resistance, dyslipidemia, and cardiometabolic disease", en *NEJM*, vol. 371, núm. 23, 2014, pp. 2237-2238; T. Suganami, M. Tanaka y Y. Ogawa, "Adipose tissue inflammation and ectopic lipid accumulation", en *Endocrine Journal*, vol. 59, núm. 10, 2012, pp. 849-857.

[26] A. P. Arruda, M. Milanski y L. A Velloso, "Hypothalamic inflammation and thermogenesis: the brown adipose tissue connection", en *Journal of Bioenergetics and Biomembranes*, vol. 43, núm. 1, 2011, pp. 53-58; D. Cai, "Neuroinflammation and neurodegeneration in overnutrition-induced diseases", en *Trends in Endocrinology and Metabolism*, vol. 24, núm. 1, 2013, pp. 40-47; G. D. Pimentel, K. Ganeshan y J. B. Carvalheira, "Hypothalamic inflammation and the central nervous system control of energy homeostasis", en *Molecular and Cellular Endocrinology*, vol. 397, núm. 1-2, 2014, pp. 15-22; J. P. Thaler, C. X. Yi, E. A. Schur et al., "Obesity is associated with hypothalamic injury in rodents and humans", en *Journal of Clinical Investigation*, vol. 122, núm. 1, 2012, pp. 153-162; L. M. Williams, "Hypothalamic dysfunction in obesity", en *Proceedings of the Nutrition Society*, vol. 71, núm. 4, 2012, pp. 521-533.

[27] J. P. Thaler, C. X. Yi, E. A. Schur et al., *op. cit.*; A. Kleinridders, D. Schenten, A. C. Konner et al., "MyD88 signaling in the CNS is required for development of fatty acid-induced leptin resistance and diet-induced obesity", en *Cell Metabolism*, vol. 10, núm. 4, 2009, pp. 249-259; T. Maric, B. Woodside y G. N. Luheshi, "The effects of dietary saturated fat on basal hypothalamic neuroinflammation in rats", en *Brain, Behavior, and Immunity*, núm. 36, 2014, pp. 35-45.

[28] J. P. Thaler, C. X. Yi, E. A. Schur et al., *op. cit.*; F. Cazettes, J. I. Cohen, P. L. Yau, H. Talbot y A. Convit, "Obesity-mediated inflammation may damage the brain circuit that regulates food intake", en *Brain Research*, núm. 1373, 2011, pp. 101-109.

[29] J. A. Ligibel, C. M. Alfano, K. S. Courneya et al., "American Society of Clinical Oncology position statement on obesity and cancer", en *Journal of Clinical Oncology*, vol. 32, núm. 31, 2014, pp. 3568-3574.

[30] A. Berrington de Gonzalez, P. Hartge, J. R. Cerhan et al., "Body-mass index and mortality among 1.46 million white adults", en *NEJM*, vol. 363, núm. 23, 2010, pp. 2211-2219; Global Burden of Metabolic Risk Factors for Chronic Diseases Collaboration, Y. Lu, K. Hajifathalian et al., "Metabolic mediators of the effects of body-mass index, overweight, and obesity on coronary heart disease and stroke: a pooled analysis of 97 prospective cohorts with 1.8 million participants", en *Lancet*, vol. 383, núm. 9921, 2014, pp. 970-983; A. Tirosh, I. Shai, A. Afek et al., "Adolescent BMI trajectory and risk of diabetes versus coronary disease", en *NEJM*, vol. 364, núm. 14, 2011, pp. 1315-1325; D. K. Tobias, A.

Pan, C. L. Jackson *et al.*, "Body-mass index and mortality among adults with incident type 2 diabetes", en *NEJM*, vol. 370, núm. 3, 2014, pp. 233-244.

[31] J. A. Bell, M. Hamer, S. Sabia, A. Singh-Manoux, D. Batty y M. Kivimaki, "The Natural Course of Healthy Obesity Over 20 Years", en *J Am Col Card*, vol. 65, núm. 1, 2015, pp. 101-102; M. Hamer y E. Stamatakis, "Metabolically healthy obesity and risk of all-cause and cardiovascular disease mortality", en *Journal of Clinical Endocrinology and Metabolism*, vol. 97, núm. 7, 2012, pp. 2482-2488.

[32] N. Ruderman, D. Chisholm, X. Pi-Sunyer y S. Schneider, "The metabolically obese, normal-weight individual revisited", en *Diabetes*, vol. 47, núm. 5, 1998, pp. 699-713; E. L. Thomas, J. R. Parkinson, G. S. Frost *et al.*, "The missing risk: MRI and MRS phenotyping of abdominal adiposity and ectopic fat", en *Obesity*, vol. 20, núm. 1, 2012, pp. 76-87; R. P. Wildman, P. Muntner, K. Reynolds *et al.*, "The obese without cardiometabolic risk factor clustering and the normal weight with cardiometabolic risk factor clustering: prevalence and correlates of 2 phenotypes among the US population (NHANES 1999-2004)", en *Archives of Internal Medicine*, vol. 168, núm. 15, 2008, pp. 1617-1624.

[33] Look AHEAD Research Group, R. R. Wing, P. Bolin *et al.*, "Cardiovascular effects of intensive lifestyle intervention in type 2 diabetes", en *NEJM*, vol. 369, núm. 2, 2013, pp. 145-154.

[34] R. Estruch, E. Ros, J. Salas-Salvado *et al.*, "Primary prevention of cardiovascular disease with a Mediterranean diet", en *NEJM*, vol. 368, núm. 14, 2013, pp. 1279-1290.

[35] A. N. Gearhardt, C. Davis, R. Kuschner y K. D. Brownell, "The addiction potential of hyperpalatable foods", en *Current Drug Abuse Reviews*, vol. 4, núm. 3, 2011, pp. 140-145.

[36] J. Lasselin y L. Capuron, "Chronic low-grade inflammation in metabolic disorders: relevance for behavioral symptoms", en *Neuroimmunomodulation*, vol. 21, núm. 2-3, 2014, pp. 95-101.

[37] D. Benton, M. P. Ruffin, T. Lassel *et al.*, "The delivery rate of dietary carbohydrates affects cognitive performance in both rats and humans", en *Psychopharmacology*, vol. 166, núm. 1, 2003, pp. 86-90.

[38] Y. Papanikolaou, H. Palmer, M. A. Binns, D. J. Jenkins y C. E. Greenwood, "Better cognitive performance following a low-glycaemic-index compared with a high-glycaemic-index carbohydrate meal in adults with type 2 diabetes", en *Diabetologia*, vol. 49, núm. 5, 2006, pp. 855-862.

[39] L. Szabo, "NIH Director: Budget Cuts Put U.S. Science at Risk", en *USA Today*, 23 de abril de 2014, http://www.usatoday.com/story/news/nation/2014/04/23/nih-budget-cuts/8056113/, consultado el 22 de junio de 2015; Federation of American Societies for Experimental Biology, "Sustaining discovery in biological and medical sciences —a framework for discussion", 2015, http://bit.ly/2eJd4Y4, consultado el 9 de agosto de 2015.

[40] I. Shai, D. Schwarzfuchs, Y. Henkin *et al.*, "Weight loss with a low-carbohydrate, Mediterranean, or low-fat diet", en *NEJM*, vol. 359, núm. 3, 2008, pp. 229-241.

[41] J. Slavin, "Two more pieces to the 1000-piece carbohydrate puzzle", en *AJCN*, vol. 100, núm. 1, 2014, pp. 4-5.

[42] D. Mozaffarian y D. S. Ludwig, "Dietary guidelines in the 21st century —a time for food", en *JAMA*, vol. 304, núm. 6, 2010, pp. 681-682.

4. LA SOLUCIÓN

[1] R. L. Kelly, *The Foraging Spectrum: Diversity in Hunter-Gatherer Lifeways*, Percheron Press, Clinton Corners, 2007.

[2] D. S. Ludwig, "The glycemic index: physiological mechanisms relating to obesity, diabetes, and cardiovascular disease", en *JAMA*, vol. 287, núm. 18, 2002, pp. 2414-2423; R. H. Unger y L. Orci, "Physiology and pathophysiology of glucagon", en *Physiological Reviews*, vol. 56, núm. 4, 1976, pp. 778-826.

[3] S. Bilsborough y N. Mann, "A review of issues of dietary protein intake in humans", en *International Journal of Sport Nutrition and Exercise Metabolism*, vol. 16, núm. 2, 2006, pp. 129-152.

[4] R. D. Feinman, W. K. Pogozelski, A. Astrup *et al.*, "Dietary carbohydrate restriction as the first approach in diabetes management: Critical review and evidence base", en *Nutrition* vol. 31, núm. 1, 2015, pp. 1-13; A. Paoli, A. Rubini, J. S. Volek y K. A. Grimaldi, "Beyond weight loss: a review of the therapeutic uses of very-low-carbohydrate (ketogenic) diets", en *European Journal of Clinical Nutrition*, vol. 67, núm. 8, 2013, pp. 789-796.

[5] G. F. Cahill, Jr., y R. L. Veech, "Ketoacids? Good medicine?", en *Transactions of the American Clinical and Climatological Association*, núm. 114, 2003, pp. 149-161; J. C. Newman y E. Verdin, "Beta-hydroxybutyrate: Much more than a metabolite", en *Diabetes Research and Clinical Practice*, vol. 106, núm. 2, 2014, pp. 173-181.

[6] D. S. Ludwig, *op. cit.*; D. J. Jenkins, T. M. Wolever, R. H. Taylor *et al.*, "Glycemic index of foods: a physiological basis for carbohydrate exchange", en *AJCN*, vol. 34, núm. 3, 1981, pp. 362-366; T. M. Wolever, D. J. Jenkins, A. L. Jenkins y R. G. Josse, "The glycemic index: methodology and clinical implications", en *AJCN*, vol. 54, núm. 5, 1991, pp. 846-854; F. S. Atkinson, K. Foster-Powell y J. C. Brand-Miller, "International tables of glycemic index and glycemic load values: 2008", en *Diabetes Care*, vol. 31, núm. 12, 2008, pp. 2281-2283.

[7] D. S. Ludwig, *op. cit.*; F. S. Atkinson, K. Foster-Powell y J. C. Brand-Miller, *op. cit.*; D. S. Ludwig, "Glycemic load comes of age", en *The Journal of Nutrition*, vol. 133, núm. 9, 2003, pp. 2695-2696.

[8] P. Fleming y M. Godwin, "Low-glycaemic index diets in the management of blood lipids: a systematic review and meta-analysis", en *Family Practice*, vol. 30, núm. 5, 2013, pp. 485-491; L. M. Goff, D. E. Cowland, L. Hooper y G. S. Frost, "Low glycaemic index diets and blood lipids: a systematic review and meta-analysis of randomised controlled trials", en *Nutrition, Metabolism, and Cardiovascular Diseases*, vol. 23, núm. 1, 2013, pp. 1-10; G. Livesey, R. Taylor, T. Hulshof y J. Howlett, "Glycemic response and health —a systematic review and meta-analysis: relations between dietary glycemic properties and health outcomes", en *AJCN*, vol. 87, núm. 1, 2008, pp. 258S-268S; D. S. Ludwig, "Clinical update: the low-glycaemic-index diet", en *Lancet*, vol. 369, núm. 9565, 2007, pp. 890-892; L. Schwingshackl y G. Hoffmann, "Long-term effects of low glycemic index/load vs. high glycemic index/load diets on parameters of obesity and obesity-associated risks: a systematic review and meta-analysis", en *Nutrition, Metabolism, and Cardiovascular Diseases*, vol. 23, núm. 8, 2013, pp. 699-706.

[9] T. M. Larsen, S. M. Dalskov, M. van Baak *et al.*, "Diets with high or low protein content and glycemic index for weight-loss maintenance", en *NEJM*, vol. 363, núm. 22, 2010,

pp. 2102-2113; D. S. Ludwig y C. B. Ebbeling, "Weight-loss maintenance —mind over matter?", en *NEJM*, vol. 363, núm. 22, 2010, pp. 2159-2161.

[10] S. N. Bhupathiraju, D. K. Tobias, V. S. Malik *et al.*, "Glycemic index, glycemic load, and risk of type 2 diabetes: results from 3 large US cohorts and an updated meta-analysis", en *AJCN*, vol. 100, núm. 1, 2014, pp. 218-232.

[11] S. Liu, W. C. Willett, M. J. Stampfer *et al.*, "A prospective study of dietary glycemic load, carbohydrate intake, and risk of coronary heart disease in US women", en *AJCN*, vol. 71, núm. 6, 2000, pp. 1455-1461.

[12] J. L. Chiasson, R. G. Josse, R. Gomis *et al.*, "Acarbose treatment and the risk of cardiovascular disease and hypertension in patients with impaired glucose tolerance: the STOP-NIDDM trial", en *JAMA*, vol. 290, núm. 4, 2003, pp. 486-494.

[13] A. W. Barclay, P. Petocz P, J. McMillan-Price *et al.*, "Glycemic index, glycemic load, and chronic disease risk —a meta-analysis of observational studies", en *AJCN*, vol. 87, núm. 3, 2008, pp. 627-637; J. Y. Dong y L. Q. Qin, "Dietary glycemic index, glycemic load, and risk of breast cancer: meta-analysis of prospective cohort studies", en *Breast Cancer Research and Treatment*, vol. 126, núm. 2, 2011, pp. 287-294; P. Gnagnarella, S. Gandini, C. La Vecchia y P. Maisonneuve, "Glycemic index, glycemic load, and cancer risk: a meta-analysis", en *AJCN*, vol. 87, núm. 6, 2008, pp. 1793-1801; C. M. Nagle, C. M. Olsen, T. I. Ibiebele *et al.*, "Glycemic index, glycemic load and endometrial cancer risk: results from the Australian National Endometrial Cancer study and an updated systematic review and meta-analysis", en *European Journal of Nutrition*, vol. 52, núm. 2, 2013, pp. 705-715; M. Rossi, F. Turati, P. Lagiou, D. Trichopoulos, C. La Vecchia y A. Trichopoulos, "Relation of dietary glycemic load with ischemic and hemorrhagic stroke: a cohort study in Greece and a meta-analysis", en *European Journal of Nutrition*, vol. 54, núm. 2, 2014, pp. 215-222; S. Valtuena, N. Pellegrini, D. Ardigo *et al.*, "Dietary glycemic index and liver steatosis", en *AJCN*, vol. 84, núm. 1, 2006, pp. 136-142; S. B. Biddinger y D. S. Ludwig, "The insulin-like growth factor axis: a potential link between glycemic index and cancer", en *AJCN*, vol. 82, núm. 2, 2005, pp. 277-278; J. E. Gangwisch, L. Hale, L. Garcia *et al.*, "High glycemic index diet as a risk factor for depression: analyses from the Women's Health Initiative", en *AJCN*, vol. 102, núm. 2, 2015, pp. 454-463.

[14] F. M. Sacks, V. J. Carey, C. A. Anderson, *et al.*, "Effects of high vs. low glycemic index of dietary carbohydrate on cardiovascular disease risk factors and insulin sensitivity: the OmniCarb randomized clinical trial", en *JAMA*, vol. 312, núm. 23, 2014, pp. 2531-2541.

[15] D. S. Ludwig, A. Astrup y W. C. Willett, "The glycemic index: Reports of its demise have been exaggerated", en *Obesity*, vol. 23, núm. 7, 2015, pp. 1327-1328.

[16] I. A. Brownlee, C. Moore, M. Chatfield *et al.*, "Markers of cardiovascular risk are not changed by increased whole-grain intake: the WHOLEheart study, a randomised, controlled dietary intervention", en *British Journal of Nutrition*, vol. 104, núm. 1, 2010, pp. 125-134.

[17] D. S. Ludwig, "The glycemic index…"; P. Fleming y M. Godwin, *op. cit.*; G. Livesey, R. Taylor, T. Hulshof y J. Howlett, *op. cit.*; D. S. Ludwig, "Clinical update…"; L. Schwingshackl y G. Hoffmann, *op. cit.*; T. M. Wolever, "Is glycaemic index (GI) a valid measure of carbohydrate quality?", en *European Journal of Clinical Nutrition*, vol. 67, núm. 5, 2013, pp. 522-531.

411

[18] D. S. Ludwig, C. B. Ebbeling y E. H. Livingston, "Surgical vs. lifestyle treatment for type 2 diabetes", en *JAMA*, vol. 308, núm. 10, 2012, pp. 981-982.

[19] M. A. Pereira, A. I. Kartashov, C. B. Ebbeling *et al.*, "Fast-food habits, weight gain, and insulin resistance (the CARDIA study): 15-year prospective analysis", en *Lancet*, vol. 365, núm. 9453, 2005, pp. 36-42.

[20] J. M. Poti, M. A. Mendez, S. W. Ng y B. M. Popkin, "Is the degree of food processing and convenience linked with the nutritional quality of foods purchased by US households?", en *AJCN*, vol. 101, núm. 6, 2015, pp. 1251-1262.

[21] G. Taubes, "Nutrition. The soft science of dietary fat", en *Science*, vol. 291, núm. 5513, 2001, pp. 2536-2545.

[22] D. Mozaffarian y W. C. Willett, "Trans fatty acids and cardiovascular risk: a unique cardio-metabolic imprint?", en *Current Atherosclerosis Reports*, vol. 9, núm. 6, 2007, pp. 486-493.

[23] A. Ascherio y W. C. Willett, "Health effects of trans fatty acids", en *AJCN*, vol. 66, suplemento 4, 1997, pp. 1006S-1010S.

[24] F. B. Hu, "Are refined carbohydrates worse than saturated fat?", en *AJCN*, vol. 91, núm. 6, 2010, pp. 1541-1542; P. W. Siri-Tarino, Q. Sun, F. B. Hu y R. M. Krauss, "Saturated fat, carbohydrate, and cardiovascular disease", en *AJCN*, vol. 91, núm. 3, 2010, pp. 502-509.

[25] M. U. Jakobsen, C. Dethlefsen, A. M. Joensen *et al.*, "Intake of carbohydrates compared with intake of saturated fatty acids and risk of myocardial infarction: importance of the glycemic index", en *AJCN*, vol. 91, núm. 6, 2010, pp. 1764-1768.

[26] F. B. Hu, "Are refined carbohydrates worse than saturated fat?", en *AJCN*, vol. 91, núm. 6, 2010, pp. 1541-1542.

[27] R. Chowdhury, S. Warnakula, S. Kunutsor *et al.*, "Association of dietary, circulating, and supplement fatty acids with coronary risk: a systematic review and meta-analysis", en *Annals of Internal Medicine*, vol. 160, núm. 6, 2014, pp. 398-406; P. W. Siri-Tarino, Q. Sun, F. B. Hu y R. M. Krauss, "Meta-analysis of prospective cohort studies evaluating the association of saturated fat with cardiovascular disease", en *AJCN*, vol. 91, núm. 3, 2010, pp. 535-546.

[28] D. Mozaffarian, R. Micha y S. Wallace, "Effects on coronary heart disease of increasing polyunsaturated fat in place of saturated fat: a systematic review and meta-analysis of randomized controlled trials", en *PLoS Medicine*, vol. 7, núm. 3, 2010, p. e1000252.

[29] L. G. Gillingham, S. Harris-Janz y P. J. Jones, "Dietary monounsaturated fatty acids are protective against metabolic syndrome and cardiovascular disease risk factors", en *Lipids*, vol. 46, núm. 3, 2011, pp. 209-228.

[30] S. Lopez, B. Bermudez, A. Ortega *et al.*, "Effects of meals rich in either monounsaturated or saturated fat on lipid concentrations and on insulin secretion and action in subjects with high fasting triglyceride concentrations", en *AJCN*, vol. 93, núm. 3, 2011, pp. 494-499; S. J. Nicholls, P. Lundman, J. A. Harmer *et al.*, "Consumption of saturated fat impairs the anti-inflammatory properties of high-density lipoproteins and endothelial function", en *Journal of the American College of Cardiology*, vol. 48, núm. 4, 2006, pp. 715-720; O. Raz, A. Steinvil, S. Berliner, T. Rosenzweig, D. Justo y I. Shapira, "The effect of two iso-caloric meals containing equal amounts of fats with a different fat composition on the inflammatory and metabolic markers in apparently healthy volunteers", en *Journal of Inflammation*, vol. 10, núm. 1, 2013, p. 3, doi:10.1186/14769255-10-3;

M. Uusitupa, U. Schwab, S. Makimattila *et al.*, "Effects of two high-fat diets with different fatty acid compositions on glucose and lipid metabolism in healthy young women", en *AJCN*, vol. 59, núm. 6, 1994, pp. 1310-1316; C. Xiao, A. Giacca, A. Carpentier y G. F. Lewis, "Differential effects of monounsaturated, polyunsaturated and saturated fat ingestion on glucose-stimulated insulin secretion, sensitivity and clearance in overweight and obese, non-diabetic humans", en *Diabetologia*, vol. 49, núm. 6, 2006, pp. 1371-1379.

[31] D. E. Cintra, E. R. Ropelle, J. C. Moraes *et al.*, "Unsaturated fatty acids revert diet-induced hypothalamic inflammation in obesity", en *PloS One*, vol. 7, núm. 1, 2012, p. e30571; S. Huang, J. M. Rutkowsky, R. G. Snodgrass *et al.*, "Saturated fatty acids activate TLR-mediated proinflammatory signaling pathways", en *Journal of Lipid Research*, vol. 53, núm. 9, 2012, pp. 2002-2013; L. Lichtenstein, F. Mattijssen, N. J. de Wit *et al.*, "Angptl4 protects against severe proinflammatory effects of saturated fat by inhibiting fatty acid uptake into mesenteric lymph node macrophages", en *Cell Metabolism*, vol. 12, núm. 6, 2010, pp. 580-592; T. Maric, B. Woodside y G. N. Luheshi, "The effects of dietary saturated fat on basal hypothalamic neuroinflammation in rats", en *Brain, Behavior, and Immunity*, núm. 36, 2014, pp. 35-45; R. Poledne, "A new atherogenic effect of saturated fatty acids", en *Physiological Research*, vol. 62, núm. 2, 2013, pp. 139-143; M. Vijay-Kumar, S. M. Vanegas, N. Patel, J. D. Aitken, T. R. Ziegler y V. Ganji, "Fish oil rich diet in comparison to saturated fat rich diet offered protection against lipopolysaccharide-induced inflammation and insulin resistance in mice", en *Nutrition & Metabolism*, vol. 8, núm. 1, 2011, p. 16, doi:10.1186/1743-7075-8-16; L. M. Williams, "Hypothalamic dysfunction in obesity", en *The Proceedings of the Nutrition Society*, vol. 71, núm. 4, 2012, pp. 521-533.

[32] F. Rosqvist, D. Iggman, J. Kullberg *et al.*, "Overfeeding polyunsaturated and saturated fat causes distinct effects on liver and visceral fat accumulation in humans", en *Diabetes*, vol. 63, núm. 7, 2014, pp. 2356-2368.

[33] C. L. Kien, J. Y. Bunn, C. L. Tompkins *et al.*, "Substituting dietary monounsaturated fat for saturated fat is associated with increased daily physical activity and resting energy expenditure and with changes in mood", en *AJCN*, vol. 97, núm. 4, 2013, pp. 689-697.

[34] M. C. de Oliveira Otto, D. Mozaffarian, D. Kromhout et al., "Dietary intake of saturated fat by food source and incident cardiovascular disease: the Multi-Ethnic Study of Atherosclerosis", en *AJCN*, vol. 96, núm. 2, 2012, pp. 397-404; M. C. de Oliveira Otto, J. A. Nettleton, R. N. Lemaitre *et al.*, "Biomarkers of dairy fatty acids and risk of cardiovascular disease in the Multi-ethnic Study of Atherosclerosis", en *Journal of the American Heart Association*, vol. 2, núm. 4, 2013, p. e000092; G. D. Lawrence, "Dietary fats and health: dietary recommendations in the context of scientific evidence", en *Advances in Nutrition*, vol. 4, núm. 3, 2013, pp. 294-302.

[35] D. S. Ludwig y D. J. Jenkins, "Carbohydrates and the postprandial state: have our cake and eat it too?", en *AJCN* vol. 80, núm. 4, 2004, pp. 797-798; B. M. Volk, L. J. Kunces, D. J. Freidenreich et al., "Effects of step-wise increases in dietary carbohydrate on circulating saturated fatty acids and palmitoleic acid in adults with metabolic syndrome", en *PloS One*, vol. 9, núm. 11, 2014, p. e113605.

[36] B. K. Itariu, M. Zeyda, E. E. Hochbrugger *et al.*, "Long-chain n-3 PUFAs reduce adipose tissue and systemic inflammation in severely obese nondiabetic patients: a randomized controlled trial", en *AJCN*, vol. 96, núm. 5, 2012, pp. 1137-1149; E. Titos y J. Claria,

413

"Omega-3-derived mediators counteract obesity-induced adipose tissue inflammation", en Prostaglandins & Other Lipid Mediators, núm. 107, 2013, pp. 77-84; P. J. White y A. Marette, "Potential role of omega-3-derived resolution mediators in metabolic inflammation", en Immunology and Cell Biology, vol. 92, núm. 4, 2014, pp. 324-330.

[37] L. Cordain, B. A. Watkins, G. L. Florant, M. Kelher, L. Rogers y Y. Li, "Fatty acid analysis of wild ruminant tissues: evolutionary implications for reducing diet-related chronic disease", en European Journal of Clinical Nutrition, vol. 56, núm. 3, 2002, pp. 181-191.

[38] T. L. Halton, W. C. Willett, S. Liu et al., "Low-carbohydrate-diet score and the risk of coronary heart disease in women", en NEJM, vol. 355, núm. 19, 2006, pp. 1991-2002.

[39] J. I. Harland y T. A. Haffner, "Systematic review, meta-analysis and regression of randomised controlled trials reporting an association between an intake of circa 25 g soya protein per day and blood cholesterol", en Atherosclerosis, vol. 200, núm. 1, 2008, pp. 13-27; D. J. Jenkins, C. W. Kendall, A. Marchie et al., "The Garden of Eden —plant based diets, the genetic drive to conserve cholesterol and its implications for heart disease in the 21st century", en Comparative Biochemistry and Physiology. Part A, Molecular & Integrative Physiology, vol. 136, núm. 1, 2003, pp. 141-151; A. Sanchez, R. W. Hubbard y G. F. Hilton, "Hypocholesterolemic amino acids and the insulin glucagon ratio", en Monographs on Atherosclerosis, núm. 16, 1990, pp. 126-138.

[40] V. Tremaroli y F. Backhed, "Functional interactions between the gut microbiota and host metabolism", en Nature, vol. 489, núm. 7415, 2012, pp. 242-249.

[41] J. C. Clemente, L. K. Ursell, L. W. Parfrey y R. Knight, "The impact of the gut microbiota on human health: an integrative view", en Cell, vol. 148, núm. 6, 2012, pp. 1258-1270; G. Musso, R. Gambino y M. Cassader, "Obesity, diabetes, and gut microbiota: the hygiene hypothesis expanded?", en Diabetes care, vol. 33, núm. 10, 2010, pp. 2277-2284; S. L. Schnorr, M. Candela, S. Rampelli et al., "Gut microbiome of the Hadza hunter-gatherers", en Nature Communications, núm. 5, 2014, p. 3654, doi: 10.1038/ncomms4654.

[42] Y. Belkaid y T. W. Hand, "Role of the microbiota in immunity and inflammation", en Cell, vol. 157, núm. 1, 2014, pp. 121-141; R. Burcelin, "Regulation of metabolism: a cross talk between gut microbiota and its human host", en Physiology, vol. 27, núm. 5, 2012, pp. 300-307; A. K. Campbell, S. B. Matthews, N. Vassel et al., "Bacterial metabolic 'toxins': a new mechanism for lactose and food intolerance, and irritable bowel syndrome", en Toxicology, vol. 278, núm. 3, 2010, pp. 268-276; P. D. Cani, J. Amar, M. A. Iglesias et al., "Metabolic endotoxemia initiates obesity and insulin resistance", en Diabetes, vol. 56, núm. 7, 2007, pp. 1761-1772; A. M. Caricilli y M. J. Saad, "The role of gut microbiota on insulin resistance", en Nutrients, vol. 5, núm. 3, 2013, pp. 829-851; S. Ding y P. K. Lund, "Role of intestinal inflammation as an early event in obesity and insulin resistance", en Current Opinion in Clinical Nutrition and Metabolic Care, vol. 14, núm. 4, 2011, pp. 328-333; A. Fasano, "Zonulin and its regulation of intestinal barrier function: the biological door to inflammation, autoimmunity, and cancer", en Physiological Reviews, vol. 91, núm. 1, 2011, pp. 151-175; Y. Y. Lam, A. J. Mitchell, A. J. Holmes et al., "Role of the gut in visceral fat inflammation and metabolic disorders", en Obesity, vol. 19, núm. 11, 2011, pp. 2113-2120.

[43] Y. Belkaid y T. W. Hand, op. cit.; A. Fasano, op. cit.; P. Bekkering, I. Jafri, F. J. van Overveld y G. T. Rijkers, "The intricate association between gut microbiota and development

of type 1, type 2 and type 3 diabetes", en *Expert Review of Clinical Immunology*, vol. 9, núm. 11, 2013, pp. 1031-1041; F. de Vadder, P. Kovatcheva-Datchary, D. Goncalves *et al.*, "Microbiota-generated metabolites promote metabolic benefits via gut-brain neural circuits", en Cell, vol. 156, núm. 1-2, 2014, pp. 84-96; J. Lasselin y L. Capuron, "Chronic low-grade inflammation in metabolic disorders: relevance for behavioral symptoms", en *Neuroimmunomodulation*, vol. 21, núm. 2-3, 2014, pp. 95-101; C. J. Walsh, C. M. Guinane, P. W. O'Toole y P. D. Cotter, "Beneficial modulation of the gut microbiota", en *FEBS Letters*, vol. 588, núm. 22, 2014, pp. 4120-4130.

[44] A. M. Caricilli y M. J. Saad, *op. cit.*; R. E. Ley, P. J. Turnbaugh, S. Klein y J. I. Gordon, "Microbial ecology: human gut microbes associated with obesity", en *Nature*, vol. 444, núm. 7122, 2006, pp. 1022-1023; P. J. Turnbaugh, R. E. Ley, M. A. Mahowald, V. Magrini, E. R. Mardis y J. I. Gordon, "An obesity-associated gut microbiome with increased capacity for energy harvest", en *Nature*, vol. 444, núm. 7122, 2006, pp. 1027-1031.

[45] E. Le Chatelier, T. Nielsen, J. Qin *et al.*, "Richness of human gut microbiome correlates with metabolic markers", en *Nature*, vol. 500, núm. 7464, 2013, pp. 541-546.

[46] V. K. Ridaura, J. J. Faith, F. E. Rey *et al.*, "Gut microbiota from twins discordant for obesity modulate metabolism in mice", en *Science*, vol. 341, núm. 6150, 2013, p. 1241214, doi: 10.1126/science.1241214.

[47] F. Cardona, C. Andres-Lacueva, S. Tulipani, F. J. Tinahones y M. I. Queipo-Ortuno, "Benefits of polyphenols on gut microbiota and implications in human health", en *Journal of Nutritional Biochemistry*, vol. 24, núm. 8, 2013, pp. 1415-1422; U. Etxeberria, A. Fernandez-Quintela, F. I. Milagro, L. Aguirre, J. A. Martinez y M. P. Portillo, "Impact of polyphenols and polyphenol-rich dietary sources on gut microbiota composition", en *Journal of Agricultural and Food Chemistry*, vol. 61, núm. 40, 2013, pp. 9517-9533.

[48] J. C. Fernandez-Garcia, F. Cardona y F. J. Tinahones, "Inflammation, oxidative stress and metabolic syndrome: dietary modulation", en *Current Vascular Pharmacology*, vol. 11, núm. 6, 2013, pp. 906-919; A. Leiherer, A. Mundlein y H. Drexel, "Phytochemicals and their impact on adipose tissue inflammation and diabetes", en *Vascular pharmacology*, vol. 58, núm. 1-2, 2013, pp. 3-20; E. M. Selhub, A. C. Logan y A. C. Bested, "Fermented foods, microbiota, and mental health: ancient practice meets nutritional psychiatry", en *Journal of physiological anthropology*, núm. 33, 2014, p. 2; N. Siriwardhana, N. S. Kalupahana, M. Cekanova, M. LeMieux, B. Greer y N. Moustaid-Moussa, "Modulation of adipose tissue inflammation by bioactive food compounds", en *The Journal of Nutritional Biochemistry*, vol. 24, núm. 4, 2013, pp. 613-623.

[49] M. L. Cross, L. M. Stevenson y H. S Gill, "Anti-allergy properties of fermented foods: an important immunoregulatory mechanism of lactic acid bacteria?", en *International Immunopharmacology*, vol. 1, núm. 5, 2001, pp. 891-901; S. Parvez, K. A. Malik, S. Ah Kang y H. Y. Kim, "Probiotics and their fermented food products are beneficial for health", en *Journal of Applied Microbiology*, vol. 100, núm. 6, 2006, pp. 1171-1185; J. E. van Hylckama Vlieg, P. Veiga P, C. Zhang, M. Derrien y L. Zhao, "Impact of microbial transformation of food on health —from fermented foods to fermentation in the gastrointestinal tract", en *Current Opinion in Biotechnology*, vol. 22, núm. 2, 2011, pp. 211-219; E. K. Kim, S. Y. An, M. S. Lee *et al.*, "Fermented kimchi reduces body weight and improves metabolic parameters in overweight and obese patients", en *Nutrition Research*, vol. 31, núm. 6, 2011, pp. 436-443; S. Makino, S. Ikegami, A. Kume, H. Horiuchi,

H. Sasaki y N. Orii, "Reducing the risk of infection in the elderly by dietary intake of yoghurt fermented with Lactobacillus delbrueckii ssp. bulgaricus OLL1073R-1", en *British Journal of Nutrition*, vol. 104, núm. 7, 2010, pp. 998-1006; L. Seppo, T. Jauhiainen, T. Poussa y R. Korpela, "A fermented milk high in bioactive peptides has a blood pressure-lowering effect in hypertensive subjects", en *AJCN*, vol. 77, núm. 2, 2003, pp. 326-330; K. Tillisch, J. Labus, L. Kilpatrick et al., "Consumption of fermented milk product with probiotic modulates brain activity", en *Gastroenterology*, vol. 144, núm. 7, 2013, pp. 1394-1401.

[50] B. Chassaing, O. Koren, J. K. Goodrich et al., "Dietary emulsifiers impact the mouse gut microbiota promoting colitis and metabolic syndrome", en *Nature*, vol. 519, núm. 7541, 2015, pp. 92-96.

[51] J. O. Hill y A. M. Prentice, "Sugar and body weight regulation", en *AJCN*, núm. 62, suplemento 1, 1995, pp. 264S-273S; análisis, pp. 273S-274S.

[52] R. H. Lustig, L. A. Schmidt y C. D. Brindis, "Public health: The toxic truth about sugar", en *Nature*, vol. 482, núm. 7383, 2012, pp. 27-29.

[53] K. J. Duffey y B. M. Popkin, "Shifts in patterns and consumption of beverages between 1965 and 2002", en *Obesity*, vol. 15, núm. 11, 2007, pp. 2739-2747.

[54] K. L. Stanhope, "Role of fructose-containing sugars in the epidemics of obesity and metabolic syndrome", en *Annual Review of Medicine*, núm. 63, 2012, pp. 329-343.

[55] M. B. Vos, J. E. Kimmons, G. Gillespie, J. Welsh y H. M. Blanck, "Dietary fructose consumption among US children and adults: the Third National Health and Nutrition Examination Survey", en *Medscape Journal of Medicine*, vol. 10, núm. 7, 2008, p. 160.

[56] F. J. He, C. A. Nowson, M. Lucas y G. A. MacGregor, "Increased consumption of fruit and vegetables is related to a reduced risk of coronary heart disease: meta-analysis of cohort studies", en *Journal of Human Hypertension*, vol. 21, núm. 9, 2007, pp. 717-728; D. Mozaffarian, T. Hao, E. B. Rimm, W. C. Willett y F. B. Hu, "Changes in diet and lifestyle and long-term weight gain in women and men", en *NEJM*, vol. 364, núm. 25, 2011, pp. 2392-2404; I. Muraki, F. Imamura, J. E. Manson et al., "Fruit consumption and risk of type 2 diabetes: results from three prospective longitudinal cohort studies", en *BMJ*, núm. 347, 2013, p. f5001; X. Wang, Y. Ouyang, J. Liu et al., "Fruit and vegetable consumption and mortality from all causes, cardiovascular disease, and cancer: systematic review and dose-response meta-analysis of prospective cohort studies", en *BMJ*, núm. 349, 2014, p. g4490.

[57] B. J. Meyer, E. J. de Bruin, D. G. du Plessis, M. van der Merwe y A. C. Meyer, "Some biochemical effects of a mainly fruit diet in man", en *South African Medical Journal*, vol. 45, núm. 10, 1971, pp. 253-261; B. J. Meyer, M. van der Merwe, D. G. du Plessis, E. J. de Bruin y A. C. Meyer, "Some physiological effects of a mainly fruit diet in man", en *South African Medical Journal*, vol. 45, núm. 8, 1971, pp. 191-195.

[58] D. S. Ludwig, "Examining the health effects of fructose", en *JAMA*, vol. 310, núm. 1, 2013, pp. 33-34.

[59] A. J. Fry, "The effect of a 'sucrose-free' diet on oral glucose tolerance in man", en *Nutrition and Metabolism*, vol. 14, núm. 5, 1972, pp. 313-323.

[60] M. G. Dunnigan, T. Fyfe, M. T. McKiddie y S. M. Crosbie, "The effects of isocaloric exchange of dietary starch and sucrose on glucose tolerance, plasma insulin and serum lipids in man", en *Clinical Science*, vol. 38, núm. 1, 1970, pp. 1-9.

416

[61] D. S. Ludwig , "Artificially sweetened beverages: cause for concern", en JAMA, vol. 302, núm. 22, 2009, pp. 2477-2478.

[62] M. Y. Pepino, C. D. Tiemann, B. W. Patterson, B. M. Wice y S. Klein, "Sucralose affects glycemic and hormonal responses to an oral glucose load", en Diabetes Care, vol. 36, núm. 9, 2013, pp. 2530-2535.

[63] B. R. Simon, B. S. Learman, S. D. Parlee et al., "Sweet taste receptor deficient mice have decreased adiposity and increased bone mass", en PloS One, vol. 9, núm. 1, 2014, p. e86454; B. R. Simon, S. D. Parlee, B. S. Learman et al., "Artificial sweeteners stimulate adipogenesis and suppress lipolysis independently of sweet taste receptors", en Journal of Biological Chemistry, vol. 288, núm. 45, 2013, pp. 32475-32489.

[64] M. F. Jacobson, Salt Assault: Brand-Name Comparisons of Processed Foods, Center for Science in the Public Interest, 4a. ed., 2016, http://nyti.ms/1k8VpGs; U.S. Department of Agriculture y U.S. Department of Health and Human Services, Dietary Guidelines for Americans, 2010, U.S. Government Printing Office, Washington, D.C., 2010, http://www.health.gov/dietaryguidelines/2010.asp, consultado el 21 de junio de 2015.

[65] G. K. Adler, T. J. Moore, N. K. Hollenberg y G. H. Williams, "Changes in adrenal responsiveness and potassium balance with shifts in sodium intake", en Endocrine Research, vol. 13, núm. 4, 1987, pp. 419-445.

[66] M. E. Frigolet, N. Torres y A. R. Tovar, "The renin-angiotensin system in adipose tissue and its metabolic consequences during obesity", en Journal of Nutritional Biochemistry, vol. 24, núm. 12, 2013, pp. 2003-2015; E. J. Henriksen y M. Prasannarong, "The role of the renin-angiotensin system in the development of insulin resistance in skeletal muscle", en Molecular and Cellular Endocrinology, vol. 378, núm. 1-2, 2013, pp. 15-22; F. Jing, M. Mogi y M. Horiuchi, "Role of renin-angiotensin-aldosterone system in adipose tissue dysfunction", en Molecular and Cellular Endocrinology, vol. 378, núm. 1-2, 2013, pp. 23-28; Y. Marcus, G. Shefer y N. Stern, "Adipose tissue renin-angiotensin-aldosterone system (RAAS) and progression of insulin resistance", en Molecular and Cellular Endocrinology, vol. 378, núm. 1-2, 2013, pp. 1-14; P. C. Underwood y G. K. Adler, "The renin angiotensin aldosterone system and insulin resistance in humans", en Current Hypertension Reports, vol. 15, núm. 1, 2013, pp. 59-70.

[67] N. A. Graudal, T. Hubeck-Graudal y G. Jurgens, "Effects of low-sodium diet vs. high-sodium diet on blood pressure, renin, aldosterone, catecholamines, cholesterol, and triglyceride (Cochrane Review)", en American Journal of Hypertension, vol. 25, núm. 1, 2012, pp. 1-15.

[68] M. O'Donnell, A. Mente, S. Rangarajan et al., "Urinary sodium and potassium excretion, mortality, and cardiovascular events", en NEJM, vol. 371, núm. 7, 2014, pp. 612-623.

[69] J. J. DiNicolantonio, J. H. O'Keefe y S. C. Lucan, "An unsavory truth: sugar, more than salt, predisposes to hypertension and chronic disease", en The American Journal of Cardiology, vol. 114, núm. 7, 2014, pp. 1126-1128.

[70] L. J. Appel, F. M. Sacks, V. J. Carey et al., "Effects of protein, monounsaturated fat, and carbohydrate intake on blood pressure and serum lipids: results of the OmniHeart randomized trial", en JAMA, vol. 294, núm. 19, 2005, pp. 2455-2464.

[71] A. M. Bernstein y W. C. Willett, "Trends in 24-h urinary sodium excretion in the United States, 1957-2003: a systematic review", en AJCN, vol. 92, núm. 5, 2010, pp. 1172-1180.

[72] A. L. Simmons, J. J. Schlezinger y B. E. Corkey, "What Are We Putting in Our Food That Is Making Us Fat? Food Additives, Contaminants, and Other Putative Contributors to Obesity", en *Current Obesity Reports*, vol. 3, núm. 2, 2014, pp. 273-285.

[73] S. M. Regnier y R. M Sargis, "Adipocytes under assault: environmental disruption of adipose physiology", en *Biochimica et Biophysica Acta*, vol. 1842, núm. 3, 2014, pp. 520-533.

[74] B. S. Rubin, M. K. Murray, D. A. Damassa, J. C. King y A. M. Soto, "Perinatal exposure to low doses of bisphenol A affects body weight, patterns of estrous cyclicity, and plasma LH levels", en *Environmental Health Perspectives*, vol. 109, núm. 7, 2001, pp. 675-680; E. Somm, V. M. Schwitzgebel, A. Toulotte *et al.*, "Perinatal exposure to bisphenol a alters early adipogenesis in the rat", en *Environmental Health Perspectives*, vol. 117, núm. 10, 2009, pp. 1549-1555.

[75] M. Bittman, "Stop Making Us Guinea Pigs", en *New York Times*, 25 de marzo de 2015, http://www.nytimes.com/2015/03/25/opinion/stop-making-us-guinea-pigs.html, consultado el 21 de junio de 2015.

[76] GRACE Communications Foundation, Sustainable Table, http://www.sustainabletable.org/385/additives, consultada el 21 de junio de 2015.

[77] General Mills Fruit Snacks Product List, http://www.generalmills.com/en/Brands/Snacks/fruit-snacks/brand-product-list, consultada el 21 de junio de 2015.

[78] J. F. Ferguson, C. M. Phillips, A. C. Tierney *et al.*, "Gene-nutrient interactions in the metabolic syndrome: single nucleotide polymorphisms in ADIPOQ and ADIPOR1 interact with plasma saturated fatty acids to modulate insulin resistance", en *AJCN*, vol. 91, núm. 3, 2010, pp. 794-801; A. Garcia-Rios, J. Delgado-Lista, P. Perez-Martinez *et al.*, "Genetic variations at the lipoprotein lipase gene influence plasma lipid concentrations and interact with plasma n-6 polyunsaturated fatty acids to modulate lipid metabolism", en *Atherosclerosis*, vol. 218, núm. 2, 2011, pp. 416-422; C. M. Phillips, L. Goumidi, S. Bertrais *et al.*, "Complement component 3 polymorphisms interact with polyunsaturated fatty acids to modulate risk of metabolic syndrome", en *AJCN*, vol. 90, núm. 6, 2009, pp. 1665-1673; C. M. Phillips, L. Goumidi, S. Bertrais *et al.*, "Gene-nutrient interactions and gender may modulate the association between ApoA1 and ApoB gene polymorphisms and metabolic syndrome risk", en Atherosclerosis, vol. 214, núm. 2, 2011, pp. 408-414; C. M. Phillips, L. Goumidi, S. Bertrais *et al.*, "Dietary saturated fat, gender and genetic variation at the TCF7L2 locus predict the development of metabolic syndrome", en *The Journal of Nutritional Biochemistry*, vol. 23, núm. 3, 2012, pp. 239-244; C. M. Phillips, L. Goumidi, S. Bertrais *et al.*, "Leptin receptor polymorphisms interact with polyunsaturated fatty acids to augment risk of insulin resistance and metabolic syndrome in adults", en *The Journal of Nutrition*, vol. 140, núm. 2, 2010, pp. 238-244.

[79] J. P. Chaput, A. Tremblay, E. B. Rimm, C. Bouchard y D. S. Ludwig, "A novel interaction between dietary composition and insulin secretion: effects on weight gain in the Quebec Family Study", en *AJCN*, vol. 87, núm. 2, 2008, pp. 303-309.

[80] D. B. Pawlak, J. A. Kushner y D. S. Ludwig, "Effects of dietary glycaemic index on adiposity, glucose homoeostasis, and plasma lipids in animals", en *Lancet*, vol. 364, núm. 9436, 2004, pp. 778-785.

418

[81] C. B. Ebbeling, M. M. Leidig, H. A. Feldman, M. M. Lovesky y D. S. Ludwig, "Effects of a low-glycemic load vs. low-fat diet in obese young adults: a randomized trial", en *JAMA*, vol. 297, núm. 19, 2007, pp. 2092-2102.

[82] B. M. Hron, C. B. Ebbeling, H. A. Feldman y D. S. Ludwig, "Relationship of insulin dynamics to body composition and resting energy expenditure following weight loss", en *Obesity* 2015, en prensa.

[83] A. J. Bidwell, T. J. Fairchild, J. Redmond, L. Wang, S. Keslacy y J. A. Kanaley, "Physical activity offsets the negative effects of a high-fructose diet", en *Medicine and Science in Sports and Exercise*, vol. 46, núm. 11, 2014, pp. 2091-2098; A. J. Bidwell, T. J. Fairchild, L. Wang, S. Keslacy y J. A. Kanaley, "Effect of increased physical activity on fructose-induced glycemic response in healthy individuals", en *European Journal of Clinical Nutrition*, vol. 68, núm. 9, 2014, pp. 1048-1054.

[84] Y. Xu, L. Wang, J. He *et al.*, "Prevalence and control of diabetes in Chinese adults", en *JAMA*, vol. 310, núm. 9, 2013, pp. 948-959.

Parte dos. El programa *No más hambre*

5. Prepárate para cambiar tu vida

[1] B. J. Rolls, D. Engell y L. L. Birch, "Serving portion size influences 5-year-old but not 3-year-old children's food intakes", en *Journal of the American Dietetic Association*, vol. 100, núm. 2, 2000, pp. 232-234.

[2] L. DiPietro, A. Gribok, M. S. Stevens, L. F. Hamm y W. Rumpler, "Three 15-min bouts of moderate postmeal walking significantly improves 24-h glycemic control in older people at risk for impaired glucose tolerance", en *Diabetes Care*, vol. 36, núm. 10, 2013, pp. 3262-3268.

[3] H. M. DeMarco, K. P. Sucher, C. J. Cisar y G. E. Butterfield, "Pre-exercise carbohydrate meals: application of glycemic index", en *Medicine and Science in Sports and Exercise*, vol. 31, núm. 1, 1999, pp. 164-170; C. L. Wu y C. Williams, "A low glycemic index meal before exercise improves endurance running capacity in men", en *International Journal of Sport Nutrition and Exercise Metabolism*, vol. 16, núm. 5, 2006, pp. 510-527.

[4] C. A. Schoenborn y P. E. Adams, "Health behaviors of adults: United States, 2005-2007", en *Vital and health statistics. Series 10, Data from the National Health Survey*, núm. 245, 2010, pp. 1-132.

[5] G. Chrousos, A. N. Vgontzas y I. Kritikou, "HPA Axis and Sleep", en L. J. De Groot, P. Beck-Peccoz, G. Chrousos et al. (eds.), *Endotext*, South Dartmouth, 2000.

[6] D. W. Beebe, S. Simon, S. Summer, S. Hemmer, D. Strotman y L. M. Dolan, "Dietary intake following experimentally restricted sleep in adolescents", en *Sleep*, vol. 36, núm. 6, 2013, pp. 827-834; M. P. St-Onge, S. Wolfe, M. Sy, A. Shechter y J. Hirsch, "Sleep restriction increases the neuronal response to unhealthy food in normal-weight individuals", en *International Journal of Obesity*, vol. 38, núm. 3, 2014, pp. 411-416.

[7] J. L. Broussard, D. A. Ehrmann, E. van Cauter, E. Tasali y M. J. Brady, "Impaired insulin signaling in human adipocytes after experimental sleep restriction: a randomized, crossover study", en *Annals of Internal Medicine*, vol. 157, núm. 8, 2012, pp. 549-557.

[8] E. Donga, M. van Dijk, J. G. van Dijk *et al.*, "A single night of partial sleep deprivation induces insulin resistance in multiple metabolic pathways in healthy subjects", en *Journal of Clinical Endocrinology and Metabolism*, vol. 95, núm. 6, 2010, pp. 2963-2968.

[9] A. V. Nedeltcheva y F. A. Scheer, "Metabolic effects of sleep disruption, links to obesity and diabetes", en *Current Opinion in Endocrinology, Diabetes, and Obesity*, vol. 21, núm. 4, 2014, pp. 293-298.

[10] P. Lee, S. Smith, J. Linderman *et al.*, "Temperature-acclimated brown adipose tissue modulates insulin sensitivity in humans", en *Diabetes*, vol. 63, núm. 11, 2014, pp. 3686-3698.

[11] M. K. Bhasin, J. A. Dusek, B. H. Chang *et al.*, "Relaxation response induces temporal transcriptome changes in energy metabolism, insulin secretion and inflammatory pathways", en *PloS One*, vol. 8, núm. 5, 2013, p. e62817.

6. FASE I: VENCE TUS ANTOJOS

[1] M. F. Holick, "Vitamin D deficiency", en *NEJM*, vol. 357, núm. 3, 2007, pp. 266-281.

EPÍLOGO: EL FIN DE LA INSENSATEZ

[1] D. S. Ludwig y H. A. Pollack, "Obesity and the economy: from crisis to opportunity", en *JAMA*, vol. 301, núm. 5, 2009, pp. 533-535.

[2] D. S. Ludwig, S. J. Blumenthal y W. C. Willett, "Opportunities to reduce childhood hunger and obesity: restructuring the Supplemental Nutrition Assistance Program (the Food Stamp Program)", en *JAMA*, vol. 308, núm. 24, 2012, pp. 2567-2568; K. D. Brownell y D. S. Ludwig, "The Supplemental Nutrition Assistance Program, soda, and USDA policy: who benefits?", en *JAMA*, vol. 306, núm. 12, 2011, pp. 1370-1371.

[3] L. Szabo, "NIH Director: Budget Cuts Put U.S. Science at Risk", en *USA Today*, 23 de abril de 2014, http://www.usatoday.com/story/news/nation/2014/04/23/nih-budget-cuts/8056113/, consultado 22 de junio de 2015; Federation of American Societies for Experimental Biology, "Sustaining discovery in biological and medical sciences —a framework for discussion", Bethesa, 2015, http://bit.ly/2eJd4Y4, consultado el 9 de agosto de 2015; R. Spector, "The Competition: On the Hunt for Research Dollars", en *Stanford Medicine*, *Stanford School of Medicine*, otoño de 2012; http://sm.stanford.edu/archive/stanmed/2012fall/article2.html, consultado el 22 de junio de 2015; United States Congress, House Committee on Education Labor, Subcommittee on Elementary, Secondary, Vocational Education, *Oversight Hearings on the Impact of Federal Cutbacks on the School Lunch Program. Ninety-seventh Congress, First Session, Hearings Held in Washington, D.C. on October 22, November 17, 18, 1981*, U.S. Government Printing Office, 1982, https://books.google.com/books?id=5qMgAAAAMAAJ&hl=en; American Academy of Pediatrics. Federal Budget Cuts Affect Children, https://www.aap.org/en-us/advocacy-and-policy/federal-advocacy/Pages/Federal-Budget-Cuts-Affect-Children.aspx, consultado el 22 de junio de 2015; A. Baker, "Despite Obesity Concerns, Gym Classes Are Cut", en *New York Times*, 10 de julio de 2012, http://nyti.ms/2eCGjhe, consultado el 22 de junio de 2015.

[4] D. S. Ludwig, "Technology, diet, and the burden of chronic disease", en *JAMA*, vol. 305, núm. 13, 2011, pp. 1352-1353.

[5] M. Simon, "Can Food Companies Be Trusted to Self-Regulate —An Analysis of Corporate Lobbying and Deception to Undermine Children's Health", en *Loyola of Los Angeles Law Review*, núm. 39, 2006, pp. 169-236; P. Anderson y D. Miller, "Commentary: Sweet policies", en BMJ, núm. 350, 2015, p. h780; J. Gornall, "Sugar's web of influence 4: Mars and company: sweet heroes or villains?", en *BMJ*, núm. 350, 2015, p. h220; J. Gornall, "Sugar: spinning a web of influence", en *BMJ*, núm. 350, 2015, p. h231; J. Gornall, "Sugar's web of influence 2: Biasing the science", en *BMJ*, núm. 350, 2015, p. h215; J. Gornall, "Sugar's web of influence 3: Why the responsibility deal is a 'dead duck' for sugar reduction", en BMJ, núm. 350, 2015, p. h219; C. E. Kearns, S. A. Glantz y L. A. Schmidt, "Sugar Industry Influence on the Scientific Agenda of the National Institute of Dental Research's 1971 National Caries Program: A Historical Analysis of Internal Documents", en *PLoS Medicine*, vol. 12, núm. 3, 2015, p. e1001798; G. Taubes y C. K. Couzens, "Big Sugar's Sweet Little Lies", en *Mother Jones*, noviembre/diciembre de 2012, http://www.motherjones.com/environment/2012/10/sugar-industry-lies-campaign, consultado el 22 de junio de 2015.

[6] L. I. Lesser, C. B. Ebbeling, M. Goozner, D. Wypij y D. S. Ludwig, "Relationship between funding source and conclusion among nutrition-related scientific articles", en *PLoS Medicine*, vol. 4, núm. 1, 2007, p.e5; M. Bes-Rastrollo, M. B. Schulze, M. Ruiz-Canela y M. A. Martinez-Gonzalez, "Financial conflicts of interest and reporting bias regarding the association between sugar-sweetened beverages and weight gain: a systematic review of systematic reviews", en *PLoS Med*, vol. 10, núm. 12, 2013, p. e1001578; M. Simon, And Now a Word From Our Sponsors. Are America's Nutrition Professionals in the Pocket of Big Food?, EatDrinkPolitics, 2013, http://bit.ly/1hhzzh5, consultado el 22 de junio de 2015; A. O'Connor, "Coca-Cola funds scientists who shift blame for obesity away from bad diets", en *New York Times*, 9 de agosto de 2015, http://nyti.ms/1f2lI1J, consultado el 10 de agosto de 2015; W. Neuman, "For your health, Froot Loops", en *New York Times*, 4 de septiembre de 2009, http://www.nytimes.com/2009/09/05/business/05smart.html, consultado el 22 de junio de 2015; R. Ruiz, "Smart Choices foods: dumb as they look?", en *Forbes*, 17 de septiembre de 2009, http://bit.ly/2dUaoaX, consultado el 22 de junio de 2015; S. Strom, "A cheese 'product' gains kids' nutritional seal", en *New York Times*, 12 de marzo de 2015, http://well.blogs.nytimes.com/2015/03/12/a-cheese-product-wins-kids-nutrition-seal/, consultado el 22 de junio de 2015.

[7] W. Christeson, A. D. Taggart y S. Messner-Zidell, *Too Fat to Fight: Retired Military Leaders Want Junk Food Out of America's Schools*, Mission: Readiness. Military Leaders for Kids, Washington, D.C., 2010.

[8] Center for Responsive Politics, Food & Beverage. OpenSecrets.org http://www .opensecrets.org/industries/indus.php?cycle=2014&ind=N01, consultado el 22 de junio 2015; M. Nestle, *Food Politics: How the Food Industry Influences Nutrition and Health*, University of California Press, Berkeley, edición del 10o. aniversario, 2013; K. D. Brownell y K. B. Horgen, *Food Fight: The Inside Story of the Food Industry, America's Obesity Crisis, and What We Can Do About It*, McGraw-Hill Companies, Nueva York, 2004.

[9] M. Nestle, *op. cit.*; K. D. Brownell y K. B. Horgen, *op. cit.*; D. Wilson y J. Roberts, "Special Report: How Washington Went Soft on Childhood Obesity", Reuters, 27 de

abril de 2012, http://reut.rs/2eJgjyv, consultado el 22 junio de 2015; M. Nestle, "Congress again micromanages nutrition standards", Food Politics WebLog, 11 de diciembre de 2014; http://www.foodpolitics.com/?s=Congress+again+micromanages+nutrition, consultado el 22 de junio de 2015; N. Confessore, "How School Lunch Became the Latest Political Battleground", en *New York Times*, 7 de octubre de 2014, http://www.nytimes.com/2014/10/12/magazine/how-school-lunch-became-the-latest-political-battleground.html?_r=1, consultado el 22 de junio de 2015; Union of Concerned Scientists, Eight Ways Monsanto Fails at Sustainable Agriculture, Cambridge, http://bit.ly/2eLKxks, consultado el 22 de junio de 2015; N. Freudenberg, *Lethal But Legal: Corporations, Consumption, and Protecting Public Health*, Oxford University Press, Oxford, 2014; M. Simon, *Appetite for Profit: How the Food Industry Undermines Our Health and How to Fight Back*, Nation Books, Nueva York, 2006.

10 M. Simon, "Can Food Companies Be Trusted".

11 M. Nestle, *Food Politics*.

12 Committee on Capitalizing on Social Science and Behavioral Research to Improve the Public's Health, Institute of Medicine; B. D. Smedley y S. L. Syme (eds.), *Promoting Health: Intervention Strategies from Social and Behavioral Research*, National Academy Press, Washington, D. C., 2000.

13 S. J. Olshansky, D. J. Passaro, R. C. Hershow *et al.*, "A potential decline in life expectancy in the United States in the 21st century", en *NEJM*, vol. 352, núm. 11, 2005, pp. 1138-1145.

14 W. C. Willett y D. S. Ludwig, "The 2010 Dietary Guidelines —the best recipe for health?", en *NEJM*, vol. 365, núm. 17, 2011, pp. 1563-1565.

15 D. Mozaffarian, K. S. Rogoff y D. S. Ludwig, "The real cost of food: can taxes and subsidies improve public health?", en *JAMA*, vol. 312, núm. 9, 2014, pp. 889-890.

16 D. S. Ludwig y M. Nestle, "Can the food industry play a constructive role in the obesity epidemic?", en *JAMA*, vol. 300, núm. 15, 2008, pp.1808-1811.

17 F. S. Collins, "Exceptional opportunities in medical science: a view from the National Institutes of Health", en *JAMA*, vol. 313, núm. 2, 2015, pp. 131-132; H. Moses, III, D. H. Matheson, S. Cairns-Smith, B. P. George, C. Palisch y E. R. Dorsey, "The anatomy of medical research: US and international comparisons", en *JAMA*, vol. 313, núm. 2, 2015, pp. 174-189.

18 D. S. Ludwig, *op. cit.*

19 G. F. Stewart, "Nutrition and the Food Technologist", en *Food Technology*, vol. 18, núm. 10, 1964, p. 9.

Índice analítico

Esta obra se imprimió y encuadernó
en el mes de diciembre de 2016,
en los talleres de Impregráfica Digital, S.A. de C.V.,
Av. Universidad 1330, Col. Del Carmen Coyoacán,
C.P. 04100, Coyoacán, Ciudad de México.